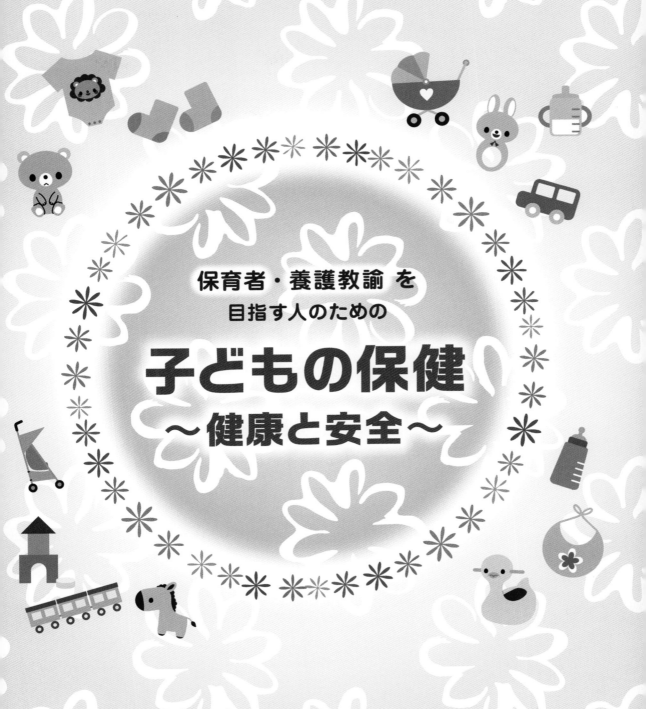

保育者・養護教諭 を
目指す人のための

子どもの保健
～健康と安全～

監修 **大澤 眞木子** 東京女子医科大学 名誉教授

編著 **小國 美也子** 鎌倉女子大学 児童学部子ども心理学科 教授

へるす出版

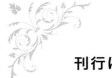

刊行にあたって

　日本は超高齢化社会を迎え、健康寿命を延ばすのと同時に、あたたかい心をもった健全な次世代を育成することがとても大切なことです。核家族化が進み、育児情報が溢れているのに、実感がわかず悩むお母様方も増えています。子どもにとって遊びは学ぶことであり、ちょっとした失敗は、温かく見守る人の存在下では貴重な学習の機会でもあります。

　生まれたばかりには、一見、眠ること、お乳をのむこと、泣くこと、四肢を不規則に動かすことくらいしかできないようにみえた児が、発育・発達、成長し、希望を抱き、今この本を手に取っておられる貴方のように、自信に満ちしなやかに行動し、語り、心を表現し、優しさで周りの人々を包めるようになります。ご自身の子どもの頃のことを覚えておいででしょうか？周りの方のちょっとした優しさがとても嬉しかったことや、頭ごなしに否定されて悔しかったことなど。。。様々な経験がきっとおありだったと思います。

　子どもたちは、保護者、保育機関、学校、地域や交通機関の方々との関わりなど、環境にも依存しながら日々変化しています。核家族化や女性の就労増加からも、保育園や幼稚園での生活が、お子さんにとても大きな影響を与えます。子どもの脳には健康でも病気でも、脆弱性と無限の可能性が共に備わっています。そのお子さんなりの可能性をできるだけ活かし大切に育むことができたら、素晴らしいと思います。私たち大人も子どもの頃に大人に支えられて育まれてきましたし、時には傷ついたこともあるでしょう。子どもを傷つけないようにするためにも、あなたの目の前のお子さんの状態を十分把握し、その良さを見つめ、向き合う必要があります。

　本書では、子どもの保健として発育・発達、健康状態の把握、子どもの疾病の予防および適切な対応、子どもの健康と安全として、保育環境、安全管理の実際、体調不良に対する適切な対策、感染症対策、保育における保健的対応、安全管理の実施体制、病気についても詳述しています。また最近増加していると思われる発達障害（含予備軍）の子どもたちとの具体的な対応方法も述べられているので、子育て孫育てをする皆様、保育に携わろうとする方々のみならず、看護師、学校の先生、養護教諭、学校カウンセラー、保健所の保健師、交通機関職種などを目指す方々など子どもを取り巻く皆様に必ずお役に立つと思います。子どもたちの視機能、聴覚、運動機能、精神機能の発達をみて、遅れが認められている場合には、疾病の有無を検討するだけでなく育児環境など広い視野で評価し育児支援的介入が必要です。慢性の疾患を持つお子さんでは、医師のみならず保育園や学校で子どもに関わってくださる方々の理解、配慮や優しさ、励ましが必要です。本書が、子どもに向き合う皆様の危機管理、計画立案、保育環境、学校生活充実のためお役に立つものとなることを願ってやみません。

東京女子医科大学 名誉教授　大澤　眞木子

●もくじ● CONTENTS （敬称略）

子どもの保健 ～健康と安全～
子どもの保健

子どもの健康と安全

執筆者一覧

監 修　**大澤 眞木子**　東京女子医科大学 名誉教授

編著者　**小國 美也子**　鎌倉女子大学 児童学部子ども心理学科

著 者　**石井 徹子**　千葉県立こども病院 循環器科

　　　　石垣 景子　東京女子医科大学 小児科

　　　　衞藤 薫　東京女子医科大学 小児科

　　　　大津 真優　聖テレジア会 重症心身障害児施設 小さき花の園

　　　　片川 智子　鎌倉女子大学 児童学部児童学科

　　　　加藤 郁子　さいたま市子ども家庭支援課子どもケアホーム

　　　　加藤 文代　東京女子医科大学東医療センター 輸血部

　　　　小平 かやの　東京都児童相談センター

　　　　小峯 真紀　さいたま市総合療育センターひまわり学園 療育センターさくら草

　　　　白子 純子　鎌倉女子大学短期大学部 初等教育学科

　　　　近本 裕子　東京女子医科大学 腎臓小児科

　　　　永田 智　東京女子医科大学 小児科

　　　　平澤 恭子　東京女子医科大学 小児科

　　　　森政 淳子　鎌倉女子大学 家政学部管理栄養学科　　　　（敬称略：五十音順）

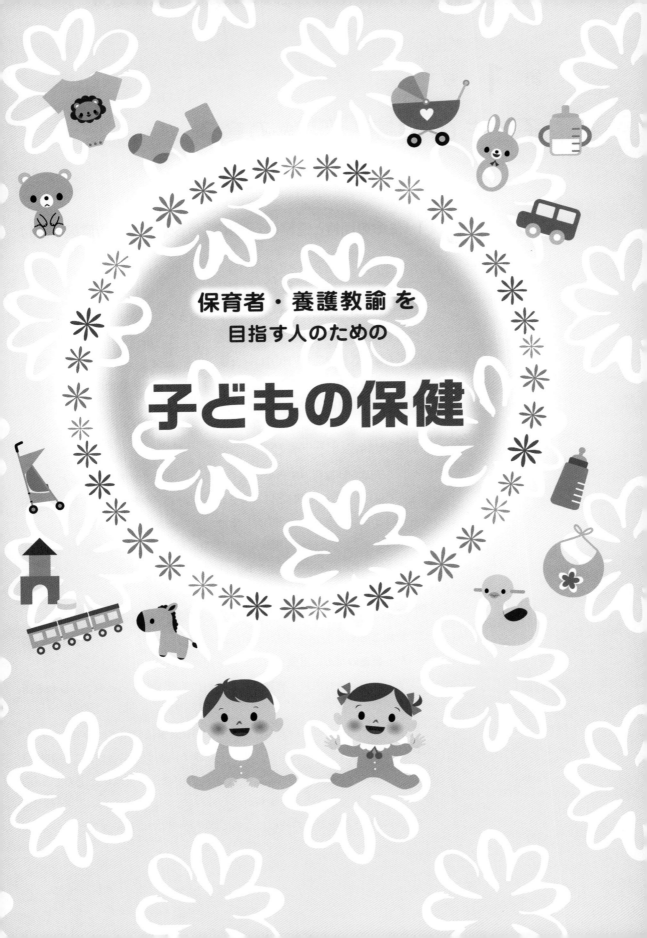

保育者・養護教諭 を
目指す人のための

子どもの保健

第 1 章

子どもの健康と保健の意義

1 生命の保持と情緒の安定に関わる保健活動の意義と目的

　私たちが、子どもや子どもを取り巻く環境としての、養育や教育・支援に携わるために、公衆衛生学的知識を備えておくことは、大変重要である。それにより、社会的にどのような支援が求められているか知った上で、支援を提供する、あるいは適切な支援につなぐことが可能になる。国際連合の機関である世界保健機関（WHO）は、公衆衛生を「組織された地域社会の努力を通して、疾病を予防し、生命を延長し、身体的、精神的機能の増進をはかる科学であり技術である」としている。

子どもの定義、区分など

　かつて子どもは権利の主体ではなく保護されるものであった。これに対して近年では「子どもの権利」という概念があり、子どもを一個の独立した人格ある人間として認めることが出発点となっている。「子どもの権利」は基本的人権なのである。「子どもの権利条約」（児童の権利に関する条約）は、1989年に国連総会において採択・制定され、日本は1994年に批准し、翌1995年に発効した。その概要は以下の3つである。

① 子どもが権利・自由の主体であることを認めていること。
② 家族とともに生活を送り、親によって養育されることが、子どもの成長・発達のために重要であることを認めていること。
③ 子どもの健全な成長・発達を促すために教育への権利と遊びの権利を認めていること。

　児童の権利に関する条約では、子どもを「18歳未満のすべての者、ただし子どもに適用される法律のもとでより早く成年に達する場合は、この限りではない」と定めている。日本では、民法により20歳からを成年と定めており、飲酒や喫煙などを含む成人の権利が与えられる。

　また妊婦を含む子どもの呼称については、わが国では母子保健法第6条で、

用語の定義がされている。

①「妊産婦」とは、妊娠中または出産後1年以内の女子をいう。

②「乳児」とは、1歳に満たない者をいう。

③「幼児」とは、満1歳から小学校就学の始期に達するまでの者をいう。

④「保護者」とは、親権を行う者、未成年後見人その他の者で、乳児または幼児を始めとして18歳までの子どもを現に監護する者をいう。

⑤「新生児」とは、出生後28日を経過しない乳児をいう。

以上のように、子ども期の区分が定められている。この他に、「学童」「少年」「小児」などの呼称が用いられることがある[注1]。

2 健康の概念と健康指標

1. 子どもの健康概念と指標

保健とは、「健康を守り保つこと」であり、衛生とは、「健康を守り増進させること」を意味し、先にも述べたように、個人的というよりも社会的な要素を含み、地域を対象としている。衛生行政は、日本国憲法第25条の規定に基づいて、全ての国民の健康の保持増進を図るため、国や地方公共団体によって行われる公の活動である。母子保健活動など家庭や地域社会の生活を対象とした一般衛生行政、学校生活を対象とした学校保健行政などがこれにあたる。日本の一般衛生行政は、国（厚生労働省）―都道府県―保健所―市町村の基本的体系が確立されており、活動の拠点として保健所、市町村保健センターがある。保健所は疾病の予防、環境衛生などの公衆衛生活動の中心的役割を担う広域的、専門的機関であり、医師、歯科医師、薬剤師、管理栄養士、保健師など様々な職種が従事している。市町村保健センターは地域住民に対して健康相談、健康診査、保健指導などの身近な対人サービスを総合的に行う機関であり、保健師が中心となって運営されている。

2. 子どもに関するわが国の保健行政のあゆみ

わが国の衛生保健行政は、明治以降主として伝染病対策を中心に各種の対策が講じられてきた。しかし現在の衛生は、肉体的にも精神的にも社会的にも満たされた状態である健康を目指して、施策が推進されている。歴史的には、昭和12年保健所法が制定され、昭和17年妊産婦手帳規程が制定された。これ

注1：
学童：小学校で学ぶ児童。小学生。

少年：小学校就学の始期から、満18歳に達するまでの者（児童福祉法）。あるいは、20歳に満たない者（少年法）。（注：男子・女子に関係なく用いる）

小児：主に医学用語として用いられ、出生から何歳までを「小児」とするかの定義は明確ではないが、小児科の受診年齢は概ね15〜20歳までとされている。

注2：母子保健手帳
209頁参照

※：GHQ
General Headquarters

は世界最初の妊婦登録制度として現在までの母子保健行政の基礎となった。この手帳は現在も、日本が世界に誇る「母子健康手帳」注2として活用されている。第二次世界大戦後は、GHQ※によりわが国の保健行政は飛躍し、法律の整備も進められた。その後妊産婦・乳幼児の保健指導、いわゆる未熟児対策、新生児訪問指導、3歳児健康診査など各種保健福祉施策が実施され、わが国の母子保健水準が向上した。さらに、母子保健を焦点にした単独の法律である母子保健法が昭和40年8月に制定された。2000年には、21世紀の母子保健の取り組みの方向性を示した「健やか親子21」が策定され、20世紀中に達成された母子保健水準を低下させずに、20世紀中に達成しきれなかった課題を早期に克服し、20世紀中盤に顕著化し21世紀にさらに深刻化することが予想される新たな課題に対応するために取り組むべき課題が研究された。

① 思春期保健対策の強化と健康教育の推進。

② 妊娠・出産の安全性と快適さの確保と不妊への支援。

③ 小児保健医療水準の維持・向上のための環境整備。

④ 子どもの心の安らかな発達の促進と育児不安の軽減。

以上を課題として、健康を増進させるヘルスプロモーションの考え方をもとに、61の目標値を設定した。この国民運動計画の最終評価が2013年に報告され、80%以上の指標について「目標を達成した」あるいは「改善した」と評価された。今後の母子保健の課題として、

① 思春期保健対策の充実。

② 周産期・小児救急・小児在宅医療の充実。

③ 母子保健事業間の有機的な連携体制の強化。

④ 安心した育児と子どもの健やかな成長を支える。

⑤ 「育てにくさ」を感じる親に寄り添う支援。

⑥ 児童虐待防止対策の更なる充実。

を挙げた。これにより「健やか親子21（第2次）」（図1）の、10年後に目指す姿が「すべての子どもが健やかに育つ社会」となった。つまり、「日本のどこで生まれても一定の質の母子保健サービスが受けられ、命が守られる・地域間での健康格差の解消」と、「疾病や障害・経済状態などの個人や家庭環境の違い・多様性を認識した母子保健サービスを展開すること」の2つの視点を持ち、その実現のために3つの基盤課題と2つの重点課題が設定された。

基盤課題は、「切れ目ない妊産婦・乳幼児への保健対策」「学童期・思春期か

ら成人期にむけた保健対策」「子どもの健やかな成長を見守り育む地域づくり」であり、社会全体での子どもの健康支援を目指す。私たちの、保育や養護、教育、医療の提供はこの部分を支えるものである。

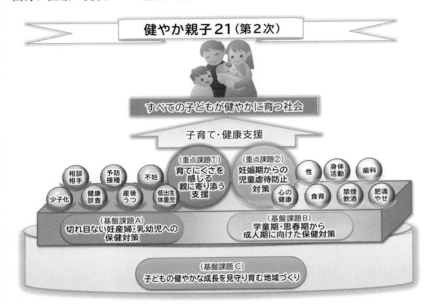

図1 「健やか親子21（第2次）」イメージ図

資料：厚生労働省「健やか親子21（第2次）」について　検討会報告書

3. 小児保健の新たな課題

　たゆみない進展を続けるわが国の公衆衛生行政であるが、また一方で新たな課題は生まれており、それらに対する施策も検討されている。

（1）小児の在宅医療と医療的ケア^{注3}

　新生児集中治療室などを退院し在宅医療に移行する小児患者については、高度の医療的ケアを必要とする重症心身障害児の場合に、在宅への移行が難しく、特有の課題に対応する体制を構築するために、2013年度に、小児などの在宅療養を支援するための医療・福祉などの連携体制を構築するためのモデル事業（小児等在宅医療連携拠点事業）が実施された。ここでは都道府県を主体として、小児などの在宅医療に取り組む医療機関や訪問養護事業所の拡充、医療・福祉・教育との連携、関係者への研修、相談窓口の設置に取り組み、地域での生活を支えるための連携体制の構築を図った。

注3：医療的ケア
155頁参照

4

（2）子育て支援

　1990年に合計特殊出生率が1.57まで低下したことを契機に、少子化は大きな問題とされ、1994年には政府において「今後の子育て支援のための施策の基本的方向について」(エンゼルプラン)が策定された。1999年にはエンゼルプランの見直しによる「重点的に推進すべき少子化対策の具体的実施計画について」(新エンゼルプラン)が策定された。これらは保育サービスの計画的整備が中心であったが、それだけでは少子化の傾向はとまらず2003年に制定された少子化対策基本法に基づき、「少子化社会対策大綱」が閣議決定され、「少子化社会対策大綱に基づく重点施策の具体的実施計画について」(子ども・子育て応援プラン)が策定され、若者の自立や仕事と家庭の両立支援(ワークライフバランス)等も含めた幅広い分野の施策を擁する目標が掲げられた。

　同じ年に、次世代育成支援対策推進法も成立しており、2012年には、子ども子育て関連の制度、財源を一元化して新しい仕組みを構築する狙いのもと、子ども・子育て支援法の制定が行われた。これは幼児期の学校教育・保育・地域の子ども・子育て支援を総合的に推進する趣旨のもとに、認定こども園制度の改善、認定こども園・幼稚園・保育所を通じた共通の給付(施設型給付)及び小規模保育などへの給付(地域型給付)の創設、地域の子ども・子育て支援の充実、子ども・子育て会議の設置などを内容として、2015年度本格施行を想定して準備が進められている。

（3）児童虐待の防止[注4]

注4：児童虐待の防止
14頁参照

　2003年には26,569件であった児童相談所における子ども虐待相談対応件数が2015年には103,286件と、ついに10万件を超えた。この件数は基本的に社会の発覚・発見による認知数を反映している。児童虐待に関連しては、多くの施策が展開されているが、さらに根本的な対応の検討が待たれている。

（4）災害時の医療

　ストレス対策を含むこころの健康づくり対策の推進は精神保健福祉行政の大きな課題であるが、犯罪や災害の被害・被災者について、PTSD(心的外傷後ストレス障害)の予防など適切な対応を図るため、ガイドラインが策定され、専門家の養成確保が図られている。2013年4月には、東日本大震災での教訓をふまえ、被災地で精神医療や精神保健活動の支援を行うための専門的

なチームをDPAT（災害派遣精神医療チーム）として新たに位置づけ、構成や役割を明確にするとともに、災害時の情報支援システムを整備した。

　世界保健機関（WHO）が国連等と協力して発表した「心理的応急処置（サイコロジカルファーストエイド：Psychological First Aid：PFA）」は、誰もが安全な形で心理社会的ケアを提供出来るようにすることを目的に作られている。WHO版PFAは、東日本大震災以後、日本でも広く利用されている。この内容を反映し、子どもとその養育者に関する部分を充実させた「子どものための心理的応急処置（PFA for Children）」も展開されている。

③ 小児保健統計

　今後の支援の方向性を適切なものとするために、わが国の現状を知ることは大切である。ここでは、子どもに関わる保健統計について述べる。

　はじめに、人口に関する統計は「静態統計」と「動態統計」にわけられる。静態統計とは、ある時点における人口とその構成を調査するもので、総務省統計局の「国勢調査」がこれに該当する。国勢調査は、全国全ての人を対象として5年ごとに行われており、性別、年齢別、職業別の人口などのデータが得られる。動態統計は、出生、死亡、死産、婚姻、離婚の5つの人口動態事象について調査するもので、戸籍上の出生・死亡などの届け出を集計して厚生労働省が作成している。

1．人口静態

（1）全国総人口

　2022年12月1日現在のわが国の総人口は1億2,484万9千人[注5]である。1年間の人口増減率は、1973年をピークとして出生率の低下により、人口増減率も再び低下に転じた。2005年は戦後初めての人口減少となった。

（2）年齢別人口

　年齢別の人口を示す人口ピラミッドには、その国の各時代の社会情勢の影響を受けた出生・死亡の状況が反映されている。日本の人口ピラミッドをみると、1950年当時は高齢者の数が少なく、若年者になるほど数が増加する富士山型を示していた。この型は高出生、高死亡の人口動態の特徴を有する。その後は

注5：
内訳：男6,069万人
　　　女6,415万人

6

一次、二次ベビーブームによる突出はあるものの、徐々に出生率は低下し、また死亡率の低下もあり、平均余命は飛躍的に延長して高齢者は増加した。これらの少子高齢化現象の結果として、2021年のピラミッドは72〜74歳と47〜49歳を中心とした2つのふくらみを持ったつぼ型となっている(図2)。

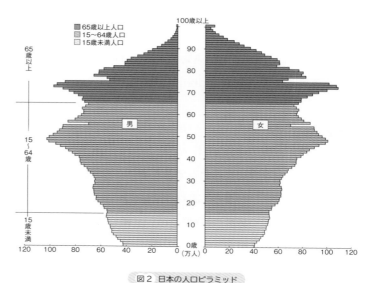

図2 日本の人口ピラミッド

資料：総務省統計局：人口推計〔2021年(令和3年)10月1日現在〕

(3) 将来推計人口

国立社会保障・人口問題研究所の推計によると、日本の総人口は既に減少期に入っており、2048年には1億人を割り込む予測となっている。老年人口[注6]が総人口に占める割合は、2010年には23.0％であったが、2060年には39.9％に達し、人口の高齢化が進むと予想されている。一方、年少人口[注7]の割合は、2010年の13.1％から次第に低下し、2060年には9.1％に達すると予想されている。また、生産年齢人口[注8]の割合は、2010年では63.8％であったが、2060年には50.9％となり、長期にわたって低下するとされている。

生産年齢人口が扶養する年少人口と老年人口とをあわせた従属人口指数は、今後2010年の56.7％から2060年の96.3％までかなり急速に高まるものと予想される。何人の現役が1人の高齢者を支えるかという例えはよく行われるが、2010年には2.8人で1人を支えていたが、40年後には1.3人で1人を支えることになり、いわゆる騎馬戦型[注9]から肩車型[注10]になると予測されている。

注6：老年人口
65歳以上の人口

注7：年少人口
15歳未満の人口

注8：生産年齢人口
15〜64歳人口

注9：騎馬戦型
3人で1人を支える

注10：肩車型
1人で1人を支える

（4）世帯数

　2021年国民生活基礎調査によると、世帯総数は5,191万4千世帯で、1世帯あたりの平均世帯人員は2.37人である。世帯構造別には、単独世帯が1,529万2千世帯（全世帯の29.5％）で最も多く、ついで夫婦と未婚の子のみの世帯、夫婦のみの世帯となっている。今後の推計によれば、家族類型別に見ると、単独世帯、夫婦のみの世帯、一人親と子からなる世帯の割合が拡大する一方、夫婦と子からなる世帯とその他の世帯の割合は縮小する。

（5）世界人口の動向

　国連の推計によれば、世界の人口は1650年ごろから急速に増加しはじめたと考えられている。第二次世界大戦までの年増加率は1％以下であったが、この時の人口増加は先進工業国を中心とするもので、社会経済の発展に同調していた。第二次世界大戦後、世界人口は激しく増加し、いわゆる人口爆発の時代を迎えた。国連の推計によると、1950年に約25億人であった世界人口は2010年には約69億人となっている。「世界人口白書2022」によると、人口1億人以上の国は14カ国で、中国とインドで突出しており、それぞれ世界人口の2割近くを占めている。日本は推計時点2022年で11位である。

2. 人口動態

（1）出生

　出生数の推移は図3に示すように、一次、二次ベビーブーム[注11]を経て減少傾向である。合計特殊出生率は出生力の指標で、期間合計特殊出生率[注12]を用いて表すことが多い。これが人口置換水準[注13]を下回った状態が継続すると、長期的には人口が減少するとされる。日本では1975年以降は低下傾向であり、2005年に1.26で過去最低となった後はわずかに上昇したものの、2017年は1.44で低い水準が続いている。欧米の多くの国でも、合計特殊出生率は1965年以降低下していたが、フランス、イギリス、スウェーデンは近年緩やかに上昇して1.91〜2.01、米国では1989年以降2以上で推移して、2012年は1.88である。

　日本の母親の年齢別にみた女子人口千対の出生率[注14]は、1972年は25〜27歳、1992年は27〜29歳にピークがあるが、2012年は29〜31歳にピークがある。合計特殊出生率の近年の低下が、主に20歳代での出生率低下によ

注11：一次ベビーブーム
　　　1947〜1949年
　　　（昭和22〜24年）
　　　二次ベビーブーム
　　　1971〜1974年
　　　（昭和46〜49年）

注12：期間合計特殊出生率
その年次の年齢別出生率が続くと仮定した場合1人の女性が生涯に生む子どもの数を意味する。

注13：人口置換水準
人口が長期間的に増えも減りもせずに一定となる出生の水準：概ね2.1。

注14：人口千対の出生率
人口千人に対する出生率

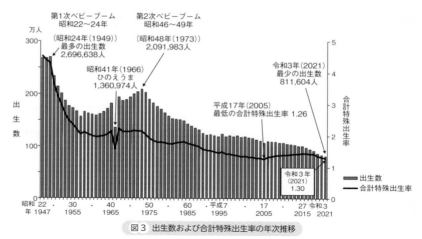

図3 出生数および合計特殊出生率の年次推移

資料：厚生労働省「2021年(令和3年)の人口動態統計月報年計(概数)」

ることがわかる。第1子出生時の母親の平均年齢は30.9歳で、1950年よりも6.5歳高い。また、不妊の検査・治療を受けたことのある夫婦は18.2%から22.7%(4.4組に1組)に増加した。結婚5年未満の夫婦の6.7%が調査時点で不妊の検査・治療を受けている。

(2) 死亡

　わが国の死亡率を年齢別にみると、身体機能の未熟さなどのために乳児期(1歳未満)で高い。幼児期(1〜4歳)と学童期(5〜14歳)は低いが、青少年期(15〜29歳)には若干高くなる。以降は年齢とともに急激に高くなる。1950年ごろからわが国の主な死因は結核などの感染症から生活習慣病へ移った。死亡原因の多くを占めるのは悪性新生物、心疾患、脳血管疾患及び肺炎であるが、乳児期には先天奇形等、学童期には悪性新生物と不慮の事故、青少年期では自殺と不慮の事故が多い[注15]。死因の国際比較のためにはICD-10[注16]が用いられ、医学の進歩などをふまえて一定期間をおいて修正される。分類や死因の選択ルールが変更されるため、経時的に死因統計をみる時には注意を要する。死因に限らず、統計資料などを読み解く時に見かけ上大きな変化をもたらす要因が隠されている可能性は常に留意しておくべきである。

　わが国は世界で有数の長寿国といわれるが、その根拠となっている0歳の平均余命[注17]である「平均寿命」はその国や地域の死亡状況を集約したものであり、健康水準の総合的指標となる。単に長生きの指標ではないことにも注意したい。

注15：
詳細は173頁表2参照

注16：ICD
世界保健機構(WHO)の国際疾病分類。2018年6月ついにICD-11が公表。2019年以降、ICD-11が導入される見込み。

注17：平均余命
その1年間における死亡状況が今後変化しないと仮定した時に、生まれてから平均してあと何年生きられるかという期待値。

9

④ 現代社会における子どもの健康に関する現状と課題

1. 子どもの成長とメディア

　乳幼児に端末を渡して遊ばせたり、躾や知育用のアプリを利用したり、親がスマートフォンを操作しながら育児を行うことが増えている。それに対し、公益社団法人日本小児科医会は子育てアプリが乳幼児の育ちをゆがめる可能性や、親子ともにメディア機器漬けになって相互の会話や体験を共有する時間が奪われるおそれなどがあると指摘している。2018年1月の調査では小学校高学年（10〜12歳）の74.3％、中学生では90％、高校生では98％がスマートフォンや携帯電話を所有し、子ども全体での1日の平均使用時間は3.2時間という結果があり、深夜まで電子メディアを見ることで、子どもの朝の脳が活発化せず、授業に集中できないなどの弊害も指摘されている。「子どものからだの調査」では「床にすぐに寝転がる」などが2011年ごろより幼稚園ワースト5（保育園ではワースト6）に入るようになった。

　スポーツ庁が発表した「体力・運動能力調査」で幼児期によく外遊びをしていた子どもほど、小学校に入ってからも体力がある傾向が明らかになっており、幼児期における外遊びの重要性を示唆している。

2. 性的マイノリティの子どもたちをめぐる状況

　自分の性別に対する認識（＝性自認）に対し、性別違和感を自覚し始める時期としては小学校入学以前が5割を超えており、学校生活でいじめ被害を多く経験した性的マイノリティは「性別違和感のある男子」に多い。被差別経験や、自己の性受容ができず思い悩む結果、性同一性障害のある人やゲイ・バイセクシャル男性の自殺念慮が高いとも言われている。同性を好きになることが不自然で異常であるという誤った社会認識の是正と共に、社会全体での性の多様性に関する学習（人権教育）の機会の保障が必要とされている。

3. 「子どもの貧困」問題

　一般的とされている経済水準の半分以下の環境のもとで暮らす子どもたちの存在がクローズアップされている。そのような生活状況の中、食事の回数と質の低下、学力低下、医療受診行動の減少などの子どもの健康問題が指摘されている。NPO団体や市民ボランティアなどによる子ども食堂や学習支援

など広がりつつあるが、生活の支援、保護者に対する就労の支援、経済的支援など、国が子どもの貧困対策の推進に関する法律や大綱を作成し、施策の推進体制を整えようとしている。

注18：
249頁参照

5 地域における保健活動と児童虐待と防止 注18

1. 児童虐待に関する社会的背景

　児童虐待に広く関心が持たれるようになった契機は、1874年にニューヨークで発生したメアリー・エレン事件といわれている。この事件が契機となり、1875年にニューヨークで児童虐待防止協会が世界ではじめて創設され、その後欧米各地に広がった。医学界では、小児科医のケンプが1961年に被虐待児症候群(battered child syndrome)という用語を提唱して以来、この用語が広く用いられるようになった。日本では2000年に「児童虐待の防止等に関する法律」が制定され、虐待事例の通告義務が明記されるなど児童虐待の防止が法律として整備された。2004年の改正では虐待の疑い事例にも通告義務が課せられ、通告先として市町村も含まれるなど、児童虐待に関して法的水準が整備された。現在の法律は2007年に再度改正され、2008年4月から施行されており、虐待の定義の明確化、通告の義務化に加え強制的介入機能の強化などが明文化された。近年、虐待に対する社会的認識が進み、児童相談所における児童虐待相談対応件数は、年々増加の一途をたどり、2021年には全国で20万件を超えている。

2. 児童虐待の定義

　児童虐待防止法では、虐待の定義を「保護者(親権を行う者、未成年後見人その他の者で、児童を現に監護する者をいう)がその監護する児童について次に掲げる行為をするもの」としており、「次に掲げる行為」とは、身体的虐待、心理的虐待、ネグレクト、性的虐待の4種類の行為をさす。

3. 児童虐待の種類

(1)身体的虐待

　法律では「身体に外傷が生じ、または生じる恐れのある暴行を加えること」とされ、具体的には、打撲傷、あざ、火傷などの外傷を生じさせられること

や、そのような外傷を生じる可能性のある行為、つまり殴る、蹴る、熱湯をかけるなどの行為である。

（2）心理的虐待

法律では「著しい心理的外傷を与えること」であり、暴言や言葉による脅し、子どもを無視したり、他の兄弟と著しい扱いの差をつけることなどをさす。2004年の児童虐待の防止等に関する法律の制定により、子どもの目の前で配偶者に暴力をふるうことも含まれるようになった。

（3）ネグレクト

法律では「保護者としての監護を著しく怠ること」とされ、子どもの健康や安全に対する配慮を怠っていることをさす。食事を与えずに放っておく、汚れたままの衣服で過ごさせている、家中がゴミ屋敷になっているなども含まれる。

（4）性的虐待

法律では「わいせつな行為をすること、またはわいせつな行為をさせること」とされ、具体的には、子どもへの性交、性的暴力、性器を見せる、性交を見せることも含まれる。

児童相談所に対する虐待相談の種別では、心理的虐待、身体的虐待、ネグレクト、性的虐待の順に多いと報告されているが、各種類の虐待に対する社会的認識も近年変化してきている。

身体的虐待は、あざや怪我など周囲が認識しやすいこともあり、以前に比べて保育所や学校、医療機関で早期に認知して対処することが可能になってきている。

ネグレクトは、乳幼児の場合などで、健診や相談で気づいた地域の保健所からの相談も多くなっている。

心理的虐待については、ほかの虐待と併存していることも多く、しつけを主張する保護者と意見が食い違う場合も少なくないが、地域や学校での認識は進んでおり、スクールカウンセラーの面接などで子どもから報告を受けることもある。

性的虐待は、特に密室性、秘密性の高い虐待ではあるが、子どもが周囲の大人や友人に打ち明けた場合に、従来のように個人的に内密にするのではなく社会的支援を受けるべきであるという認識は徐々に進んでおり、わが国でも近年児童相談所への相談件数が増えている。これまでの報告では、虐待者は実母が約60％と最も多く、次に実父、実父以外の父親、実母以外の母の順

となっている。虐待を受ける子どもの年齢は、これまでの通告では就学前の子どもが約半数を占めていたが、近年は、教員に対する虐待発見の義務化という法律が浸透し、小学校以上の年齢の割合は徐々に増えている。

4. 児童虐待の影響

　虐待を受けた子どもには、身体面及び心理面に様々な影響が及ぶことが知られている。

（1）身体面への影響

　食事が十分に与えられない場合や、栄養に偏りがあり、身長、体重などの発育に影響を及ぼしている場合がある。また十分に食事を与えられていても、保護者との関係性の問題から、身体発育に影響がみられる場合や、身体的虐待により頭部外傷を受け、身体発育や知的発達に後遺症を残す場合もある。

（2）心理面への影響

　情緒面への影響としては、トラウマに関連した症状とアタッチメント形成に関連した症状がある。

①トラウマに関連した症状

　トラウマ体験（心的外傷体験）とは、予期出来ない生命や身体の保全を脅かされ、極度の恐怖、戦慄、無力感などを感じるような衝撃的な出来事であり、子どもにとって、虐待もトラウマ体験の一つとされている。この体験に伴い、反復的にトラウマ体験を思い出してしまうフラッシュバック、もしくは想起と称される侵入症状や、トラウマ体験の記憶を呼び起こすものを避ける回避などは、PTSD（Post Traumatic Stress Disorder：心的外傷後ストレス障害）の症状とされる。また器質的な障害はないのに、記憶や体験が統合出来なくなってしまう解離症状を呈する場合もある。

　虐待は、事故、災害などの単発性トラウマに対して、慢性反復性トラウマと定義され、人との関係で生じるため、虐待を受けた子どもは独特の行動パターンを身につけ、対人関係における認知の歪みにより、他人に支援を求めにくい特徴を持つ。また「自分は悪い子である」「自分は劣っている」「悪いことは自分のせいだ」など自分自身を否定的に評価していることが多く、対人関係で適切な行動がとれない場合も少なくない。繰り返し虐待を受けたにも関わ

らず、体験した虐待について何も話せず、あたかも自分の身に何も起こっていないかのように振る舞ったり、実際に忘れていたり、親をかばうような発言をすることもある。このように、虐待の影響により、子ども自身の認知に歪みが生じていることを、周囲が理解した上で対応していくことが重要である。

②アタッチメント形成に関連した症状

アタッチメント（愛着）形成とは「子どもが不安を感じた時に、養育者に対する近接を維持する[注19]ことで、安全感と安心感を回復するというケア探索に関する関係性や、その結果として成立するシステム」と定義される。

アタッチメントが安定的に発達した子どもの場合を安定型と呼び、良好で安定した対人関係が、社会の一員として自立する糧となっていくとされるが、養育者が、安全基地の役割を十分に果たせない場合には、不安定型のアタッチメントとなっていく。不安定型の中には、養育者が子どものケアの要求に拒否的な回避型、養育者が一貫しない対応をするために子どもがぐずぐずとケアを求め続ける両価型、養育者が理解不能な行動や虐待を行うことで不安を喚起する無秩序型が含まれる。虐待を受けた子どもの場合、無秩序型のアタッチメントを示すことが多く、発達的な問題やトラウマ症状を呈して、周囲の大人の対応が困難となる場合がある。

いずれのタイプであっても、不安定型のアタッチメントの場合、対人関係が困難で、自己への不安と、周りに対する攻撃性に発展していくとされる。対人関係の基礎となる最も基本的なアタッチメントの形成が不十分であると、子どもは、成長してからも他者を信頼出来ず、精神発達に有害な影響を及ぼし、精神症状が出現したり、人格形成が阻害される危険が高いことが、これまでの研究からも明らかになっている。

5. 虐待の防止[注20]

2004年の児童虐待防止法等の改正により、児童相談所だけでなく市町村も虐待通告の通告先となり、虐待事例への支援として、地域の学校、保育所及び幼稚園、福祉事務所、保健所、警察、医療機関、民生児童委員などが連携して、子どもと家族を見守る体制をとるようになった。

虐待の影響は、前述のように身体面のみならず、心理面にも深刻な影響を及ぼすことが知られているため、虐待の防止には、様々な機関が連携して早

期発見に努め、まず子どもの安心、安全が確保されることが重要であるが、親子の関係性も子どもの精神発達に影響を及ぼすため、親子に対する長期的な支援が必要である。子どもを虐待する親の中には、自身も幼少期に被虐待体験があり、傷つきを抱えながら、実際には適切な養育方法がわからずに虐待に至る場合も少なくない。虐待防止の観点からも、親が不適切だった自身の子育てを振り返り、適切な養育方法を学ぶことが出来るような支援体制が不可欠であり、近年、ペアレントトレーニングなどの様々なペアレンティングスキルの普及が検討されている。

[参考文献など]

1. 厚生の指標・増刊 , 国民衛生の動向 2014/2015, Vol.l61 No.9, 厚生労働統計協会

2. 図説 国民衛生の動向 2014/2015, 特集健やか親子 21 と母子保健 , 厚生労働統計協会

3. 日本子ども家庭総合研究所 編:日本子ども資料年間 2015, KTC 中央出版

4. 五十嵐 隆 監修:ガイダンス子ども療養支援 , 医療を受ける子どもの権利を守る , 中山書店

5. 厚生労働省ホームページ http://www.mhlw.go.jp

6. 国立社会保障・人口問題研究所ホームページ http://www.ipss.go.jp

7. 災害時こころの情報支援センターホームページ http://saigai-kokoro.ncnp.go.jp

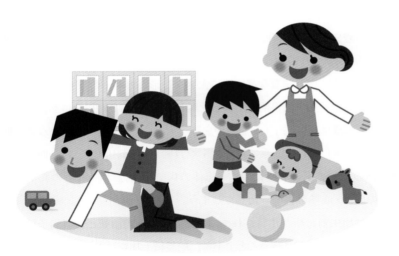

第 2 章
子どもの身体発育と生理機能の発達

1 身体発育と保健

1. 生物としての人の成り立ち

ヒトの一生は卵子と精子の合体すなわち受精からはじまる。

受精した卵子は卵割をへて細胞期（受精卵期）、胎芽期、胎児期をへて40週で母体より出生する（図1）。

受精卵は分割を続け、桑実胚、胞胚をへて子宮内膜に着床する（図2）。通常授精から着床までは2週間を要する。その後胎芽期3〜8週では、主要な臓器や組織の原基の形成がおこり、ヒトの形態が出来あがる。このため、この時期の感染や薬剤、化学物質などは児に大きな奇形などをもたらす原因となる[注1]。そのため奇形発生の臨界期または感受期と呼ばれる。9週以降は胎児期と呼ばれ、器官形成はほぼ終了し、胎児が急速に大きくなっていく時期となる。胎児の体重は $3 \times$（月齢）の3乗、身長は $5 \times$（月齢）で概算出来る。この時期の成長は胎内の環境の影響を受けやすく母体の病気や胎盤[注2]・臍帯の異常などで胎児の成長・成熟障害をきたしてしまう。

最近は出生前診断が注目されつつあるが、出生前診断とは遺伝子病や先天異常の診断を出生前に行うことである。胎盤絨毛検査は8〜9週の胎児期の初期までに、羊水検査は15〜18週に行われる。超音波検査は器官形成がほぼ終わったと思われる18週以降に行われる。最近注目されている新型出生前検査（non-invasive prenatal genetic test：NIPT）は胎児の形態をみるのではなく、染色体13番、18番、21番の染色体異常[注3]について母体の血液から調べるもので10〜18週までに行われる検査である。胎児は40週には体重3kg身長50cmの児へと成長し、出生を迎える。

新生児期には様々な変化を迎え、乳児期、幼児期、学童期、少年期、思春期、成人期へと成長していく。

新生児期には主に呼吸器と循環器で大きな変化をきたし[注4]、母体内ではない外界への生活へと順応していく。新生児、乳児は単に成人のミニチュアではない。以降の項目で児の様々な成長と発達について述べる。

注1：
138頁参照

注2：胎盤
胎盤は胎児が母体から栄養をとるために作られる器官である。受精卵が子宮に着床すると子宮内膜に絨毛という小突起ができるが、その一部から胎盤ができ、完成するのは妊娠4か月である。絨毛部分で、胎児の血液と母親の血液との間で物質交換が行われる。

注3：染色体異常
詳細は139頁参照

注4：
20、21頁参照

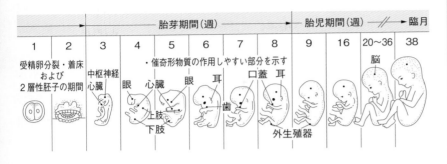

図1 胎児の発育

出典：平山 宗宏：子どもの保健と支援, 日本小児医事出版社

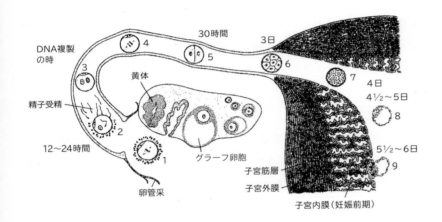

図2 受精後1週間の経過

出典：澤田 淳：最新子ども保健, 日本小児医事出版社

2. 身体発育

　身長体重などの身体発育は乳幼児期に大きく成長する。順調な成長は健康であることの証にもなり、乳幼児期を中心に、身体測定とその評価は小児保健上非常に重要である。

3. 胎児の発育

　母体内での胎児の体重は在胎24週から34週ごろまでに急速に増加するが、36週以降は子宮の大きさによる制限や胎盤機能が次第に衰えてきて、胎児の成長はゆっくりになる。胎児が順調に育っているかについては現在は超音波検査などにより評価され、妊娠が順調に経過し、胎児が育っているかの指標

とされる。母体の低栄養や感染などの問題や妊娠中の飲酒、胎児に何らかの奇形などの疾患の存在は胎児の成長を妨げることとなる。最近では胎児の疾患の一部は、胎内にいる状態での手術なども試みられている。

　また、妊婦の過度のダイエットなどで児が妊娠週数に比して明らかに小さい成長不全になる場合があるが、このような児の一部は低身長になる。また、成人病のリスクとなることが知られるようになり、妊娠中の女性の栄養管理は児の健全な発達のためにも重要である。

4. 身長の発育

　正期産（40週で出生）の児の標準身長は50cm。出生後1年間で25cm伸び、4年で2倍、12年で3倍となる。身長増加には、乳幼児期には栄養や甲状腺ホルモン、幼児期以降は成長ホルモン、思春期には性ホルモンが強く関与するといわれている。被虐待児では身長の伸びも悪くなる。

5. 体重の発育

　出生時の体重は3,000g前後である。出生後7～10日間は生理的体重減少により10%前後の体重減少があるが、その後生後3か月間は1日30gの体重増加を示し、生後4か月で出生体重の2倍、1歳で3倍、2歳で4倍となる。

6. 頭囲の発育 注5

　出生児の頭囲は平均33cmである。2歳くらいまでは頭囲は胸囲を上回っているがそれを過ぎると胸囲の方が大きくなっていく。

　乳児期での頭囲の発達は脳の発達を知るためにも重要な情報であり、乳児健診では必ず測定する必要がある。強い脳障害をうけた児では、頭囲の発達は停滞する傾向にある。また脳内の変化が乳児では頭囲に影響しやすいので、脳圧が高くなるような病態、つまり水頭症 注6 などでは頭囲が急激に拡大するなどの変化がみられる。

7. 骨年齢 注7

　外見からは分からないが、レントゲン写真（X−P）などで観察することの出来る骨は成長とともに大きく変化している。骨の成熟度の指標としているのが骨年齢といわれるもので、左手の手首の骨（手根骨）の状態によって評価する。

注5：
66頁 図15、16 参照

注6：水頭症
脳と頭蓋骨の間にある脳脊髄液の産生と吸収の不均衡により脳脊髄液の産生が過剰になり起きる場合と、髄液の循環が閉塞されて起きる場合がある。先天的な原因としてサイトメガロウイルスなどの胎内感染、後天的な原因として脳室内出血、腫瘍、炎症などがある。

注7：骨年齢
113頁参照

成長ホルモンや甲状腺ホルモンが低下すると骨の成熟が遅れるため実際の年齢（暦年齢）より骨年齢が遅れる。低身長など成長ホルモン分泌低下などが心配される時にはX−Pをとって骨年齢が検査される。

8. 成長の評価

第3章64頁図13〜16（成長曲線）のような成長カーブ（母子健康手帳にも同様のカーブが収載されている）に児の測定値をグラフに記入し、そのカーブについての評価を行う。

一般に平均より2標準偏差以下[注8]、もしくは以上の時には異常と考えるが、身長や体重の推移をしめすカーブの変化なども重要である。また低身長などがあった場合には前出の骨年齢の評価も行われる。

体格指数は体重と身長のバランスをみるものである。乳幼児期にはカウプ指数、学童にはローレル指数が用いられる。体格指数を表1に示す。これらは主に栄養の評価などに利用される。

体格指数	適応者	計算式	評　価
カウプ指数	乳　児	（体重(g) / 身長(cm)²)×10	乳児正常値15〜18 ●15未満：やせ ●18を超える：肥満
ローレル指数	学　童	（体重(kg) / 身長(m)³)×10	正常値：110〜160
肥満度	幼児から学童	（実測体重−標準体重)÷標準体重×100	●肥　満：＋20％以上 ●や　せ：−15％以下

表1　体格指数

2 生理機能の発達と保健

1. 呼吸機能

呼吸器とは鼻腔、口腔、咽頭喉頭、気管・気管支肺胞からなる。生後呼吸がはじまるとともに、空気が入り肺胞が広がり、肺胞の数も増えていく。

出生前には、胎盤によって酸素が胎児に送り込まれ、胎盤呼吸がなされているといえる。胎児の肺は肺胞液で満たされており、産道で胸郭が圧迫される際にこの液が排出され、産道通過後に児の胸郭が大きくなることで空気が

注8：標準偏差（SD）
平均からどのくらい離れているかを数字で示している。低身長を判断する時によく使われる。人種や時代によって、その集団の身長の分布は異なってくる。そこで、その集団の年齢別身長を調査し、平均値及び分布を数値化している。その情報を用いて、その集団における身長の評価を行っている。−2SD以下を低身長としている。パーセンタイルも集団における平均値からのばらつきを表しているが、標準偏差とは計算方法が異なっていて、主にグラフ化によりそのバラツキを示している。現在母子健康手帳においては、身長、体重、頭囲、胸囲の4項目についてパーセンタイルのグラフを採用している。
（64〜66頁参照）

注9：**肺がかたい**
肺が膨らんで、空気を入れるようになるのだが、初めて膨らませるゴム風船がなかなか膨らませられないように膨らみにくい状態。

はじめて肺に取り込まれるようになる。この時に肺がかたい[注9]肺は膨らみにくくなるが、さらに肺胞の内面にできる水と空気の接触面で生じた表面張力は肺全体ではかなり大きな力になり、肺の広がりを妨げようとするので、これも肺の広がりを大きく妨げる因子となる。

　この表面張力を低下させるのが肺サーファクタントといわれる物質である。この物質は胎児期から、肺胞の表面から分泌されはじめ、これが十分あることによって肺がつぶれないようになっている。胎児が32週から36週の間に、この物質の分泌が十分に行われるようになるので、それ以前に生まれる早産児では、この物質の不足によって肺が十分に広がらず呼吸窮迫症候群という強い呼吸障害を引き起こすことになる。

2. 心・循環機能

　胎児期の循環（図3）は生まれてからの児の循環と大きく異なる。

　このような循環の変化、体格の変化により、小児の血圧も変化し、年齢・性別によって血圧の正常値が異なる。また血圧測定上の注意として上腕周囲長や体格に合わせたマンシェット[注10]を選択すること、また恐怖感や過度の緊張などを軽減させた後に測定することが重要である。

注10：**マンシェット**
血圧を測る時に腕にまくベルトのこと。一般に適したマンシェットの幅は3〜6歳未満は7cm幅、6〜9歳未満は9cm幅、9歳以上は成人用（12cm幅）が用いられているが、体格特に上肢の太さによって選択する必要がある。
132頁注3参照

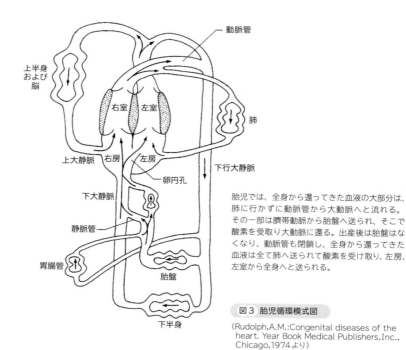

胎児では、全身から還ってきた血液の大部分は、肺に行かずに動脈管から大動脈へと流れる。その一部は臍帯動脈から胎盤へ送られ、そこで酸素を受取り大動脈に還る。出産後は胎盤はなくなり、動脈管も閉鎖し、全身から還ってきた血液は全て肺へ送られて酸素を受け取り、左房、左室から全身へと送られる。

図3　胎児循環模式図
(Rudolph,A.M.:Congenital diseases of the heart. Year Book Medical Publishers,Inc., Chicago,1974より)

3. 消化機能

　胎児のうちから、母乳を飲み消化出来るような機能が発達するので、出生後すぐに授乳が出来る。出生後、さらに咀嚼（そしゃく）、嚥下（えんげ）機能、消化吸収機能が発達し、5～6か月ごろより離乳食を摂取出来るようになる。

　膵臓（すいぞう）機能などはほぼ2歳ごろには完成されるといわれており、そのため特に乳児期から幼児期早期では三大栄養素（炭水化物、脂質、タンパク質）の中でもっとも消化吸収障害をきたしやすいのが脂質である。脂質の吸収には消化管だけではなく肝臓から分泌される胆汁酸、膵臓からの消化酵素（リパーゼ）などが必要だからである。但し、母乳にはこのリパーゼが多少含まれているため脂質の消化吸収が比較的保たれているとされている。

4. 腎機能

　腎臓はネフロン[注11]という濾過装置の集合体ということが出来るが、その機能は3歳くらいまでは未熟である。腎機能は、一般に新生児では成人の5分の1程度である。未熟児ではさらにその3分の2程度と腎機能は未熟である。生後6か月から1歳で成人の70～80％前後となる。1歳から3歳くらいでほぼ成人と同様の値に近づいていく。

注11：ネフロン
詳細は130頁参照

5. 感覚機能の発達

(1) 視機能の発達

　少し前までは新生児はものを見ることが出来ないとされていたが、多くの検討で新生児も未熟ながら視覚刺激をとらえることが証明されてきた。中でも"人の顔"のような絵を固視したり、また点滅するような光に素早く反応することも証明されている。その後、視機能は生後6週以後に急速に発達していき、それによって後に示すようなものに手を伸ばし、周囲と様々なかかわりをもつことが出来るようになる。

　このような初期発達後、人の視力は小学校入学前までには完成し生理的に遠視であった状態から正常の状態に近づくといわれている。しかし、この時期までに片眼に乱視や強い遠視などの発達におくれがあると、斜視[注12]や片眼の弱視を引き起こす心配がある。片眼の障害であると気づきにくいことがあるので、斜視やものを近づけて見る、などがある場合には専門的な診察が必要である。

注12：斜視
両眼の視線が一致しない状態。眼位（黒目の部分）の位置が異常である。乳児では鼻根部が扁平で広いために、見かけ上斜視に見えることがある。懐中電灯を顔の前でつけた時、両方の瞳孔に光があたれば斜視ではない。

（2）聴力の発達

　聴こえた音を判断する中枢は脳の側頭葉という部分にあるが、生後3か月ごろは、聞こえる音を確かめるようにまわりを見たり、おしゃべりのような声をだす、などがはじまってくる。このようになってくると後で述べるような精神機能の発達とからみあいながら、様々な音や声の反応をみせるようになってくる。

6. 排泄の機能の発達

【乳児の便や排尿排便の自立】

　新生児期の膀胱はまだ未熟であり1回の排尿量は少ないのに対し、排尿回数は1日20回くらいとされている。尿がたまった感覚がある程度分かるようになるのは1歳くらいであり、尿をまとまってしっかり排尿できるようになるのは2〜3歳であり、このころになると1日の排尿回数6〜8回となる。尿意を感じた途端に膀胱収縮が反射的に起こるので調節は不可能である。尿意をしっかり自覚できるようになる2歳後半〜3歳のころにトイレットトレーニングを始めるのが平均的である。排尿の自律は3歳〜4歳ごろに完成するのが一般的と思われるが、遅い場合には6歳ごろになることもあるという。小児泌尿器科学会は就学年齢になっても昼間のお漏らしを認める場合には受診し、精査することを勧めている。

　排便は6か月未満では多くが1日2回以上の排便を認め、また離乳前ではその性状も液状である。3歳以上になると排便回数は1日1回となってくる。便意は1歳6か月未満ではほとんどなく、1歳6か月〜3歳では44％に認められ、3歳をこえるとしっかりとした便意がみられるようになるとされている。排便の自立は3歳以上ではほとんどでみられるが、実際に便意を訴え、排便が自立するのは4歳ごろと考えられる。1歳6か月以降に反射的な排便から意識的な排便に移行する。その結果ある程度排便をがまんするということができるようになるため、この時期は特発性慢性便秘の好発年齢とされている。

【水分代謝】

　体内水分量と水分必要量が年齢とともに変わっていきます。体重あたりの体水分量は、新生児で約80％その後は減少して、生後3〜6か月ごろは70％、1歳ごろには約60％と低下していく。また乳幼児では、細胞外液の割合が成人

に比べて多く、新生児から乳児の腎臓における尿濃縮機能は未熟であることもあり多くの水分を必要としている。水分必要量は乳児では100～150mL/kg位であり、その後徐々に減っていく。

このような特徴から乳児では水分摂取の減少や水分喪失の増大で脱水になりやすいという特徴を持っている。

7. 免疫機能の発達

新生児へは胎盤から母親の免疫グロブリンG（IgG）が移行する。また分子の大きい免疫グロブリンMは胎盤を通過せず胎児期にも一般的には産生されない。出生後、母親由来のIgGは徐々に減少し、生後4～5か月ではほとんど消失してしまう。その後、児自身でIgGを産生するようになり、4～6歳ごろには成人に近いレベルとなる。IgMは、生後6か月ごろには成人の半分程度となり、1歳で成人と同程度となる。IgAは新生児～乳幼児期は低値であり、母乳中のIgAが消化管の局所免疫に大きな役割を担っている。

新生児期の補体値は成人の約半分といわれ、生後3～6か月で成人値に達するとされている。

これらの免疫液性因子も低いレベルであり、多核球の機能も低いため新生児・乳児は感染にかかりやすく、重症化しやすいといえる。

早産児では、免疫系は未熟で、また母からの移行抗体も低く、さらに感染しやすいといえる。

8. 睡眠リズム

新生児は授乳と排泄のために、2～3時間ごとに覚醒するが、ほとんど1日中眠っている。このような1日に何回も眠る睡眠を「多相性睡眠」という。1歳になるころには24時間周期の昼夜のリズムと同調できるようになり、睡眠は夜間に集中する。しかし昼寝は午前と午後にとるなど、多相性睡眠の名残がみられる。2歳以上の幼児では、ノンレム睡眠とレム睡眠[注13]の差がはっきり見られるようになり、ノンレム睡眠のあとにレム睡眠が出現するという睡眠周期が完成する。小児期前半の3～4歳までは、1回の睡眠周期は40～60分で短時間での繰り返しがみられるようになる。5～10歳では睡眠周期が次第に長くなり、90分周期が完成する。睡眠周期の延長に伴って、昼寝の回数も減少し、4歳児では午後1回だけの昼寝になる。10歳児では、昼間は

注13：ノンレム睡眠とレム睡眠　レム睡眠には、急速眼球運動（Rapid Eye Movement）があることからREM（レム）睡眠と呼ばれている。身体は休息状態にあるが、脳が活発に働いており、記憶の整理や定着が行われている。ノンレム睡眠とは、REMのない睡眠のことで、身体は傷ついた細胞の修復や疲労の回復に向けて働いており、大脳は休息していると考えられている。ノンレム睡眠は、眠りの深さにより4段階に分けられている。

学校に通うなどの社会的要因の影響を受けて、昼寝はしなくなる。

3 運動機能の発達

　ヒトとしての運動は母が胎動を感じはじめる妊娠10週ごろよりはじまる。一般に新生児ではもがくような動きを示すが、それが3,4か月くらいになるとよりスムースな性質を持ってくるといわれている。運動機能の発達や次項で述べる精神的な発達は中枢神経機能の発達とともに認められるようになるため、これらの評価は中枢神経機能の発達が順調か否かの指標となる。

　運動発達とは各姿勢がどのように発達していくか、また反射の出現や消失の様子、さらにこれら2つの変化の結果どのような運動発達指標を獲得するのかで判断される。この運動発達指標は粗大運動発達[注14]と微細運動発達[注15]にわけられる。ここでは月齢別に姿勢、反射、獲得運動指標3つの観点からまとめた。

　あおむけでは、4か月になると頭を側方に向けても両手を胸の前であわせることが出来るようになる。

　引き起こしでは、児の両手を持って上体を引き起こした時に頭部が後ろに倒れていたのが、4か月になると肘がまがり、頭部が自力で前にきて、背中もまっすぐとなる。

注14：粗大運動
座位、歩行、走るなど筋肉を使った全身の運動のこと。

注15：微細運動
手先を使った細かい運動のこと。

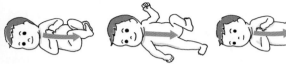

＜あおむけ＞

新生児期 　　2～3か月 　　4か月 　　6か月
　　　　(非対称性緊張性頸反射)注16

注16：非対称性緊張性頸反射
頭部を片側に向けると、向いて
いる側の上肢が伸びて反対側
の上肢が屈曲する(フェンシン
グの構えに似る)。

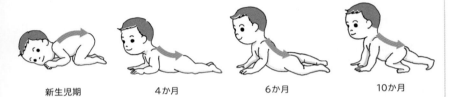

＜うつ伏せ＞

新生児期 　　4か月 　　6か月 　　10か月

＜引き起こし＞

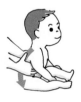 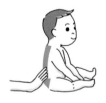

1か月 　　3か月 　　4か月

＜座位＞

6か月 　　7か月 　　8か月

図4　運動機能の発達

26

1. 乳幼児の発達の特徴

（1）1か月児

あおむけでの姿勢としては四肢を軽く屈曲している姿勢であり、非対称性緊張性頸反射の姿勢をとっている。また引き起こし反応では、頭は背中側に落ちており、上肢は伸展し下肢は屈曲のままで引き起こされてくる。この時期には歩行反射などの原始反射などがのこっている。その他に反射としてはモロー反射注17なども観察出来る。

うつ伏せでは頭はまだしっかり挙上出来ない、上肢を屈曲させ下肢も半ば屈曲した状態である。

1か月児は、全身の運動がみられるが、自分の意思で動いているというより、無目的な運動である。

（2）2か月児

この時点でも非対称性緊張性頸反射の姿勢は認められる。

下肢は屈曲位をとっていることが多いが、おしりをさかんに持ち上げるようになる。引き起こし反応では頸がかなりしっかりしてくる。

（3）3〜4か月児

3〜4か月になるとあおむけの姿勢では頭をしっかり天井に向け、周囲への関心が盛んになってくるので頭を左右に回旋させ、まわりを見回すようになる。4か月児はさらにその傾向を強く認め、非対称性緊張性頸反射が消えるので、両手を顔の前に持ってきて遊んだり、両手を口に入れたりなどといった姿勢をとることが出来るようになってくる。

首が座ってくる時期であり、引き起こし反応では、首が背中側に落ちなくなる。腰を支えると座位の姿勢を保つことが出来るようになる。個人差があるが、うつ伏せで、前腕で体重を支え、顔がベッドから45〜90度に持ち上げられる。また支え座位の姿勢で、体幹を軽く側方に倒した時に頭を垂直に保とうとする立ち直り反応がみられるようになってくる。

この時期になるとモロー反射などの原始反射はほぼ消失する。

（4）5か月児

あおむけの姿勢は左右対称性の姿勢で下肢を盛んに持ち上げ、手で足を持

注17：モロー反射
子どもの頭を少し持ち上げた状態で手を離し、突然頭が下方に落ちる状態になると、子どもは手を広げて、その後抱きつく時のように腕をすぼめる。この反射のことをいう。

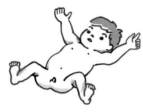

って遊ぶなどの姿勢がみられるようになる。

　またこの姿勢のまま両足をもって側方に回転させるようにすると自分で腰、体幹、肩、頸、頭を順番に回旋させて寝返りをするのが観察される。近くのものに手を伸ばしてつかむ、さらにつかんだものを口に持っていくなどまわりのものへ活発に手を伸ばす、などがみられるようになる。

　腰を支えると座位を安定して保つことが出来るようになる。また立ち直り反応が、4か月よりさらにはっきりみられるようになる。

　あおむけでは両手を伸ばして手のひら全体で体重を支えるようになる。

(5) 6〜7か児

　あおむけでは足を持って遊ぶなどに加え、口に入れて遊ぶなどがみられるようになる。腰を支えてあげたり、児が自分の両手で支えるような姿勢にしてあげると、座位を少しの間保つことが出来るようになる。

　うつ伏せでは手掌支持で頭を持ち上げていることが出来るが、さらに一方の手を伸ばして近くのおもちゃを触ろうとするなどの動作がみられてくる。その場所を回転するように動くこともある。

　微細運動では親指と他の指でものをつかもうとする。顔にかかった布を即座にとるなどが出来るようになるが、これはハンカチテストといって児の神経発達の程度を判断するのに有効とされている。

(6) 8〜10か月児

　あおむけではさらに活発な動きを見せるようになり、より自由に動けるうつ伏せを好むようになり、あおむけで寝かせてもすぐに寝返り、うつ伏せになる。うつ伏せではおへその部分くらいまでは床から持ち上げた姿勢をとるようになる。うつ伏せでの移動もはじまる。初期には腹部を床につけたままのずりばいであるが、そのうちに四つ這い（肘と膝で支える）の姿勢をとるようになり、四つ這いでの移動が盛んになっていく。うつ伏せから自分で座位をとるようになるなど姿勢を活発にかえるようになる。

　座位はより安定が増してくる。6,7か月くらいにみる座位は背中が丸く前かがみになっているが、徐々に背中がまっすぐな姿勢を保つようになる。パラシュート反射 注18 がみられるようになると、安定した座位がとれるようになり、おもちゃなどを両手で持って遊ぶなどが出来るようになる。さらに

注18：パラシュート反射
両手で脇の下を持って、急に前方へおすように落下させた時、両腕がまっ直ぐ伸び、手の指が完全に開いて床につこうとするのが正常で、早ければ8か月、遅くても9か月にはほとんどの子どもに出現する。

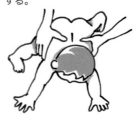

斜め後方に置かれたおもちゃなどを座位のまま骨盤を回旋して手を伸ばすなどがある。また、座位からうつ伏せに姿勢を変えることも出来るようになってくる。

　このころからはいはい（高ばい：掌と足底を床につけて支える）をするようになる。

　10か月くらいになると自分でテーブルの縁などにつかまって、つかまり立ちが出来るようになる。

（7）11か月児

　つたい歩きや手を引くと歩くなどがみられるようになる。早い場合には歩きはじめている場合もある。

（8）12か月児

　立位移動や床からの立ち上がりなど活発な姿勢変換をするようになる。

（9）1歳児以降

　15か月くらいまでには75％くらいの児では歩くようになるとされている。

　歩行開始時期にはハイガードといって両手を上げ、下肢を曲げないで腰を振って歩く。その後、少しずつ手を下ろし上手に歩くようになる。2歳ごろまでには、ほぼ成人と同様の歩行となっていく。

　階段の昇降なども1歳6か月では片手でつかまって一段ずつ足をそろえていたのが、3歳くらいになると降りる時は一段ずつ足をそろえながらであるが、昇る時には足を交互に出して登るようになり、片足で数秒立っていることが出来るなどの動作や三輪車をこぐなどが出来るようになっていく。

2. 小学校就学時

　片足けんけんや10秒以上片足立ちが出来るようになり、先に出した足の踵に次の足のつま先をつけて歩くことなども出来るようになる。

4 精神機能の発達

　精神機能の発達は周囲のものにどのように関心を向けていくかという探索操作、言語理解や表出の発達、さらに社会性の発達の大きく3つにわけることが出来る。

1.探索操作の発達

　1か月で固視、追視がみられ、6か月くらいになるとおもちゃに手を伸ばして取る。

　探索操作の発達は、微細運動の発達及び社会性の発達と深く関わり、それらと一緒に評価していく。人見知り、指差さし、積み木を積むことなどが1歳半くらいから出来るようになり、2歳くらいには縦方向だけでなく、横にも並べて電車のようにして遊んだりする。

　さらに鉛筆やはさみといった母親が使っている道具に興味をもつようになり、まねをして使うようになってくる。1歳くらいでは単なる殴り書きであったのが2歳になるとぐるぐる○を書いたり、2歳半には縦線や横線などを書くようになり、3歳ではまねをして○を、さらに4歳になると十字や四角を書くようになる。

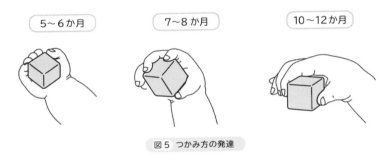

| 5〜6か月 | 7〜8か月 | 10〜12か月 |

図5　つかみ方の発達

2.言語機能の発達

　3か月くらいの児ではよく声を出すようになるとともに人の声のする方を向いたりする。乳児期後半になると喃語_{なんご}が多様になり、10か月くらいには"まんま""ばーば"などの音を発し、1歳くらいになると有意味語（喃語の一つでジャルゴンともいう）としてこれらを用いるようになる。

　1歳半では動物の名前をいうとそれを絵本で指すことが出来るようになり、

それとともに言語理解も進み、"新聞持ってきて"などの指示や、"おかたずけしようね"なども理解するようになる。

　2歳になると"パパかいしゃ"といった二語文を使うようになり、また"お目々は？"などで自分の目を指したりなどが大体出来るようになる。言葉の発達、特に表出面では多少個人差もあり、言語理解が年齢相当であれば、少し遅れていてもその後おいついてくることはよくある。

　5歳児では保育園・幼稚園の名前、クラスの名前、担任の先生の名前などを答えることができ、また"冷たいの反対は？"などの質問に答えることが出来るなどの対立概念の理解や左右の認識なども理解出来るようになる。

　就学前には通院の時に利用した交通機関を答えることが出来たり、ひらがななどに興味をもち、読めるようになったり書字も出来るようになってくる。じゃんけんの勝ち負けの理解なども出来るようになっている。

3. 社会性の発達

　言葉の発達とともにみられてくるのが社会性の発達である。

　4か月ごろは周囲の人があやすとあやし笑いが出来るようになっているが、7か月くらいになると人見知りや母の姿が見えなくなると泣いて後をついていくなどの後追いがみられるようになる。10か月くらいでは少しずつ動作の模倣が観察されるようになる。1歳くらいになると、"おいで"、"ちょーだい"などに反応する。母親の表情などを参考に自分の行動を調整するという社会参照などがみられ、人が指さした方向に興味を向けるという共同注意が観察されるようになる。

　1歳半くらいまでには大人がする家事のまねをして、掃除をするまねなどもするようになる。

　2歳くらいになると自立心が出てきて何でもイヤと拒否したりするようにもなる。

　3歳くらいにはごっこ遊びが可能になりままごとなどを楽しむようになる。幼稚園に入園する4歳前後には順番を待つなどのルールも少しずつ理解して行動することや年下の児への配慮も出来るようになってくる。表2にこれらの精神機能の発達をまとめた。

	探索・行動			言 語		社 会 性	
	周囲への関心	手の使用	道具への興味、使用など	表 出	理 解	対人関係	遊 び
1か月	顔を固視する					顔を固視する	
3か月	水平方向への追視がはっきりする	手に何かを持たせると少しの間持っている		あーうーなどの声をよく出す		しっかりと追視する	
4か月	上下左右の追視がはっきりする			あやしに反応をして声を出してわらう		あやしに反応する	
7か月	おもちゃに向かってしきりに声を出す	おもちゃに手を出す左右の手で持ち替える		周囲の人に向かって声を出す	名前を呼ぶと反応する	名前に反応したり、周囲の人に向かってしきりに声を出す	鏡の自分の姿に声を出したり触ろうとする
10か月		おや指と人差し指で細かいものをつまむ		まま、だだなどの声を出す	だめなどといわれると手を引っ込めたり泣きそうになったりする	家族の後追いがはっきりみられる。社会参照がみられる。いないいないばーなどを喜ぶ	拍手のまねなど動作模倣をするようになる
1歳			鉛筆などでなぐり書きをする	まんま、ばいばいなどが出始めてくる	おいでなどが少しわかるようになる	共同注意がはっきりとみられる	テーブルの上からものを落として拾わせておもしろがるなどがみられる。褒められると繰り返すなどの反応
1歳3か月		細かいものをつまんでコップなどに出し入れする		有意味語が2,3語いえるようになる	おいでやちょーだいに確実に反応する。簡単な指示に従う		
1歳6か月		絵本などで指さしをする	積み木2,3個つむ		〇〇もってきてがわかるようになってくる	家事のまねをする	
2歳			積み木は5,6個つみ、鉛筆でぐるぐる〇を書く	二語文が出てくる	体の部位を指せるようになる	母が離れてもしばらくのあいだなら遊べるようになる。なんどもいやといったりひとりでやりたがったりするようになる	
2歳6か月				自分の名前をいう	大小がわかる		
3歳			まねをして〇をかく、はさみをつかうようになる		赤青黄色などの区別が出来る		ごっこ遊びが出来るようになる
4歳			まねをして四角や十字を書く、線に沿ってはさみをつかうようになる		3つまで数えることが出来る、日用品の用途がわかる		同年齢の子とルールに従って遊べるようになる
5歳					冗談が少しわかるようになる		
6歳(就学時)					ひらがな数字がよめる。じゃんけんの勝ち負け、左右がわかる		

表2 精神機能の発達

5 成長と発達

　子どもの成長発達の到達度は児の健全な発育を示す指標となる。これらを適確に評価し、遅れなどが認められている場合には疾病の有無を検討するだけでなく、育児環境など広い視野で評価をし、育児支援的な介入なども検討していく必要がある。

　一般に乳児の発達のkey ageとされているのは4か月、7か月、10か月であり、その後は1歳半、3歳などでチェックをしている。さらに最近では発達障害などを早期に発見し、支援をしていく重要性が認識されるようになり、5歳児健診なども発達障害などの発見を目的に行われるようになった注19。表3に各key ageのチェック項目をまとめた。

注19：
244〜246頁参照

年齢	4か月	7か月	10か月	1歳半	3歳	5歳
チェック項目	定頸 原始反射の消失傾向 追視（上下左右）をするか あやすと反応してわらうか 洋服のそでなど触れたものをつかむ 手を眺めて遊ぶ	一人で座っておもちゃを持って遊ぶ ねがえりをする 立たせると少し足をついて体重を支える 欲しい物があると声を出して要求する 視性立ち直り反射 ハンカチテスト 手を伸ばしてものをつかむ	捕まって立ち上がれる はいはいをする つたい歩きをする いやいや、バイバイなどの言葉を理解しその動作をする マンマといって食事を催促 お母さんがいなくなると泣く 動作のまねをする	上手に歩く 手を軽く持つと階段を上る 積み木を2,3個つむ 鉛筆でなぐり書き おもちゃを使って遊ぶ 絵本で知っているものをさす 意味のある言葉を2,3語いう やりとりを楽しむ遊びをする 名前を呼ぶと振り向く	足を交互にして階段を上る 片足立ちが少し出来るようになる 三輪車をこぐ 低いところなら飛び降りることが出来る 積み木を8,9個つむ トイレで排尿が出来る まねて〇を書く 靴をはく 3語文 これなあにの質問をする いくつ、お名前はなどの質問に答える 赤、青などの色がわかる	幼稚園の名前、クラスなどがいえる 会話を楽しみ、まわりへの配慮などが多少出来る （お母さんのカレーと給食のカレーどっちが好き？などの質問） 片足立ち10秒以上、踵つま先歩き 左右の協調運動（タッピングなどで確認） 人物画で眼鼻口耳体手足などをつけて書ける じゃんけんの勝ち負けがわかる 体の左右がわかるなど

表3 key ageのチェック項目

　子どもの大きな特徴が成長と発達である。それらが順調にいかない場合何らかの疾患や障害の存在が疑われるが、環境要因などによってもそれらがもたらされていることもある。一方、成長や発達には個人差があるので直ちに異常であると判断するのではなく児の環境を整える、児にどのようにかかわったらよいのかなどを保護者と一緒に考えながら保護者をサポートしていく必要がある。その結果あきらかな問題を認めたら、医療機関などの受診なども勧めていく必要がある。

6 子どもの食と栄養

1. 乳幼児の栄養

　食生活は成長期の子どもにとって、心身ともに健全に発育・発達するための健康な生活の基本となるものである。ここでは栄養の科学的知識を習得し、保育の実際の対応を学ぶ。また、子どもの食をめぐる課題は、子どもの健康の維持・増進だけでなく、精神・情緒の発達に大きな影響を与えるために、適切な対応を理解する。

(1) 栄養と栄養素

　人が生きていくために必要な成分を食物から体の中にとり込み、生命を維持し、発育し、活動をするための営みを『栄養』といい、それに必要な成分を栄養素という。

(2) 栄養素の種類とはたらき

　栄養素の分類は、次の通りである。エネルギーの供給源と身体の構成成分となる三大栄養素には炭水化物、脂質、タンパク質がある。ほかに、体内の様々な機能の調節を行い、代謝を円滑に進めるために必要な微量成分である無機質（ミネラル）、ビタミンがある。これらを合わせて五大栄養素といい、そのほかに食物繊維、水分の補給を組み合わせて、過不足なく日常の食生活に取り込む必要がある。

(3) 乳幼児の栄養・食生活

　乳児期の栄養・食生活は、生命を維持し、生活活動を行うために必要なエネルギーや栄養素の補給に加え、成長・発達を促すために重要な意味をもつ。身体的・心理的な発育・発達状況は成長過程により異なることから、各月齢に達する栄養法を選択する必要がある。

　また、味覚や食嗜好の基礎も培われ、それらは、将来の食習慣にも影響を与えるので、この時期の栄養・食生活には、生涯を通じた適切な食事を好ましい環境のもとに提供するためにきわめて重要である。

　子どもの食事管理に関する基本的な考え方は次の通りである。

※妊婦の栄養について

妊娠初期（神経管が作られる妊娠4〜5週頃）の葉酸不足が神経管閉鎖障害（脊椎管閉鎖、無脳症）の原因の一つであることがわかっており、世界中で妊婦さんの葉酸摂取が推奨されています。特に、妊娠前から葉酸サプリメントを摂取していると発症リスクを70〜80％減らせるといわれます。

日本でも厚生労働省が妊娠の可能性のある女性に対して、葉酸サプリメントなどを利用して1日に400μg(0.4mg)以上摂取することを推奨しています。

ただし、厚生労働省は葉酸の上限摂取量を1日1,000μg(1mg)としています。サプリメントは手軽に栄養を摂れるのが良いところですが、葉酸の過剰摂取には注意しましょう。葉酸は、水溶性ビタミンの仲間で、ビタミンB群の一つです。天然葉酸は水に溶けやすく、加熱や胃酸に弱いため実際に摂取した量の半分しか吸収されないといわれています。調理によって成分が失われてしまうことがあります。

月経が遅れて妊娠に気づくのは4〜5週ですから、妊娠の可能性のある女性は、普段から葉酸摂取を心がけましょう。

① 発育・発達に応じていること。

② 一人ひとりの健康状態や身体状況に応じていること。

③ 子どもの栄養・食生活への関心を高める。

④ 豊かな食事体験。

0歳	1歳	2歳	3歳	4歳	5歳
	☆好き嫌いをいう		☆おやつを残しておいて後で食べることが出来る		
☆いつもと違う乳首を嫌う			☆あめをいつまでもなめていることが出来る		
		☆「ママもおいしい？」と聞いてくる	☆ガムを飲みこまないでかみ続けることが出来る		
	☆「おいしいね」と言う				
☆味を感じるようになる	☆味わうようになる				
☆空腹感、満腹感を感じるようになる					
	☆手でつかんで食べる				
	☆食べものを独占する	☆所有欲が強くなる		☆食べものをわけてやることが出来る	
☆食べものと母親の愛情が結びつく				☆食べものをわけ合うことが出来る	
☆乳房が母親のものであることがわかる					
☆手に握ったものを放さない	☆親と同じものが食べたくなる	☆仲間と同じものが食べたくなる	☆仲間と食べものの情報交換が出来る		
	☆食べものを母親に渡す				
☆人と一緒にいて食事を楽しむことが出来る		☆食事の場を仲間と一緒に楽しむことが出来る			
☆食べながら人に関心を示すことが出来る					

表4 食行動の発達の目安

35

区　分 食の要点		離乳食	幼児食		
		9〜11か月	1歳ごろ 1〜1歳半	2歳ごろ	3〜6歳
発　達		はいはい	2本足歩行・手指を使う		自我の発達
生　歯			前歯、第一乳臼歯	乳歯が生えそろう、第二乳臼歯	安定した時期
口腔機能発達段階			咬断期・一口量学習期	乳臼歯咀嚼学習期	咀嚼機能成熟期
食具使用機能発達段階			食具使用学習開始期	食具使用学習期	食具使用成熟期
食べ方	手づかみ	遊び食べ、こぼす---			
	スプーン				すくう、口などで食べる
	フォーク			-----------------すくう、口などで食べる	
	箸				すくう、口などで食べる
食生活		乳汁以外の食事	食への意欲・興味	食を楽しむ 味わう比較する	残す、分ける、 ためておく、ゆずる 食事のマナー社会食べ
集団保育		保護者と1対1の 介助・援助	一人ひとりの意欲 中心に食事に取り組む	友人とともに 楽しく食べる	健康教育、調理保育 などを取り入れ 食生活を豊かに

表5　乳幼児期と乳幼児食

出典：乳幼児食生活研究会：幼児の食生活－その基本と実際,日本小児医事出版社,2010年より改変

2. 乳汁栄養

(1) 母乳栄養

① 母乳育児の意義

母乳育児には次のような利点が挙げられる(表6)。

乳児	免疫学的防御作用をもつ
	成分組織は乳児に最適であり、代謝負担が少ない
	顔全体の筋肉や顎を発達させる
	信頼関係をはぐくむ
	乳幼児突然死症候群（SIDS）の発症リスクが低い
	新鮮で衛生的である

母親	出産後の子宮の回復を早める
	母性ホルモン（プロラクチン）を分泌させる
	妊娠前の体重への回復を促す
	排卵を抑制する
	精神的安定をもたらす
	乳がん・卵巣がんの発症率が低下する
	衛生的・経済的で手間がかからない

表6　母乳育児の利点

※調整液状乳
乳等省令を改正。調整液状乳の定義及び必要な成分規格等を新たに設定（2018年8月8日）

② 母乳栄養の成分

分娩後3〜5日以内に分泌された乳汁を初乳といい、移行乳を経て分娩後10日ほどで組成が一定した成熟乳となる。

初乳には、タンパク質・無機質が多く乳糖は少ない。免疫グロブリン、ラクトフェリンなどの細菌に対する感染防御物質や神経系の発達に必要なタウリン

の濃度が高く、胎便の排泄を促す作用ももつ。そのために、母乳育児を支援し、新生児や低出生体重児には、初乳を飲ませることが大切である（表7）。

	エネルギー (kcal)	タンパク質 (g)	脂 質 (g)	乳 糖 (g)	Na (mg)	K (mg)	Cl (mg)
初 乳	65.7	2.1	3.2	5.2	33.7	73.8	68.4
移行乳	66.6	1.9	3.4	5.4	27.5	73.3	58.3
成熟乳（1か月）	68.1	1.4	3.8	6.1	15.6	54.7	40.9

表7 母乳主要成分の変化（100gあたり）

③ 母乳の授乳法

　乳児が欲した時に、欲するだけ与える自律授乳法が望ましい。一般的な授乳間隔は、生後1か月程度は7～8回/日程度で、間隔が定まらず不規則である。2～3か月になると3～4時間おきの5～6回/日、それ以降は4時間おきの5回/日となり、夜間授乳は次第になくなる。健康な乳児では、自律授乳法であっても授乳間隔は自然に定まってくることが多い。

　授乳の時間は1回あたり15分程度が目安である。はじめの5分間で全量の約60％程度哺乳しており、授乳時間を延長しても哺乳量はほとんど変わらない。授乳時間が長すぎる場合には、母乳不足が疑われる。

　母乳を与える時には静かな環境で、母親が落ち着いた気分で授乳することが大切である。授乳が終わったら、吐乳を防ぐために乳児を縦に抱き、背中をさすったりして、嚥下した空気を排気（ゲップ）させる。

　母乳を与える期間については、無理に「断乳」させるのではなく、乳幼児が自然に母乳を欲しがらなくなる時期にやめることが理想である。

④ 母乳分泌不足

　体重増加不良、皮膚の張りがない、活気がないような場合には、母乳不足が考えられる。授乳後短時間で泣く場合には、数日間頻回授乳することで治まることがある。乳児の体調を把握しつつ、母親の低栄養、ストレス、疲労などの母乳不足の要因を減弱する。それでも母乳不足が続く場合には、不足分を育児用ミルクで補う。その際にも、安易に混合栄養に移行することは慎む。

⑤ 冷凍母乳

　母親の仕事の都合などで、冷凍母乳を利用することもある。清潔に搾乳し、市販の母乳バッグに移して−20℃以下の冷凍庫で保存する。3か月の冷凍保存後でも生母乳と成分の変化については、リンパ球などの細胞成分活性

以外に、ほとんど認められない。保存期間は3～6か月とする。

　解凍は、冷蔵庫内解凍が原則で流水や40℃の保温槽解凍も用いられるが、いずれの場合も衛生に留意する。電子レンジや熱湯につけた解凍は、免疫物質が失われる。なお一度解凍したものや飲み残しは処分する。

⑥ 母乳栄養の留意点（表8）

母乳性黄疸	母乳栄養児に出生早期から黄疸がみられる場合を総称して母乳性黄疸という。一般に母乳を中止する必要はないが、ビリルビン値については観察を行う。
ビタミンK欠乏	頭蓋内出血の原因になるため、現在では予防として生後1か月までに計3回のビタミンK$_2$シロップの経口投与が行われている。
母乳を介する感染症	感染症と関連して母乳栄養を避けたほうがよい場合がある。主な感染症として、活動性結核、母体乳房にヘルペス感染症がある場合、成人T細胞白血病ウイルス、人免疫不全ウイルス（HIV）、サイトメガロウイルス（CMV）等。
服薬の影響	薬品の成分が母乳に分泌され、乳児に影響を及ぼすことがあるため、授乳中の母親が薬剤を服用する場合には、医師に相談することが必要である。
嗜好品の影響	カフェインの多量摂取、アルコール、たばこなどは母乳から乳児に移行し、影響を与える。
母乳と環境汚染	ダイオキシン類や環境ホルモン、放射能の影響など。近年は様々な対策が練られており、環境汚染を理由にした母乳育児回避は必要ないとされる。

表8　母乳栄養の留意点

(2) 人工栄養

① 育児用ミルクの種類と特徴

　現在育児用ミルクとは、育児用調製粉乳のことを指し、国内で市販されている育児用調製粉乳は母乳に近づけるよう開発されている（表9）。

　育児用調製粉乳は、他の食品を添加する必要のない単一調乳で調製される。

② 育児用ミルクの調乳法

　無菌操作法 ── 哺乳瓶や乳首などの調乳器具を消毒して保管し、授乳のたびに一度煮沸した70℃以上の湯で1回分ずつ調乳する。40℃程度に冷まして哺乳させる。

　そのほかに、給食施設などでは、終末殺菌法などがあるが、いずれの場合にも衛生的に、かつ栄養素が破壊されないように取り扱う。

種　類		特　徴
調製粉乳	調製粉乳	牛乳を加工し、乳児が必要とするエネルギーや栄養素を満たしたもの。乳児の健康増進法に基づく特別用途食品として、乳児用食品にも指定されている。
	フォローアップミルク	牛乳を加工したもので、離乳期後期（9か月以降）の乳児から年少幼児向けの栄養補給用の調製粉乳(乳製品)。鉄分やビタミンなどの栄養素も加えられた栄養補給用の補助食品である。
特殊ミルク（市販品）	アレルギー疾患用粉乳 （特別用途食品・ アレルゲン除去食品）	調製粉乳のアレルゲンとなる成分を分解したもの。一般のアレルギー予防用粉乳は牛乳タンパク質をある程度分解し、アレルゲン性を低減化することでアレルギーを予防する目的で作られているのでアレルギー疾患時の治療用として使用出来ない。
	低ナトリウム粉乳 （特別用途食品）	心臓、腎臓などの疾患をもつ乳児のために、ナトリウム含有量を通常の育児用ミルクの1/5以下にしたもの。長期に使用する場合は、血清ナトリウム濃度や血清カリウム濃度の変化に注意が必要となる。また、特にミルク摂取量の減少、おう吐、下痢、発熱などのある場合や利尿薬を併用する場合、低出生体重児や新生児に使用する場合は十分な注意が必要である。
	無乳糖粉乳 （特別用途食品）	牛乳に含まれる乳糖に対して耐性を持たない乳児に使用するもの。乳糖を消化する能力の弱い下痢症の乳児に使用する場合もある。
	大豆タンパク調製乳	大豆タンパクから作られたもの。この味を好む乳児も多いが、牛乳アレルギーの場合は大豆タンパクに対してもアレルギーを持つことがあるため、かかりつけ医などに相談することが大切である。
特殊ミルク（市販外）	特殊ミルク （治療乳）	先天性代謝異常、心・腎・肝疾患、脂肪吸収不全など、治療を必要とする乳児用に作られた粉乳のこと。一部、医薬品として許可されているものもある。

表9　育児用ミルクの種類と特徴

出典：公益財団法人母子衛生研究会　編集：「授乳・離乳の支援ガイド実践の手引き2008年」より一部改変

③ 授乳法

　調乳した乳汁は体温と同じ40℃程度にして、すぐに与える。溢乳をさけるため乳首を深く含ませ、哺乳瓶の角度を調整し、1回の授乳が10〜15分程度で終わるように乳首の穴の大きさを調節する。飲み残しの乳汁は細菌が繁殖することもあるので、直ちに廃棄し哺乳瓶を洗浄する。

　育児用ミルクの胃内停滞時間は母乳より長めであるので、平均の授乳間隔は3時間が目安となる。

　授乳量は、表10の通りであるが、個人差が大きいので、子どもの機嫌がよく、元気で、体重が成長曲線のカーブに沿って増加しているなら、心配はない。

月　齢	1日回数
0か月	7〜8回
1〜3か月	6回
4〜5か月	5回

月　齢	1回授乳量
0〜1か月,2か月	80mL
1〜2か月	120〜150mL
2〜3か月	150〜160mL
3〜4か月	200mL

表10 授乳回数と授乳量

出典：本田 義信：人工乳の使用法と注意点,周産期医学vol.35増刊号,365-369東京医学社,2005年より転載

（3）混合栄養

　母乳を十分に与えられない場合、その不足分、あるいは授乳出来ない時間帯の授乳を育児用ミルクで補う方法を混合栄養という。母乳の分泌量が不足する、母親の就労等の社会的環境が理由として挙げられる。

3. 離乳期の食事

　「授乳・離乳の支援」（厚生労働省、2007年）では、「離乳とは、母乳または育児用ミルク等の乳汁栄養から幼児食に移行する過程をいう。」と定義されている。さらに「この間に乳児の摂食機能は、乳汁を吸うことから、食物をかみつぶして飲み込むことへと発達し、摂取する食品は量や種類が多くなり、献立や調理の形態も変化していく。また摂食行動は次第に自立へと向かっていく。」と説明が加えられている。

　離乳は、「エネルギーと栄養素の補給」「消化機能の増強」「摂食機能の発達の推進」「精神的発達の助長」「適切な食習慣の確立」を促す。

（1）離乳の開始と進め方
①離乳の開始の目安

　離乳の開始とは「滑らかにすりつぶした状態の食物を初めて与えた時」をいう。その時期は、生後5、6か月ごろが適当である。この時期の乳児の発達の目安として「首の座りがしっかりしている」「支えてやると座れる」「食べ物に興味を示す」「スプーンなどを口に入れても舌で押し出すことが少なくなる（哺乳反射の減弱）」などがある。離乳開始前に果汁を与えることについては、乳汁の摂取量が減少することなど発達・発育の観点から問題が報告されており、栄養学的な意義が認められていない。

② 離乳の進め方（図6）

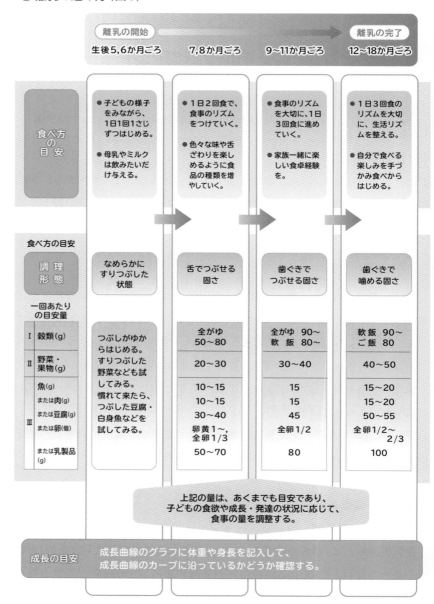

	離乳の開始 → 離乳の完了			
	生後5,6か月ごろ	7,8か月ごろ	9〜11か月ごろ	12〜18か月ごろ
食べ方の目安	●子どもの様子をみながら、1日1回1さじずつはじめる。 ●母乳やミルクは飲みたいだけ与える。	●1日2回食で、食事のリズムをつけていく。 ●色々な味や舌ざわりを楽しめるように食品の種類を増やしていく。	●食事のリズムを大切に、1日3回食に進めていく。 ●家族一緒に楽しい食卓経験を。	●1日3回食のリズムを大切に、生活リズムを整える。 ●自分で食べる楽しみを手づかみ食べからはじめる。

食べ方の目安

調理形態	なめらかにすりつぶした状態	舌でつぶせる固さ	歯ぐきでつぶせる固さ	歯ぐきで噛める固さ

一回あたりの目安量

Ⅰ	穀類(g)	つぶしがゆからはじめる。すりつぶした野菜なども試してみる。慣れて来たら、つぶした豆腐・白身魚などを試してみる。	全がゆ 50〜80	全がゆ 90〜 軟飯 80〜	軟飯 90〜 ご飯 80
Ⅱ	野菜・果物(g)		20〜30	30〜40	40〜50
Ⅲ	魚(g)		10〜15	15	15〜20
	または肉(g)		10〜15	15	15〜20
	または豆腐(g)		30〜40	45	50〜55
	または卵(個)		卵黄1〜, 全卵1/3	全卵1/2	全卵1/2〜 2/3
	または乳製品(g)		50〜70	80	100

上記の量は、あくまでも目安であり、子どもの食欲や成長・発達の状況に応じて、食事の量を調整する。

成長の目安	成長曲線のグラフに体重や身長を記入して、成長曲線のカーブに沿っているかどうか確認する。

図6 離乳食の進め方の目安

③ 離乳食作りの留意点

```
衛生的な取り扱い
栄養バランスに配慮
食べる機能の発達に合わせた調理形態
薄味の調理で味覚を育てる
ベビーフードの適切な使用
```

(2) 離乳初期 5 か月ごろ

　離乳の開始後ほぼ1か月は、離乳食は1日1回与える。母乳または育児用ミルクは子どもの欲するままに与える。この時期の離乳食は、エネルギーや栄養素の補給源として考えるより、離乳食を飲み込むこと、その舌触りや味に慣れることが主目的である。

　離乳食は一般的におかゆ（米）からはじめる。おかゆは乳児が口の中で押しつぶせるように十分に煮る。はじめは「つぶしがゆ」とし、慣れてきたら粗つぶしへと移行する。次にジャガイモや野菜、果物、さらに慣れたら豆腐や白身魚など、種類を増やしていく。

　新しい食品をはじめる時には1さじずつ与えるが、異常（アレルギー反応など）がおきた時に医療機関を受診しやすい平日の午前中に与えることが望ましい。「はちみつ」は乳児ボツリヌス症予防のため満1歳までは使わない。

　野菜類やタンパク質性食品などは、はじめはなめらかに調理する。離乳の開始時期に調味料は必要ない。

　離乳を開始して1か月を過ぎたころから、離乳食は1日2回にする。2回食にする時は、どちらか1回は量を少なくして、回数に慣らすようにする。母乳または育児用ミルクは離乳食の後にそれぞれ与え、離乳食とは別に母乳は授乳のリズムに沿って子どもの欲するままに、育児用ミルクは1日に3回程度与える。

(3) 離乳中期 7〜8 か月ごろ

　1日2回の離乳食で、舌でつぶせる硬さのものを与える。卵は卵黄（固ゆで）から全卵へ、魚は白身魚から赤身魚へと進めていく。ヨーグルト、塩分や脂肪分の少ないチーズを用いてよい。食べやすく調理した脂肪の少ない鶏肉、

豆類、各種野菜、海藻と種類を増やしていく。野菜類には緑黄色野菜も用いる。脂肪の多い肉類は開始をやや遅らせる。1回の食事は、穀類、野菜・果物、タンパク質性食品を組み合わせたものにしていく。

離乳食後には、母乳または育児用ミルクをそれぞれ与え、離乳食とは別に、母乳は授乳のリズムに沿って子どもの欲するままに、育児用ミルクは1日に3回程度与える。

(4) 離乳後期9〜11か月ごろ

生後9か月ごろから、離乳食は1日3回にし、歯茎でつぶせる硬さのものを与える。食欲に応じて、離乳食の量を増やし、離乳食の後に母乳または育児用ミルクを与える。離乳食とは別に、母乳は授乳リズムに沿って子どもが欲するままに、育児用ミルクは1日に2回程度与える。

生後9か月ごろには、体内の貯蔵鉄が減少し、貧血になる可能性がある。そこで、赤身の魚、肉、レバーを利用したり、調理に使用する牛乳・乳製品の替わりに育児用ミルクを使用するなど工夫して積極的に鉄を供給する。調味に食塩、砂糖など調味料を使用する場合は、それぞれの食品のもつ味を活かしながら薄味で調理する。油脂類も少量とする。

離乳の進行に伴い、色々な食品の味や舌触りを楽しむ、家族と一緒の食卓を楽しむといったように、食べる楽しさの体験を増やしていく。なお、このころになると、自分でつかんで食べたいという意欲が芽生え、手づかみ食べもはじまる。手づかみ食べは食事への興味・関心をもたせるために大切であり、それを繰り返すうちにスプーンや食器にも興味を持ちはじめる。色々な食べ物を見る、触る、味わう体験をすることが重要なので、手づかみが出来る献立、食材の切り方の工夫、提供の形態と温度の管理も必要である。

(5) 離乳完了期12〜18か月ごろ

1日3回の食事の時間が空腹で迎えられるように、早寝・早起きの規則正しい生活習慣をつけたり、外遊びなどで体を動かしたりすることなどにより、生活リズムを整えていく。

食欲や生活状況によっては、1日3回の食事のほかに補食となる間食（おやつ）を組み合わせる場合もある。食べられる食品の種類や調理形態も増えることから、家族の食事から調味する前のものを取りわけたり、薄味の

ものを適宜取り入れたりして、食品の種類や調理方法が多様となるような食事内容とする。

(6) 離乳の完了

　離乳の完了とは、形ある食物を噛み潰すことが出来るようになり、エネルギーや栄養素の大部分が母乳または育児用ミルク以外の食物から取れるようになった状態をいう。その時期は12か月から18か月ごろである。なお、離乳の完了は、母乳または育児用ミルクを飲んでいない状態を意味するものではない。

　離乳の完了後、咀嚼機能は奥歯が生えるに伴い、乳歯の生え揃う3歳ごろまでに獲得される。

(7) 乳児期の栄養上の問題点と健康への対応

　授乳や離乳は乳児の個人差を配慮して進めることが重要である。しかし、次のような問題が生じた場合には、それらに対しては、個々の状況に応じた適切な対応をとる（表11）。

哺乳量のむら（ミルク嫌い）	育児用ミルクを飲んでいる乳児の中には3,4か月ごろになると哺乳量にむらが出てくることがある。ミルク嫌いの原因は様々であり、一つとは限らない。哺乳量が減っても機嫌がよく元気であり、体重の増加も成長曲線のカーブに沿って順調であれば、無理にミルクを飲ませない。しばらく様子をみて、機嫌がよい時、散歩などの外出の後のどが渇いている時などに与えてみるなどの工夫をして、あせらずに回復を待つようにする。
粒状の離乳食を拒絶する	離乳を開始して3か月以上経過しても粒状の離乳食を拒絶する場合には、粒状の口あたりに慣れていないことが考えられる。そこで、慣れるまで一段階前の調理形態に戻したり、乳児が好む食品や料理法を用いたりして粒状に慣らすようにするとよい。
食欲不振	9か月ごろから体重増加が緩慢になるために、エネルギーや栄養素の必要量が減少することが考えられている。また、味覚の発達も著しい時期であるために離乳食の食材、調理法、味付けが単調である場合には食欲減退がみられることもある。 このような場合には生活リズムを整え、調理法を変化に富んだものにするよう工夫する。
乳汁と離乳食の割合の不均衡	離乳食が進むと乳汁摂取量が極端に減少する場合がある。しかし、離乳食では微量栄養素である各種ビタミン、ミネラルをバランスよく摂取することは困難であることが多い。一方、母乳や育児用調製粉乳は微量栄養素の多くが乳児に適した割合で含まれている。そこで離乳各時期において適切な乳汁と離乳食の量的な割合を保つことが適正な発育・発達を促すために必要である。

食べ物の好き嫌い	何回か食べなかったからといって、嫌いな食べ物と決め付け食卓に出さないのではなく、日を変えたり、調理法・切り方・盛り付け方などを変えたり工夫をして提供する。また、一緒に食卓を囲み、食事を楽しむ雰囲気のなかで励まし、少しでも食べられたら沢山褒めることで、子どもの食べる意欲を引き出すことが大切である。
早産児の 離乳の進め方	早産児の場合、明確な基準はないが1,500g以上で生まれた場合には、修正月齢(本来の出産予定日から数えた月齢)をもとに発育や定頸の状態、食事への関心度などを参考にして離乳を開始し、保護者や養育者の不安解消に努めることが大切である。

表11 乳児期の栄養上の問題点と健康への対応

4. 幼児期の食事

　この時期は、食べ物に興味を示して自分で食べたがるようになり、大人の食べているものにも興味を示して同じものを欲しがるようになるという特徴がある。スプーン・フォークや箸といった食具を使いたがるが、はじめはうまく扱えない。

　食事内容や、食行動にもきまぐれや自己中心的な行動がみられることがあるが、社会性の育ちや食べる機能が発達することでだんだん落ち着いた食生活になってくる。

　幼児期の食事では、色々な環境が関係して大人の食事への基礎がつくられていく。正しく獲得した食習慣によって、学童期以降の肥満や虫歯、偏食、噛まないなどの問題が解決しやすくなるので、支援者は「楽しい食事」を通しながら食支援をしていく必要がある。

(1) 食事摂取基準と1日の目安量

　幼児期の食事摂取基準から1日の推定エネルギー必要量は、1～2歳では男子1,000kcal、女子900kcal、3～5歳では、男子1,300kcal、女子1,250kcalである。これを3回の食事と間食で配分する(表12)。幼児の食事量が適正であるかについては、個人の身長と体重が身体発育曲線に沿っているか否かで判断する。

　1～2歳の感情は、怒り、不安、甘え、不満など食事場面においても現れるが、それらの態度は個人差が大きい。3歳以降は社会性が育つとともに、言えば分かるようになり落ち着いてくる。我慢することも出来るようになり、家族や友だちに合わせて食事を楽しむことが出来るようになる。しつけをす

	食 品	1～2歳	3～5歳
第1群	肉・魚 類	30	40
	卵	30	40
	豆腐(絹ごし豆腐として)	20	20
第2群	牛乳・乳製品(牛乳として)	200	200
第3群	緑黄色野菜	100	120
第4群	その他の野菜・果物	200	230
第5群	穀 類	170	200
	いも類	40	60
	菓子等	10	20
	砂 糖	5	7
第6群	油脂(種実類を含む)	5	7

表12 1日の食事の目安量（g）（水野 清子による）

出典：高野 陽、髙橋 種昭、大江 秀夫、水野 清子、竹内 恵子、佐藤 加代子、清野 富久江、加藤 忠明 著：
子どもの食と栄養 第5版 健康と食べることの基本,第4章 成長段階別にみた栄養と食生活,Ⅲ.幼児期,2-幼児期の栄養,
P114,医歯薬出版,2013年

るのはこの時期からが適しており、集団で行う食育も効果を発揮する。

　また、厚生労働省は、健康な個人または集団を対象として、国民の健康の維持・増進、生活習慣病の予防として、エネルギーおよび各栄養素の基準を示す「日本人の食事摂取基準」（2015年版）を策定している。保育施設の栄養管理は、子どもの発育・発達状況、栄養状態、生活状況について把握した上で「日本人の食事摂取基準」に基づいて設計される。

　2005年に厚生労働省、農林水産省により「食生活指針」を具体的な行動にむすびつけ、「日本人の食事摂取基準」と整合性があり、バランスの取れた食生活の実現を目指して「食事バランスガイド」が策定された。これは、「主食」「主菜」など食事の望ましい組み合わせや、1日に「何を」「どれだけ」食べればよいのか等を料理の例で示したものである（図7）。

　「食生活指針」は、食育基本法の制定、「健康日本21（第2次）」の開始等の動きをふまえて、2016年に改訂されている。

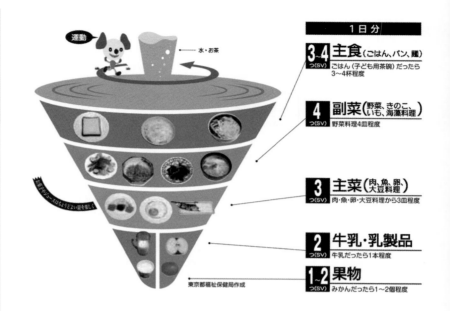

図7 幼児の食事バランスガイド（東京都保健衛生部策定）

（2）間食について

　幼児期は身体発育が盛んな時期である。成人に比べて、身体が小さく消化能力が不十分でありながら、多くのエネルギーや栄養素を必要としている。そのために3回の食事に加えて間食で栄養を補完する必要がある。おやつは、楽しみの時間であると同時に、活発な代謝を支える水分の補給や1日の栄養を補う役割が大きい。おやつを菓子と考えるのではなく、不足しがちな栄養を補う補食と考えることも大切である。また、簡単なおやつ作りに参加させることで、食育がしやすくなることもある。さらに、時間を決めることで生活リズムを整えることができ、健全な生活習慣を形成することにつながる。

　おやつの適量は、運動量や体格などの個人差もあるが、1日に必要なエネルギー量の10～15％程度、1～2歳児で約100kcal、3歳児以上は200kcal程度が目安である。欲しがるだけ与えていると3回の食事が十分取れなくなるなど栄養のバランスが悪くなるだけでなく、虫歯や肥満の原因になることがある。

コラム

《3胚葉の分化》

　受精卵が分裂増殖を続けるなかで少しずつ細胞が層構造をとるようになり胎生3週ごろには3層構造をとるようになる。これらが外胚葉、内胚葉、中胚葉である。外胚葉は皮膚や神経に、内胚葉は腸管系・気道系に、中胚葉は心血管系、骨筋肉、腎臓などに分化していく。

《パーセンタイルと標準偏差》

　乳幼児の身体発育を表す指標には、年齢の平均と標準偏差を用いる手法と、パーセンタイル曲線（身体発育曲線）を用いる方法がある。身長は正規分布するためどちらもほぼ同じであるが、体重は正規分布を示さず、SD評価は必ずしも正確とはいえない。よってパーセンタイル曲線を用いるのが妥当である。

子どもの健康状態の把握

1 健康状態の観察

1. 観察の重要性

　子どもは身体機能が未熟なため、感染症などの病気にかかりやすく、症状が急激に変化し重症化しやすい。言葉や認知能力も未熟なため、自分の身体に生じた不調を的確に表現して伝えることが出来ないなどの特徴を持っている。そのため、保育者が健康観察を通して子どもの健康状態、発育・発達状態を把握し、病気や異常の早期発見につなげることが極めて重要であり、さらに、健康状態、施設全体の子どもの疾病の発生状況の把握につながり、早期に疾病の予防策を立てることが出来る。慢性的疾患や障害の早期発見、不適切な養育等の早期発見にも有効である。

　健康観察は保育の最も基本的な活動である。

2. 観察の方法

　子どもの健康状態、発育・発達状態の把握は、健康診断や保育中の健康観察、身体計測などにより、定期的に継続、または必要に応じて随時行われる。

（1）健康診断[注1]

　健康診断は、病気や異常の早期発見から早期治療を可能にし、健やかな育ちを保障する目的で行われる。結果は保護者に通知され、病気の予防措置や必要な医療を勧めたりする事後措置が行われ、保護者の育児支援になる。また日々の保育や健康教育に活かすことが出来る。

① 入所前健康診断

　保育所に入所する前に子どもの健康状態、発育・発達状態を把握し、個人に合わせた保育が出来るように準備をする。この健診で予防接種歴などを確認し、必要があれば指導が行われている。

注1：健康診断と健康診査
入所児童の健康診断については、児童福祉施設の設備と運営に関する基準第12条に定められている。健康診断の実施計画、注意点などは学校保健安全法、学校保健安全法施行規則などを参考にされたい。「健康診査」は、とくに地域保健で扱われるものがこれにあたり、母子保健法では「妊産婦健康診査」「乳児健康診査」となっている。

＜入所前の健康調査項目（例）＞

1．妊娠出産状況

2．乳児期の栄養状況（栄養法・離乳食など）

3．住居家族の状態（住んでいる場所の環境・家族構成・家族の健康状態など）

4．育児（相談協力者の有無、育児不安の有無、入所にあたっての心配など）

5．現在の子どもの体調

6．既往歴

7．発育の様子

8．予防接種の実施状況

9．診察時の身体計測値

10．診察所見

②定期健康診断

　入所児童の健康診断は「児童福祉施設の設備及び運営に関する基準第12条」により、少なくとも１年に２回、必要によっては臨時に行うことが義務付けられている。年度初回の健康診断は６月30日までに行われる。この時期は新しいクラスになり日も浅い。健康状態の把握に併せて、これからの保育生活の中で留意する点があるかなどを把握する。

＜定期健康診断の検査項目（例）＞

1．身体計測（身長・体重）

2．栄養状態（視診・聴診・触診）

3．脊椎・胸部・四肢・骨関節の発育状態

4．視力・聴力測定

5．眼・耳鼻咽喉頭・皮膚・歯及び口腔の疾患の有無（診察）

6．心臓・尿・寄生虫卵の検査

7．呼吸器・循環器・消化器・神経系の診察及び検査

8．必要時）結核に関する検査

③臨時健診

　必要な時に行われる健診で、その目的に合った内容で行われる。

（例）多数の子どもが短い期間に、食中毒や感染症などの病気にかかった場合など。

（2）健康観察

　健康観察とは保育中の子どもの心身の状態や生活の様子を、常にきめ細かに観察し、平常とは異なった状態を速やかに見つけ出すことである。保育者は子どもと一緒に過ごす時間が長いため、子どもを客観的に観察出来る。保育者の、「いつもと違う」と気づく観察力が病気の早期発見の機会になることが多い。

①登園時の観察

　保育のはじまりは保護者が子どもを連れてくるところからはじまる。子どもが1日の活動に支障のない健康状態であるかを見極めるために、登園時に保育者と保護者の間で子どもの状態を確認する。

　病気が疑われ、保育に支障がありそうな場合は、引き受けないことが原則であるが、仕事を持つ保護者の切迫した思いに理解を示し、最善の措置を考えるようにしたい。保育を引き受けられない場合でも、その病気の適切な対応を保護者に指導することが重要になる。

②保育活動中の観察（体調不良等の早期発見）

　毎日の管理下の全てにおいて、機嫌、食欲、顔色、活動性など、どの子どもにも共通した項目と、子ども特有の所見・病気等に伴う状態を観察する。図1に観察のポイントを示す。

　これらの観察は保育者の経験を駆使して行われる。発育状態については主に定期的な身体計測によって把握する。精神運動機能の発達状態については、保育活動中に子どもの言動や生活の様子を観察して把握する。しかし、安易に予測や判断をしてはならない[注2]。

注2：
医師法第17条では医業を医師以外が行うことを禁じている。保育者の観察は、病気や異常を診断することではなく、異常の早期発見につなげることである。

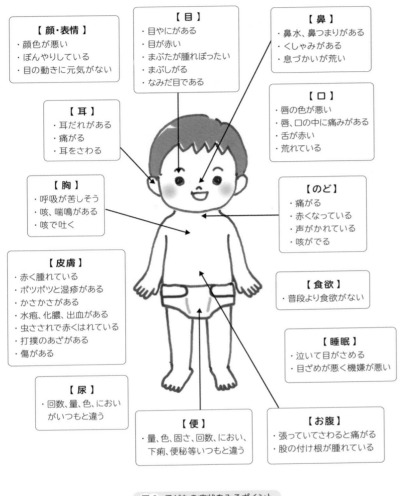

【顔・表情】
・顔色が悪い
・ぼんやりしている
・目の動きに元気がない

【目】
・目やにがある
・目が赤い
・まぶたが腫れぼったい
・まぶしがる
・なみだ目である

【鼻】
・鼻水、鼻つまりがある
・くしゃみがある
・息づかいが荒い

【口】
・唇の色が悪い
・唇、口の中に痛みがある
・舌が赤い
・荒れている

【耳】
・耳だれがある
・痛がる
・耳をさわる

【胸】
・呼吸が苦しそう
・咳、喘鳴がある
・咳で吐く

【のど】
・痛がる
・赤くなっている
・声がかれている
・咳がでる

【皮膚】
・赤く腫れている
・ポツポツと湿疹がある
・かさかさがある
・水疱、化膿、出血がある
・虫さされで赤くはれている
・打撲のあざがある
・傷がある

【食欲】
・普段より食欲がない

【睡眠】
・泣いて目がさめる
・目ざめが悪く機嫌が悪い

【尿】
・回数、量、色、におい
　がいつもと違う

【便】
・量、色、固さ、回数、におい、
　下痢、便秘等いつもと違う

【お腹】
・張っていてさわると痛がる
・股の付け根が腫れている

図1　子どもの症状をみるポイント

② 発育・発達の把握と健康診断

1. 体温・脈拍・呼吸の観察

(1) 体温の観察

　体温とは、体内の温度のことを意味しており、乳幼児体温は、36.5〜37.4℃が平均的である。そして、体温は1日のうちでも運動、時間、気温、食事、睡眠、感情などの影響を受けて変動し、早朝が最も低く、夕方が最も高くなる（その差は1℃以内）。しかし個人差があるため、その子ども自身の

健康時の体温（平熱）を知って異常の有無を確認することが大切である。特に乳幼児は体温調節機能が未熟で環境温に左右されやすく、着せすぎで高体温、薄着で低体温になり具合が悪くなる。また、感染症にかかりやすく発熱しやすい。発熱時は時に、日常でも衣服の調節、環境温の調節をこまめに行う。

保育中の体温測定は、主に腋窩（えきか）（わきの下）検温法で行う。

【測定方法】（図2）

1. わきを乾燥したタオルで拭き、汗をぬぐう。
2. 体温計を45度の角度（下から上に向けて）で、わきのくぼみの中央に先端が当たるように挿入し、わきを閉じる。上腕を押さえて介助する。子どもにもう一方の手で体温計を挟んだ上腕を押さえてもらうようにしてもよい。

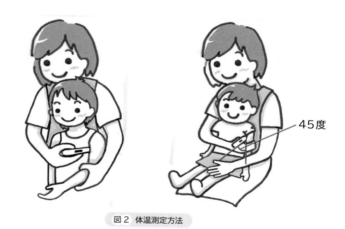

45度

図2　体温測定方法

（2）脈拍の観察

脈拍は、心臓が血液を体に送り出す拍動を、体表近くの動脈で触れることをいう。1分間の脈拍の正常値は67頁表1を参照する。正常な脈拍は、規則正しいリズムを持っているが、心臓疾患のある場合などは不整脈がみられることがある。また発熱、運動、啼泣などの興奮でも脈拍は早くなる。脈拍の観察により心臓の機能、血管の状態を知ることができるため、1分間の測定中は数のみでなく、脈の大きさ、強さ、リズムなども同時に観察する。通常は橈骨動脈（とうこつどうみゃく）（手首の外側）で測定するが、ほかに頸動脈、上腕動脈、大腿動脈などでも測定できる（図3）。

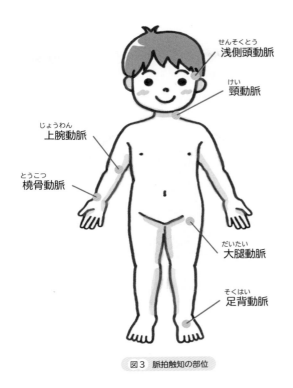

せんそくとう 浅側頭動脈	
けい 頸動脈	
じょうわん 上腕動脈	
とうこつ 橈骨動脈	
だいたい 大腿動脈	
そくはい 足背動脈	

図3 脈拍触知の部位

【測定方法】

1．測定者の3指（示指・中指・環指）を動脈の上に軽く当てる（図4）。

2．しばらく脈の性状を観察してから1分間測定する。

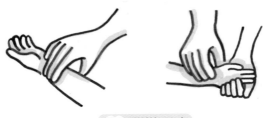

図4 脈拍触知のし方

(3) 呼吸の観察

　呼吸は酸素を体内に取り入れ、体内に生じた二酸化炭素を排出する働きをいう。1分間の呼吸数の正常値は67頁 表1を参照する。また呼吸は、発熱時、運動時には増加するなど、呼吸は年齢・外気温・発熱・筋肉運動・興奮・啼泣などによって変動するため、測定はできるだけ安静時、睡眠時に行う。

【測定方法】

1．胸部、腹部の上下運動を見たり、触れたりして1分間測定する（図5）。

2．呼吸の数のみでなく、呼吸の深さ、速さ、喘鳴の有無、息苦しさの有無注1、鼻閉の有無、口唇色なども観察する。

3．測定の際には、子どもに気づかれないように行う。

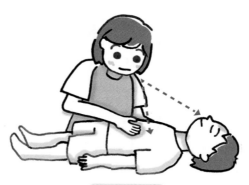

図5　呼吸の観察

2. 身体計測

　身体の発育・発達は、出生後からの連続した現象である。発育状態は、身体計測を定期的・継続的に行い把握する。肥満・やせの状態（体格）も調べる。

　計測にあたっては、正確な値を得る必要があるため、計測の目的をよく理解し、誰が測定しても同じ数値が得られるように、測定条件を一定にし、正しい手技を習得しておく。

★身体計測時の注意、配慮

・計測器具は点検済み器具を用いる。

・室温は22～23℃に整え、すきま風を防ぐ。

・年長児が対象の場合は、カーテンやスクリーンで羞恥心に配慮する。

・測定時の条件を一定にする。

　測定時間を一定にする・・食事・排泄・入浴などの影響を受けるため、通常、午前10時頃か午後2時頃の空腹時・排泄後・入浴前測定が望ましい。

　服装を一定にする・・・・原則として裸またはパンツ1枚、裸足。

・保護者に身体計測の日時と項目を前もって知らせておく。事後は測定結果を知らせ、必要時は事後指導を行う。

・計測した値が通常の値と著しく異なる場合は、再度計測して確認する。

・計測値を調査票に記入する時は、計測者が目盛を読み、記入者はその値を復唱しながら記入する（誤記防止）。

(1) 身長の計測方法

① 2歳未満の乳幼児の身長計測（図6）

　乳児用身長計を用いて二人で測定する。乳児期は生理的屈曲位をとるため、股関節や膝を伸ばす時に、伸ばしすぎないように慎重に測る。

1. 乳児用身長計を平らで固い場所に置き、台板にタオルを敷き、目盛りを0に合わせる。

2. 全裸にした乳幼児を台板の上にあおむけに寝かせ、頭頂部を固定板に密着させる。

3. 計測者の一人は、子どもの目と耳孔を通る線が台板に垂直になるようにして頭を固定する。

4. もう一人は、片手で子どもの膝を上から軽く押さえて足を伸ばし、移動板を足の裏にあてる。足の裏が台板に垂直になるようにした状態で1mm単位まで目盛りを読む。

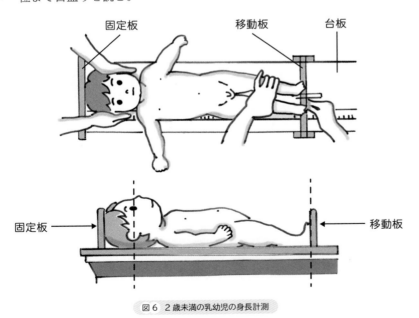

図6　2歳未満の乳幼児の身長計測

56

②２歳以上の幼児の身長計測（図7）

1. 立位身長計を用いる。

2. 子どもはパンツ１枚・裸足にする。身長計の尺柱を背にして立たせ、かかと、臀部、背部、後頭部を尺柱に接するようにする。足先は30度位の角度に開く。

3. 両腕は手のひらを内側にして大腿に沿うように垂らし、あごを軽く引く。

4. 計測者は横から見て、子どもの目尻と耳孔を結ぶ線が尺柱に垂直になるように頭部を保持させる。これには、計測者が幼児の顔面と同じくらいの高さから話しかけるとよい。また後頭部は必ずしも尺柱につかないこともあるので、強く押しつけないようにする。

5. 横規を静かに下げ、頭部に2、3回接触させて、目盛りを1mm単位まで読む。計測者の目線を目盛りと同じ位置にして読む。

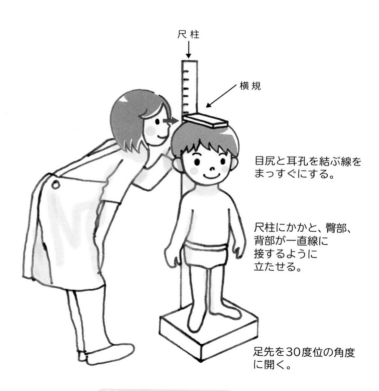

尺柱

横規

目尻と耳孔を結ぶ線を
まっすぐにする。

尺柱にかかと、臀部、
背部が一直線に
接するように
立たせる。

足先を30度位の角度
に開く。

図7 ２歳以上の幼児の身長計測

(2) 体重の計測方法

①2歳未満の乳幼児の体重計測（図8）

1. 乳児用体重計を平らで固い場所に置き、薄手のタオルを1枚敷いて目盛り を0に合わせる。
2. 子どもを全裸にして、あおむけまたは座らせて体重計に乗せる。やむを得 ず、おむつを着けて測定する場合は、測定後にその分の重さを差し引く。
3. 測定中は子どもが転落しないように、子どもが動いた時にすぐ手が出せ る位置に立ち、絶対に目を離さない。
4. 体重計の目盛りを10g単位まで読む。

　子どもは計測の際、泣いてあばれることが多いが、一瞬力を抜く時がある ので、この時の静止した数値を読むとよい。またおもちゃであやしながら行 うとよい。

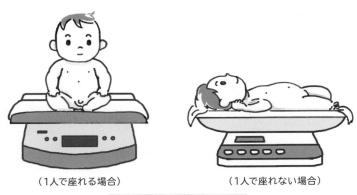

（1人で座れる場合）　　　　　　（1人で座れない場合）

図8　2歳未満の乳幼児の体重計測

②2歳以上の幼児の体重計測

　立位がとれるようになった幼児は、一般の立位式体重計で測定する。

1. 体重計を平らで固い場所に置き目盛りを0に合わせる。
2. 子どもはパンツ1枚・裸足で、体重計の中央に静かに乗ってもらう。
3. 目盛りが静止したら10g単位で値を読む。

(3) 頭囲の計測方法（図9）

　乳幼児期は脳神経系の発育が急速に進む時期なので、乳児の場合は大泉門の観察と合わせて月1回は計測する。

1.2歳未満の乳幼児はあおむけに寝かせ、2歳以上の幼児は立位で計測する。

2.計測者は一方の手で巻き尺の0点を持ち、他方の手で後頭結節（後頭部の一番突出している部分）を確認して、そこに巻き尺をあてながら前にまわす。

3.前面は眉間点に巻き尺を合わせてその周径を1mm単位まで読む。

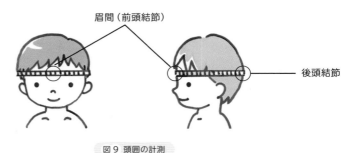

眉間（前頭結節）

後頭結節

図9 頭囲の計測

＜大泉門の観察＞（図10）

　大泉門は頭囲計測と同時に閉鎖状態を観察する。

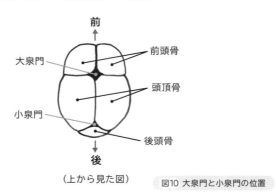

前

大泉門

前頭骨

頭頂骨

小泉門

後頭骨

後

（上から見た図）

図10 大泉門と小泉門の位置

(4) 胸囲の計測方法（図11）

1.子どもの上半身を裸にして2歳未満の乳幼児はあおむけに寝かせ、2歳以上の幼児は立位で計測する。

2.両腕を軽く左右に開かせ、体を少し持ち上げて背中に巻き尺をまわし、背中は肩甲骨の下を通る位置、前は左右の乳頭の上を通る位置に巻く。

3. 自然な呼吸の呼気と吸気の中間、または呼気の終わりで目盛りを1mm単位まで読む。

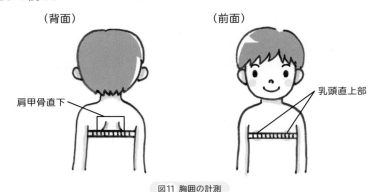

（背面）　　　　　　（前面）

肩甲骨直下

乳頭直上部

図11 胸囲の計測

3. 発育の評価

　身体計測で得た計測値は、発育評価を行ってはじめて活かされる。発育評価の方法には、横断的評価・縦断的評価 注2 があるが、どのような経過で発育しているか縦断的に追跡評価することが重要である。いずれの場合もパーセンタイル曲線 注3 へのプロット 注4 による評価、指数を用いた評価 注5 など、いくつかを組み合わせて行うとよい。

(1) パーセンタイル値を用いた評価

　乳幼児の発育評価には、厚生労働省の乳幼児身体発育値（パーセンタイル値）が用いられている。パーセンタイル値とは計測値の全体を100％（100人）とした時、小さい方から数えて何パーセント（何人目）かを示す。

　3パーセンタイル値から97パーセンタイル値の帯の中に全体の94％の子どもの値が入るようになっているため、概ねこの範囲でパーセンタイル曲線と同じような曲線を描きながら発育していることが望ましいといわれている。計測値が3パーセンタイル値未満、97パーセンタイル値以上になった場合は、さらに詳しい観察を行いながら経過観察をする。また原因検索のため医療機関に紹介するなどの対応をする。

(2) 指数を用いた評価

　乳幼児の発育状態をより正確に知るためには、身長、体重を個々にみるだけでなく、それらのバランスでみることが多い。指数算出してバランスの評

注2：
横断的評価とは、現在の計測値が同月齢や同年齢の子どもの体格（標準）と比べて、どのくらいの位置にあるか評価する方法をいう。縦断的評価とは、一人の子どもの発育状態を出生時からの経過の中で（縦断的）に評価する方法をいう。

注3：パーセンタイル
厚生労働省は10年毎に日本の子どもの身長・体重・頭囲・胸囲の発育値をパーセンタイル値、パーセンタイル曲線で表している。
計測値をこのグラフにプロットすると、全標準値と比較して、どれくらいの発育に達しているかを評価出来る。
経時的な発育状態を知る目安にもなる。

注4：プロット
プロットとは実際の計測値をグラフ上につけることをいう。

注5：
肥満度、カウプ指数、ローレル指数、BMIなど、計算式に計測値をあてはめて指数を算出する。

価が出来る。

① カウプ指数[注6]

注6：カウプ指数
詳細は20頁参照

生後3か月以降の乳幼児の栄養状態や肥満状態を把握するのに用いられる。身長と体重のバランスをみることが出来る。

カウプ指数は計算式から算出し、得られた指数を判定表に照合して評価する。

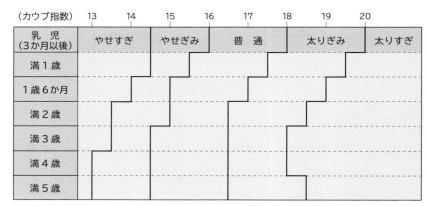

出典：今村 榮一, 新・育児栄養学, 156, 日本小児医事出版社, 2005

図12 カウプ指数による発育状況の判定

② ローレル指数[注7]

注7：ローレル指数
詳細は20頁参照

学童期・思春期の子どもの評価に用いる。

③ 肥満度[注8]

注8：肥満度
詳細は20頁参照

肥満度とは、すでに算出された男女別・年齢別・身長別の標準体重をもとに算出する。カウプ指数やローレル指数は年齢の影響を受けやすいため、厚生労働省では1998年から幼児の身体発育を評価するものとして、肥満度を用いている。また乳幼児身体発育調査より作成された身長体重曲線に、身長・体重の実測値をプロットさせて評価する方法もある。

③ 保育者との情報共有

家庭と保育所の連携は、子どもに関する情報を共有し、一体となって取り組む方向性を明確にする。さらに保育所は保護者の子育て観や育児不安、疑問などを知る機会になる。保護者は保育所の保健に対する考え方を理解する機会になり、健康や安全管理に関する正しい情報を得ることが出来る。

知識、技術、経験を豊かに持っている保育所が、家庭や地域の人々との連携、交流を通して、その特性を活かした活動を進めることは、保護者への支援活動として保護者の保育力を高めていくことになる。

　保育所における子育て支援にあたり、保育士等には、一人ひとりの保護者を尊重しつつ、ありのままを受け止める受容的態度が求められる。受容とは、不適切と思われる行動等を無条件に肯定することではなく、そのような行動も保護者を理解する手がかりとする姿勢を保ち、援助を目的として敬意をもってより深く保護者を理解することである。また、援助の過程においては、保育士等は保護者自らが選択、決定していくことを支援することが大切である。このような援助関係は、安心して話をすることができる状態が保障されていること、プライバシーの保護や守秘義務が前提となる。このように保育士等が守秘義務を前提としつつ保護者を受容し、その自己決定を尊重する過程を通じて両者の間に信頼関係が構築されていく。また、保育士等が保護者の不安や悩みに寄り添い、子どもへの愛情や成長を喜ぶ気持ちを共感し合うことによって、保護者は子育てへの意欲や自信を膨らませることができる。保護者とのコミュニケーションにおいては、子育てに不安を感じている保護者が子育てに自信をもち、子育てを楽しいと感じることができるよう、保育所や保育士等による働きかけや環境づくりが望まれる。

　保育所における保護者とのコミュニケーションは、日常の送迎時における対話や連絡帳、電話または面談など、様々な機会をとらえて行うことができる。保護者に対して相談や助言を行う保育士等は、保護者の受容、自己決定の尊重、プライバシーの保護や守秘義務などの基本的姿勢を踏まえ、子どもと家庭の実態や保護者の心情を把握し、保護者自身が納得して解決に至ることができるようにする。その上で、状況に応じて、地域の関係機関等との連携を密にし、それらの専門性の特性と範囲を踏まえた対応を心がけることが必要である。なお、保育所が特に連携や協働を必要とする地域の関係機関や関係者としては、市町村（保健センター等の母子保健部門・子育て支援部門等）、要保護児童対策地域協議会、児童相談所、福祉事務所（家庭児童相談室）、児童発達支援センター、児童発達支援事業所、民生委員、児童委員（主任児童委員）、教育委員会、小学校、中学校、高等学校、地域子育て支援拠点、地域型保育（家庭的保育、小規模保育、居宅訪問型保育、事業所内保育）、市区町村子ども家庭総合支援拠点、子育て世代包括支援センター、ファミリー・サポート・センター

事業（子育て援助活動支援事業）、関連NPO法人等が挙げられる。

　少子化や核家族化、地域内におけるつながりの希薄化が進む中で、子育てをする上で孤立感を抱く人や、子どもに関わったり世話をしたりする経験が乏しいまま親になる人も増えている。子どもや子育てについての知識がないために、適切な関わり方や育て方が分からなかったり、身近に相談や助言を求める相手がおらず、子育てに悩みや不安を抱いたり、子どもに身体的・精神的苦痛を与えるような関わりをしたりしてしまう保護者もいる。こうした保護者に対しては、保育士等が有する専門性を生かした支援が不可欠である。保育士等は、一人ひとりの子どもの発達及び内面についての理解と保護者の状況に応じた支援を行うことができるよう、援助に関する知識や技術等が求められる。内容によっては、それらの知識や技術に加えて、ソーシャルワークやカウンセリング等の知識や技術を援用することが有効なケースもある。保育所において実際に個別の支援を行う場合には、必要に応じて市町村など他の機関と連携するとともに、保育所での支援の中心となる保育士等を施設長や主任保育士、他の保育士等と役割分担を行いながら支えるといった体制をつくり、組織的な対応を行う必要がある（平成30年 ― 改定 保育所保育指針より抜粋　平成30年4月　厚生労働省）。

乳幼児身体発育曲線（男）

幼児身体発育曲線（平成22年度調査）

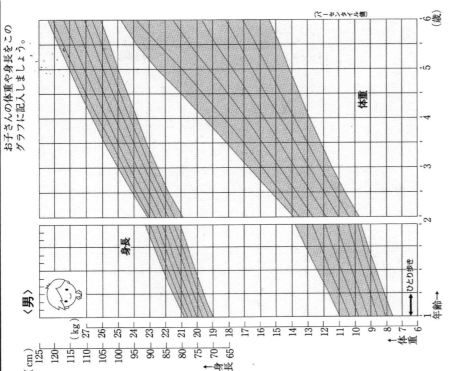

〈男〉

お子さんの体重や身長をこのグラフに記入しましょう。

身長と体重のグラフ：線の中には、各月・年齢の94パーセントの子どもの値が入ります。乳幼児の発育は個人差は個人差が大きいですが、このグラフに一応の目安としてください。なお2歳未満の身長は寝かせて測り、2歳以上の身長は立たせて測ったものです。

乳児身体発育曲線（平成22年調査）

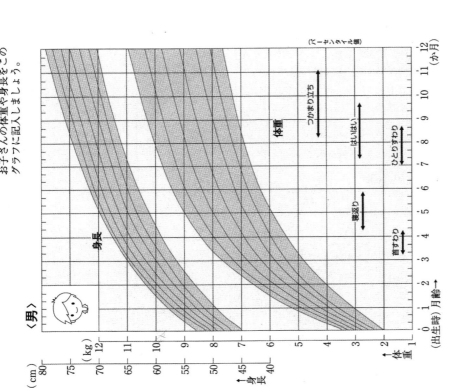

〈男〉

おこさんの体重や身長をこのグラフに記入しましょう。

首すわり、寝返り、ひとりすわり、つかまり立ち、はいはい及びひとり歩きの矢印は、約半数の子どもができるようになる月・年齢から、約9割の子どもができるようになる月・年齢までの期間を表したものです。おこさんができるようになった時を矢印で記入しましょう。

図13 乳幼児身体発育曲線〈男〉

乳児身体発育曲線（平成22年調査）

お子さんの体重や身長をこのグラフに記入しましょう。

〈女〉

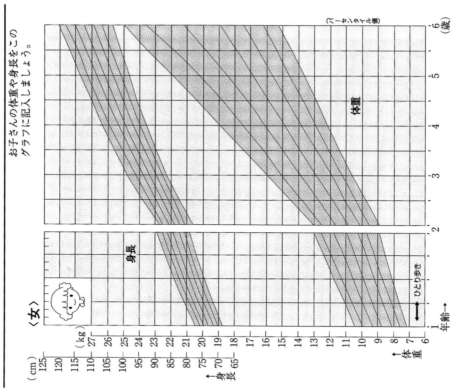

首すわり、寝返り、ひとりすわり、つかまり立ち、はいはい及びひとり歩きの矢印は、約半数の子どもができるようになる月・年齢から、約9割の子どもができるようになる月・年齢までの期間を表したものです。
お子さんができるようになった時を矢印で記入しましょう。

幼児身体発育曲線（平成22年調査）

お子さんの体重や身長をこのグラフに記入しましょう。

〈女〉

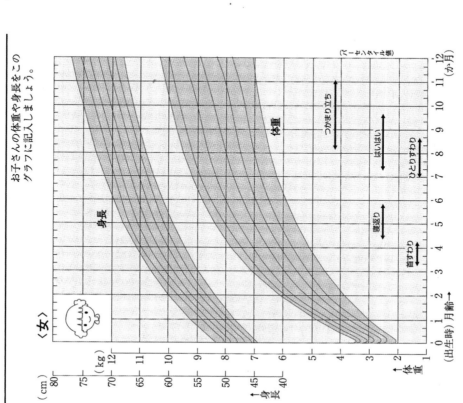

身長と体重のグラフ：線の中には、各月・年齢の94パーセントの子どもの値が入ります。乳幼児の発育は個人差が大きいですが、このグラフを一応の目安としてください。なお2歳未満の身長は寝かせて測り、2歳以上の身長は立たせて測ったものです。

図14 乳幼児身体発育曲線〈女〉

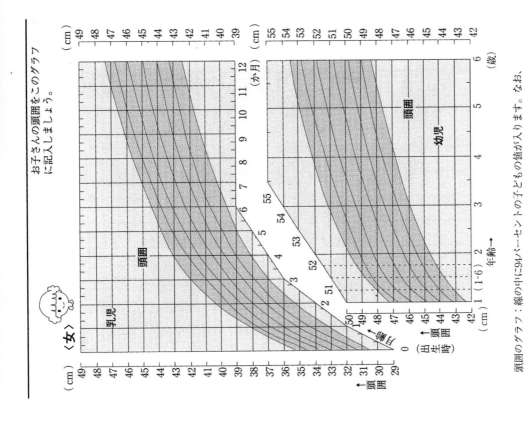

<男>

お子さんの頭囲をこのグラフに記入しましょう。

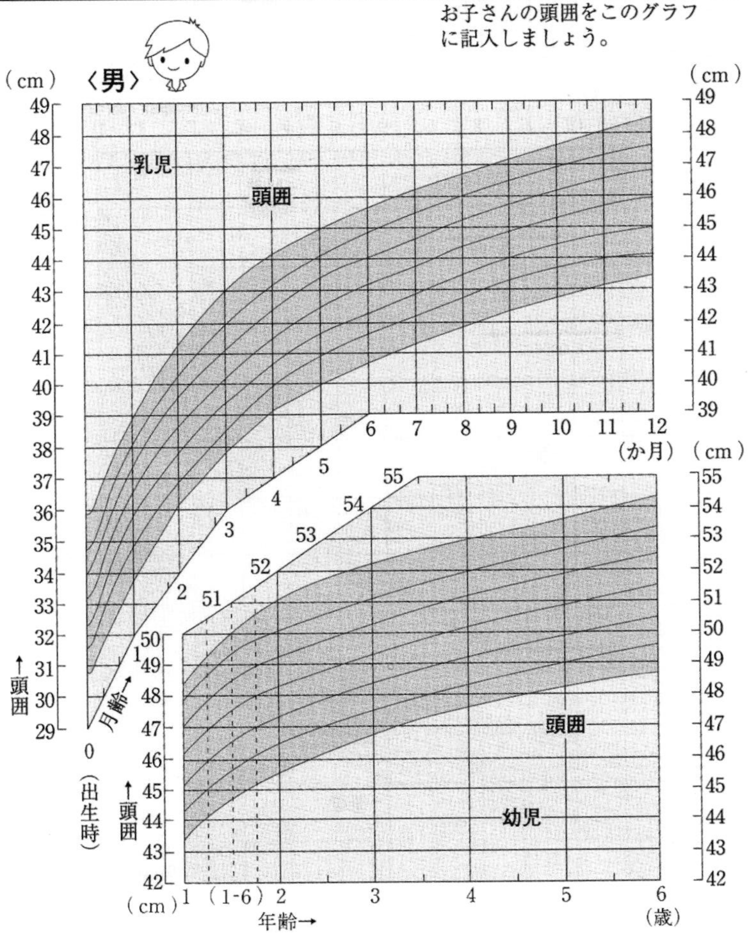

乳児 頭囲

幼児 頭囲

頭囲のグラフ：線の中に94パーセントの子どもの値が入ります。なお、頭囲は左右の眉の中間点（眉間）を通るようにして測ったものです。

図15 乳幼児身体発育曲線＜男＞（頭囲）

<女>

お子さんの頭囲をこのグラフに記入しましょう。

乳児 頭囲

幼児 頭囲

頭囲のグラフ：線の中に94パーセントの子どもの値が入ります。なお、頭囲は左右の眉の中間点（眉間）を通るようにして測ったものです。

図16 乳幼児身体発育曲線＜女＞（頭囲）

第 4 章

子どもの疾病の予防及び適切な対応

1. 主な疾病の特徴

1. 子どもの病気の特徴

　小児は出生後のある期間、母体からの影響を残している。また成長・発達の途上にあるため、生理的(機能的)・解剖学的(形態的)な未熟性があり、その様子は月齢・年齢によって変化していく。さらに個体差が大きい、環境による影響を受けやすいなどの特徴もある。そのため子どもの疾病について学ぶ際には、以下の事柄について知っておく必要がある。

(1) 月齢、年齢によって正常値が異なる。またかかりやすい病気が異なる[注1]。
① バイタルサイン[注2]の正常値は年齢により異なる(表1)。

<table>
<tr><td></td><td>脈拍数 / 分</td><td>呼吸数 / 分</td><td colspan="2">血　圧</td></tr>
<tr><td></td><td></td><td></td><td>収縮期 (mmHg)</td><td>拡張期 (mmHg)</td></tr>
<tr><td>新生児</td><td>125 (70 〜 190)</td><td>40 (30 〜 50)</td><td>70 〜 80</td><td>約 50</td></tr>
<tr><td>乳 児</td><td>120 (80 〜 160)</td><td>30 (20 〜 40)</td><td>80 〜 90</td><td>60</td></tr>
<tr><td>幼 児</td><td>100 (80 〜 130)</td><td>25 (20 〜 35)</td><td>90 〜 100</td><td>60 〜 65</td></tr>
<tr><td>学 童</td><td>90 (70 〜 115)</td><td>20 (15 〜 25)</td><td>110 〜 120</td><td>60 〜 70</td></tr>
</table>

表1　小児バイタルサインの正常値

出典:白木和夫,高田 哲編:ナースとコメディカルのための小児科学改訂第6版,36頁,日本小児医事出版社,2018

② 母体からの免疫:経胎盤移行免疫グロブリン(IgG)と初乳に含まれる分泌型免疫グロブリン(IgA)の働きで生後3か月くらいまでは感染にかかりにくいが、これは生後5〜6か月以降には、徐々になくなってしまう。

③ 生理機能の未熟さ:体温調節機能が未熟なため、環境温度に左右されやすい。一般に乳幼児では、37.5℃以上を発熱と考える。発熱に対する中枢神経系の抑制機能が未熟なため、熱性けいれん[注3] をおこしやすい。肝臓でのグリコーゲン[注4] の貯蔵が少ないため、低血糖になりやすい。大人

注1:
例えば、突発性発疹症は乳幼児に多く、マイコプラズマ感染症は学童期によくみられるなど。

注2:バイタルサインとは「vital バイタル」は「生きている」、「sign サイン」は「兆候」という意味で、「人間の生きている証」のこと。

注3:**熱性けいれん**
詳細は122頁参照

注4:**グリコーゲン**
血中に余ったグルコースを主に肝臓と骨格筋に貯蔵するために合成された多糖類。

と比較して体水分量の割合が高いため、脱水になりやすい。空気嚥下しやすく、腹筋も未熟で腸管内にガスがたまりやすく、横隔膜を押し上げ呼吸・循環にも影響しやすい。血液・脳関門の働きが未熟なため、髄膜炎・脳炎になりやすい。体力や予備力がないため、症状の進行が速く、重症化しやすい。

④ 解剖学的な違い：気道が細く軟らかいため、呼吸器感染の時、気道の狭窄や閉塞をきたしやすく、苦しくなりやすい。胃と食道の境目にある筋肉の発達が不十分なため、おう吐しやすい。耳鼻の形や、耳管の走行、周囲の骨格が未成熟なため、鼻水や鼻づまりが続くと中耳炎になりやすく、また長引きやすく、重症化しやすい。

⑤ 予防接種：月齢・年齢によって、または個人によって予防接種歴が異なり、感染症のかかりやすさに差がある。

(2) 症状のわかりにくさ

　年少児は、症状について自分で正確に訴えることが出来ない。そのため、家族の、「いつもと違う」「何となく様子がおかしい」という気づきの重要さを知っておく必要がある。また、食事・睡眠・表情・活気などは小児の全身状態を表す大切な指標であり、これらが保たれていれば、熱などの症状があってもあわてずに対応してよい場合が多い。

(3) 養育環境も考慮する必要がある

　保育園や幼稚園などの集団生活では、手洗い・うがい[注5]・マスクなどが十分出来ない乳幼児の、子ども同士の遊びの距離が近い、共用するおもちゃを口に入れることがある、一人の保育者が複数の乳幼児の食事の介助やおむつの世話をするなどの状況から、感染症が広がりやすい。

注5：
163頁参照

(4) 治療に際しては、年齢・体重・コンプライアンス[注6]を考慮して薬剤の投与量・剤形(錠剤、カプセル剤、散剤、シロップ剤、坐剤、注射剤など)を選択する。

　経口薬の中で、シロップや散剤は味もコンプライアンスを左右するので、飲み方の工夫が必要な場合もある。

注6：コンプライアンス
医師の指示通りに内服すること。最近は、「治療は医師と患者の相互理解のもとに行っていくものである」という考え方から、患者の理解、意思決定、治療協力に基づいて正しく内服することを意味するアドヒアランスという用語を用いることも多い。

2. 感染症

1 感染症とは

　ウイルスや細菌などの病原体が、人や動物など「宿主」の体内に侵入し、発育または増殖することを「感染」といい、その結果、何らかの臨床症状が現れた状態を「感染症」という。

　小児で多いのは、呼吸器感染症(咽頭炎・扁桃炎・気管支炎・気管支肺炎など)、中耳炎、胃腸炎、尿路感染症(尿道炎・膀胱炎・腎盂腎炎など)である。

　感染症の成立に必要な「病原体」、「感染経路」、「感受性宿主」の3つの要因は、疾患ごとに異なるため、それぞれの疾患について知っておく必要がある。予防接種のある感染症や、流行しやすいもの、重症になりやすいもの等を表2に挙げてある。

　また、治療の基本は、ウイルス感染症の場合は対症療法、細菌感染症の場合は必要に応じて抗菌薬を投与することであり、その他の特別な治療のある場合のみ、その他の欄に記載した。

　出席停止期間については145頁の表を参照とする。

　ウイルス性胃腸炎(ロタウイルス・ノロウイルス)は85〜87頁を、細菌性大腸炎は88頁を、ウイルス性肝炎は89頁を参照されたい。

［参考文献］
・予防接種・感染症対策委員会：学校、幼稚園、保育所において予防すべき感染症の解説，日本小児科学会，2017年4月改訂版
・日本小児科学会が推奨する予防接種スケジュール
・2018年改訂版 保育所における感染症対策ガイドライン，厚生労働省，平成30年
・志馬伸朗：小児ICUマニュアル改訂第6版，永井書店
・NIID国立感染症研究所 感染症情報

表2 主な感染症の種類

感染症名	病原体	予防・ワクチン	感染経路・期間	潜伏期間	症状	診断・検査	その他
ｂ型インフルエンザ菌感染症	インフルエンザ菌b型（ヒブHib)	Hibワクチン(不活化)	主に飛沫感染注1。健康小児の保菌率は1～5%程度で、保菌している期間は他者に感染しうる	不明	生後3か月から5歳まで(特に2歳以下)の細菌性髄膜炎、敗血症、喉頭蓋炎等。的な起炎菌。日本でのHib髄膜炎の発症者は年間約600人で、そのうち約2～3%が死亡、約15%に重篤な後遺症(脳障害や聴力障害など)を残す	血液や髄液の細菌培養	
肺炎球菌感染症	肺炎球菌	肺炎球菌ワクチン(不活化)(定期予防接種は13価、2歳以上や高齢者は23価)	主に飛沫感染。1歳児の30～50%が鼻咽頭に保菌、保菌している期間は他者に感染しうる	およそ1～3日	気管支炎、肺炎、中耳炎、髄膜炎、敗血症。日本での肺炎球菌髄膜炎の発症は年間約200人で、そのうち約6～7%が死亡、約30%に重篤な後遺症(脳障害や聴力障害など)を残す	血液や髄液の細菌培養	
ジフテリア(第2種感染症)注1	ジフテリア菌	DPT-IPV(四種混合ワクチン)注2、II期はDT(二種混合ワクチン)(不活化)	飛沫感染	通常2～7日	感染症法でこ二類感染症に分類される細菌性呼吸器感染症。発熱、咽頭痛、頭痛、倦怠感、膝下腺などからはじまり、呼吸困難、心不全、呼吸筋麻痺などに至る	確定診断は、病変部位(扁桃、咽頭周辺の偽膜、咽頭変色部位、潰瘍部)からのジフテリア菌の分離(グラム染色、PCR法、分離培養など)が必要	治療として、抗毒素抗体(アンチトキシン)に注意)、ペニシリン系抗菌薬、エリスロマイシン
百日咳(第2種感染症145頁表参照)出席停止	百日咳菌	DPT-IPV(四種混合ワクチン)(不活化)	飛沫感染。接触感染。咳が出現してから4週間ころまで	主に7～10日	咳を吸い込んだ後、笛を吹くようなヒューという音をたてて息を吸う特有な発作性・連続性のしつこい咳が主症状。月齢が低い程症状が重く、咳というより無呼吸が主で生じなり、死亡することもある。小学生以上や、成人では発症も増えている。このしつこい咳のため風邪と思われ、診断に至らないこともある	特別な培地(ボルデ・ジャング培地)での細菌培養、血液検査による抗体価検査などがあるが、月齢が低い程培養が難しく、臨床症状で診断されることが多い	呼吸・全身管理を含めた対症療法を行う

注1：飛沫感染
210頁参照

注2：
DPT-IPV(四種混合ワクチン)

D	ジフテリア
P	百日咳
T	破傷風
IPV	不活化ポリオワクチン

感染症名	病原体	予防・ワクチン	感染経路・期間	潜伏期間	症状	診断・検査	その他
破傷風	破傷風菌(嫌気性菌のため芽胞の形で土壌に広く分布)	DPT-IPV(四種混合ワクチン) II期はDT(二種混合ワクチン)(不活化)	創傷部位からの接触感染	3~21	破傷風菌が産生する神経毒素による症状。開口障害、痙気、頸部痛から強直性けいれんへと進度する経過が48時間以内である場合、予後不良なことが多い	細菌培養で菌が分離されることは少なく、臨床的に診断されることが多い。血液での抗破傷風抗体と免疫グロブリン(TIG)投与前の破傷風抗体面が0.01単位/ml以上なら破傷風でない可能性がある	治療として、TIGの早期投与、抗菌薬、けいれん・呼吸・全身管理を含めた対症療法
ポリオ(急性灰白髄炎)(小児麻痺)第1種感染症	ポリオウイルス	DPT-IPV(四種混合ワクチン)(不活化)。従来の経口生ワクチンでは100万接種あたり一人、前後にワクチンによる麻痺や、稀ながらワクチン被接種者の便を介しての感染発生の報告もあった	便、唾液などを介した糞口(経口)感染	麻痺を来すまでは、7~21日(無症候性、非麻痺性髄膜炎の場合は、3~6日)	感染症で二類感染症に分類されているウイルス性感染症。日本では1980年以降患者の発生は風邪様症状は無い。軽症の場合は風邪様症状だが、0.1~2%に急性の弛緩性麻痺が現れ、死に至ることもあるほか、後遺症として手足の麻痺を残すこともある	血液での抗体検査や、便からのウイルス検査	
結核(第2種感染症)出席停止145頁 表参照	結核菌	BCG(生ワクチン)	主として空気感染、飛沫感染、経口、接触、経胎盤感染もありうる。喀痰の塗抹検査で陽性の間は感染しうる	2年以内、特に6か月以内が多い	初期結核(発熱、咳、倦怠感などであるが、気付かれないこともある。粟粒結核(菌が血液をかいして全身に散布され、肺では粟粒大の多数の小病変を生じる。発熱、咳、呼吸困難など、乳幼児期に多く見られる)。二次性肺結核(初感染病巣から他の肺の部分に広がり、倦怠感、微熱、盗汗、咳などの症状が出る。思春期以降で成人によく見られる)、結核性髄膜炎(菌が血行性に脳・脊髄を覆う髄膜に達して発熱、高熱、頭痛、おうけ、意識障害、けいれんなど、最重症型で、一命をとりとめても後遺症を残す恐れがある)	ツベルクリン反応、喀痰塗抹検査、インターフェロンγ遊離試験(IGRA)	治療として、抗結核薬

感染症名	病原体	予防・ワクチン	感染経路・期間	潜伏期間	症状	診断・検査	その他
麻疹（はしか）（第2種 出席停止感染症）（145頁表参照）	麻疹ウイルス	MR（麻疹・風疹）ワクチンⅠ期（1歳児）・Ⅱ期（年長児）(生ワクチン)。ワクチン未接種者が接触した場合の感染拡大防止法として、72時間以内に緊急ワクチン接種、72時間以上6日以内にγグロブリン投与で症状の軽減を期待出来る	空気感染、飛沫感染、接触感染。発熱の1～2日前から発疹出現4日ごろまで、感染力が強い	主に8～12日	カタル期※3、いったん解熱傾向になった後、再発熱とともに、回復期※4、発疹期は発疹は褐色の色素沈着を残す。通常7～10日の経過で回復。時に肺炎、脳炎を合併。ごく稀に罹患から数年後に発症する亜急性硬化性全脳炎（SSPE）といわれる致死的な脳炎の原因になることがある	臨床診断が重要。血液で抗体検査、血液・咽頭ぬぐい液・尿などでPCR検査、ウイルス検査	
風疹（三日ばしか）（第2種 出席停止感染症）（145頁表参照）	風疹ウイルス	MR（麻疹・風疹）ワクチンⅠ期・Ⅱ期（生ワクチン）	飛沫感染、接触感染、母子感染（胎内感染）。発疹出現数日前から14日ごろまで	主に16～18日	発熱と同時に発疹に気付く。麻疹よりやや淡いバラ色の発疹が全身に出現するが、色素沈着は残さず、3～5日で消退。頸部、耳の後ろのリンパ節腫脹は圧痛を伴う。稀に血小板減少性紫斑病、急性脳炎。妊婦の感染で先天性風疹症候群を発症することがある	臨床診断が重要。血液で抗体検査	
水痘（みずぼうそう）（第2種 出席停止感染症表参照）（145頁表参照）	水痘・帯状疱疹ウイルス	水痘ワクチン（1歳以上3歳未満児に2回の定期接種。3歳以上にも2回接種が推奨される）（生ワクチン）	空気感染、接触感染、発疹出現1～2日前から全ての発疹がかさぶたになるまで（生ワクチン）	通常14～16日	紅斑、丘疹、水疱、膿疱、かさぶたの順に進行する発疹が、顔、体を中心に出現。発熱は伴わない場合もあるが、重症化することもある	臨床診断。確定のためには血液での抗体検査	治療として、抗ウイルス薬（アシクロビル、バラシクロビルなど単純ヘルペス感染症と同じだが投与量が多い）
流行性耳下腺炎（おたふくかぜ・ムンプス）（第2種 出席停止感染症表参照）（145頁表参照）	ムンプスウイルス	ムンプスワクチン（1歳以上に、2回接種が推奨されている）（生ワクチン）	飛沫感染、接触感染、耳下腺の腫脹の1～2日前から腫脹5日ごろまで	主に16～18日	耳下腺が急に腫れてくるのが主症状だが、顎下腺、舌下腺も腫れることがある。2～3日で腫れのピークに達し、3～7日続く。痛みを伴い、酸っぱいものの飲食で増悪する。合併症として、無菌性髄膜炎、回復不能の片側難聴。急性膵炎など。成人の感染では精巣炎、卵巣炎が不妊の原因になることがある	臨床診断。初期には血中、尿中アミラーゼの上昇が参考になる。確定のためには血液での抗体検査	

注3：カタル期
結膜充血、眼脂、鼻汁、発熱、コプリック斑といった症状が出ている期間。

注4：発疹期
耳の後ろから顔、体全体に広がる。健常皮膚面を残すのが特徴。

感染症名	病原体	予防・ワクチン	感染経路・期間	潜伏期間	症状	診断・検査	その他
日本脳炎	日本脳炎ウイルス	日本脳炎ワクチン(I期3回、II期)(不活化)	ブタで増殖。蚊が媒介する。日本中で感染の可能性はあるが、西日本、特に九州ではブタのウイルス保有率が高く、特に注意が必要	2～15日	発症は、感染した数百人のうちに1人だが、発熱、頭痛、けいれん、意識障害をきたし、死亡率は20～30%。30～50%に脳障害の後遺症を残す	髄液、血液での抗体検査	
インフルエンザ脳症(145出席停止第2種表参照)	インフルエンザウイルス	インフルエンザワクチン(生後6か月から12歳は2回、13歳以上は1回)(不活化)	飛沫感染、接触感染。発熱1日前から7日目ごろまで(ピークは発熱3日目)	1～4日(平均2日)	悪寒、頭痛、高熱、倦怠感、筋肉痛、呼吸器症状、消化器症状を伴うこともある、脳炎、脳症を併発し、けいれんや意識障害から死に至ることや、救命し得ても、脳障害の後遺症を残すことがある	鼻咽頭ぬぐい液による抗原迅速検査。発症翌日で検出率が高い	治療として、抗ウイルス薬の投与。アスピリンなどの解熱剤以外の投与。発症後48時間以内の投与。どの解熱剤は投与しない、選択するとすればアセトアミノフェン
RSウイルス感染症	RSウイルス	適応のある乳幼児にモノクローナル抗体(シナジス)を、流行期に月1回筋肉内注射(筋注)することで、発症予防と軽症化が期待出来る	接触感染が主、飛沫感染もあり得る。3～8日、乳児では3～4週間持続	主に4～6日	鼻汁、咳嗽、喘鳴、乳児早期に感染すると重症化しやすく、急性細気管支炎や肺炎、無気肺から人工呼吸管理を必要とすることもある	鼻腔ぬぐい液での抗原迅速検査	
サイトメガロウイルス感染症	サイトメガロウイルス	なし	唾液などの体液を介しての感染、経胎盤、経産道、性交感染。による母乳児感染。1～3歳幼児の30～40%がウイルスを排出している	輸血感染では3～12週間	先天感染としては、難聴、発達運発、視力障害など	血液での抗体検査、血液・尿・臍帯血・尿でのPCR検査	治療として先天性感染では抗ウイルス薬(ガンシクロビル、バルガンシクロビル)
突発性発疹	ヒトヘルペスウイルス6型、7型	なし	無症状の家族、保育者などの唾液中のウイルスによる	6型は9～10日、7型は不明	高熱が3～5日程続いた後に発疹が出現。発熱は数日間、解熱とともに発疹する。初回熱性けいれんのきっかけとなったり、稀に二相性の経過をとったり、脳炎、脳症を引きおこすこともある	通常は臨床症状により診断されるが、血液での抗体検査もある	6～24か月に好発し、4歳までにはほとんどの小児が罹患

感染症名	病原体	予防・ワクチン	感染経路・期間	潜伏期間	症状	診断・検査	その他
単純ヘルペスウイルス感染症（スキンヘルペス）	単純ヘルペスウイルス1型・2型	なし	水疱内にあるウイルスの接触感染	新生児以降は2日～2週間	ウイルスを排出する妊婦からの産道感染による新生児ヘルペス注5。1型の乳児期の初感染は歯肉口内炎注6。ウイルスは生涯にわたり潜伏感染し、再発の場合は口唇ヘルペス。2型ヘルペスは性器ヘルペスなどの（小水疱、潰瘍）。単純ヘルペス脳炎はどの年齢でも生じ、時に致死的	血液での抗体検査。水疱内滲出液のウイルス検査	治療として、抗ウイルス薬（アシクロビル、バラシクロビルなど）
伝染性膿痂疹（とびひ）	主として黄色ブドウ球菌や溶連関連菌	皮膚を清潔に保つ。虫さされ・湿疹などを掻き壊さない	接触感染（かさぶたにも感染性が残る）	通常2～10日	紅斑を伴う水疱や膿痂が破れてびらん、かさぶたを作り、病巣は擦過部に広がる	臨床症状により診断	皮膚を清潔にし、接触や擦過を避けるため患部を覆う治療として外用、内服または点滴を行うこともある
腫（属）伝染性軟疣	伝染性軟疣（属）腫ウイルス	なし	主として感染者への接触による直接接触感染。時にタオルの共用などによる間接感染もあり得る	2～7週	体幹・四肢（特に腋窩、胸部、上腕内側など）の間擦部のいぼ。擦過や搔き壊しによる自家接種で多発する	臨床症状により診断	通常6～12か月で自然治癒するため放置してよいが、自家接種や他人への伝播を防止するため、ピンセットでの摘出、液体窒素での除去などを行うこともある
手足口病	コクサッキーウイルスA16型、A6型A10型、エンテロウイルス71型など	なし	糞口（経口）感染、飛沫感染、接触感染。便からは長くて数か月ウイルスが排出される	3～6日	口腔粘膜と四肢（手・足など末端が中心）や臀部の痛みを伴う水疱が特徴。発熱はあっても軽度。回復期に爪が脱落することがある	臨床症状により診断	
ヘルパンギーナ	主としてコクサッキーウイルス群ウイルス	なし	糞口（経口）感染、飛沫感染、接触感染。手足口病と同様	3～6日	突然の発熱、咽頭痛、咽頭の痛みを伴う発疹は水疱、潰瘍へと進行する。乳幼児に多く見られるため、痛みによる経口摂取不良、脱水に注意	臨床症状により診断	
新型コロナウイルス感染症（COVID-19）	SARS-CoV-2	新型コロナウイルスワクチン（mRNAワクチン）	飛沫感染、接触感染、エアロゾル感染	1～14日間	咳、高熱、肺炎、味覚障害など	鼻咽頭ぬぐい液、唾液、喀痰によるPCR検査、鼻咽頭ぬぐい液、唾液による抗原迅速検査	

注5：新生児ヘルペス　けいれん、意識障害など脳炎症状、後遺症状を残すことである。

注6：歯肉口内炎　4～5日間の発熱、口腔内の多発アフタ、歯肉の発赤・腫脹・疼痛をきたす。

感染症名	病原体	予防・ワクチン	感染経路・期間	潜伏期間	症状	診断・検査	その他
伝染性紅斑（りんご病）	ヒトパルボウイルスB19	なし	主として飛沫感染。風疹症状出現時、発疹期には感染力はほとんど消失している	通常4～14日	風疹症状に引き続いてみられる両頬の紅斑が特徴的。四肢伸側にはレース状、網目状の紅斑がみられることもある。妊婦が感染した場合、胎児水腫を引きおこす場合がある	臨床症状により診断	
溶連菌感染症	A群溶血性連鎖球菌	なし	飛沫感染、接触感染。抗菌薬投与によって24時間以内に感染力は無くなる	2～5日、伝染性膿痂疹（とびひ）では7～10日	発熱、咽頭痛、咽頭・扁桃の発赤・腫脹、イチゴ舌、リンパ節腫脹、全身に紅色の発疹、その後に落屑。治療が十分でない場合は、リウマチ熱、急性糸球体腎炎を併発する場合がある	咽頭ぬぐい液の迅速診断キット、抗体検査、細菌培養など	治療として適切な抗菌薬を必要（ペニシリン系抗菌薬が一般的）。期間投与を10日間用いる
マイコプラズマ感染症	肺炎マイコプラズマ	なし	飛沫感染。症状のある間	主に2～3週間	咳、発熱、頭痛などいわゆる風邪症状がつく進行する。とくに咳は徐々に激しくなり、長引くことがある	血液による抗体検査、咽頭ぬぐい液によるDNA抗原検査などがある。迅速抗体検査では感染後1年くらい陽性が持続することがあり、注意が必要	治療には抗菌薬が用いられるが、耐性菌も多い
流行性角結膜炎・アデノウイルス感染症（咽頭結膜熱）	アデノウイルス（流行性角結膜炎は主として8型）	なし	接触感染、飛沫感染、プール水等の結膜からの感染もある。ウイルスの排出は初期数日が最も多い	2～14日	咽頭結膜熱は、高熱、咽頭痛、頭痛、頸部・後頭部リンパ節腫脹、圧痛、結膜充血、眼脂等の症状をきたし、夏季にプールを介して流行することがあるため、プール熱と呼ばれる。症状は3～7日と長く続くことがある。角結膜炎の場合は、全身症状は伴わず、急性結膜炎の症状のみ。角膜に傷が残ると、後遺症として視力に影響が出ることがある	アデノウイルス抗原の迅速診断キットがある	

感染症名	病原体	予防・ワクチン	感染経路・期間	潜伏期間	症状	診断・検査	その他
EBウイルス感染症	EBウイルス	なし	キスや唾液など体液を介した感染、濃厚接触による飛沫感染。唾液、咳、鼻汁から数か月にわたって、ウイルスを排出する	30～50日	多くは無症状や風邪様症状。伝染性単核球症[注7]、稀に慢性活動性EBウイルス感染症（発熱などの症状が数か月持続）、血球貪食症候群、悪性リンパ腫の原因となることもある	血液での抗体検査	
ヒトパピローマウイルス感染症	ヒトパピローマウイルス(HPV)	ヒトパピローマウイルス予防ワクチン筋注	接触感染、性交感染、母子感染	不明であるが3か月から数年とされる	子宮頸癌、尖圭コンジローマ、尋常性疣贅（いぼ）、若年性反復性呼吸器乳頭腫などの原因となる	臨床症状により診断	ウイルスに対する治療は無く、病変部の摘出。子宮の摘出など
アタマジラミ症	アタマジラミ	頭髪を観察し、虫卵を発見したら早期に一斉駆除を行う	直接感染とタオル、くし、帽子などを介した間接感染	産卵から孵化までは10～14日、成虫までは2週間	頭皮に寄生し、皮膚炎をおこすが、一般に無症状。吸血部位にかゆみをうったえることもある	頭髪の根元に付着した卵、頭髪内の成虫の存在などの臨床症状により診断	治療としてシラミ駆除剤が有効
回虫症・蟯虫症（ぎょうちゅう）寄生虫症	蟯虫・回虫（ともに、線虫に属する）	なし	経口感染。食物に付着した虫卵を摂取。感染した犬・猫から公園の砂場で排便。砂に付着した虫卵が子どもなどの手から感染することもある	1～2か月かそれ以上（摂取した虫卵が体内で成虫になり、メスが産卵のため肛門部に出てくるまで）	蟯虫では、肛門部や陰部のかゆみや、かゆみのために落ち着きが無くなるなど。時に尿道炎、腟炎、卵管炎などの原因になるが、無症状のこともある。回虫では、無症状のことが多いが、成虫を飲み込んで、胆管や膵管に入り込んで、腹痛をおこすこともある。犬・猫回虫がヒトに感染して、幼虫移行症（幼虫が臓器に侵入し、異物として症状をおこすこと）の原因になることがある	セロテープ法（起床時に粘着剤付きの検査紙で肛門部付着着物を採取し、虫卵の有無を検鏡する）。便中虫卵検査（排便の際に出された成虫（蟯虫の成虫は長さ1cm前後）を確認する）。回虫の成虫は長さ20～30cmあり、内視鏡検査で見られたら直接取り出す	治療にはパモ酸ピランテルなどの駆虫薬を1回内服。2週間後に再投与。その他、アニサキス[注8]、無鈎条虫（牛肉）、有鈎条虫（豚肉）など、多くの種類の寄生虫が寄生虫症をおこす

注7：伝染性単核球症
数日から数週間の発熱、リンパ節腫脹、咽頭・扁桃炎、肝炎をさします。

注8：アニサキス
線虫類に属す。幼虫が寄生した魚介類（シメサバ・アジ・イカ・イワシ・さんまの刺身など）の生食により人に感染。食後数時間で激しい腹痛、悪心、おう吐を認める胃アニサキス症をおこす。

3. 免疫・アレルギー性疾患

1 アレルギーとは

　「免疫」とは、からだを守る自衛隊にあたり、「アレルギー」は、その免疫が強すぎて人体に害を与える場合をいう。免疫の標的になるものを「抗原」というが、アレルギーをおこす抗原のことを「アレルゲン」と呼ぶ。アレルゲンは、ハウスダスト（住居のホコリ）、ダニ、ペットの毛、スギなどの花粉、卵白、牛乳、小麦など多彩である。「抗体」は、抗原にとりついて働けなくする免疫担当のメンバー（タンパク質でできている）であり、アレルゲンに対する抗体はほとんどが「IgE抗体」と呼ばれるものである。本来は、このIgE抗体は寄生虫を退治する抗体だが、上記のアレルゲンと呼ばれるものは寄生虫の一部に似た構造をもっているらしく、人体が誤ってこれらに攻撃をしかけてしまう。その結果、もともと寄生虫を溶解したり分解するタンパク粒子[注1]などが、人体の細胞を障害してしまうというのが、代表的なアレルギーのメカニズムと考えられている。

注1：タンパク粒子
代表的なものはヒスタミンとロイコトリエン。アトピー性皮膚炎、じん麻疹では前者、ぜん息では後者が主に働いているといわれている。

2 代表的な小児のアレルギー

　アトピー性皮膚炎、食物アレルギー、気管支ぜん息、花粉症が、小児でよくおこるアレルギーである。その発症時期とアレルゲンの種類は、それぞれのアレルギーで異なっている（図1,2）。本項では、アトピー性皮膚炎、食物アレルギー、気管支ぜん息を取り上げる。

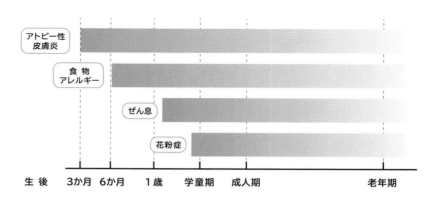

図1　アレルギーの種類と発症時期

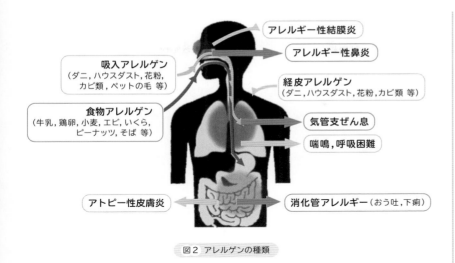

図2 アレルゲンの種類

図中ラベル:
- アレルギー性結膜炎
- アレルギー性鼻炎
- 吸入アレルゲン（ダニ, ハウスダスト, 花粉, カビ類, ペットの毛 等）
- 経皮アレルゲン（ダニ, ハウスダスト, 花粉, カビ類 等）
- 食物アレルゲン（牛乳, 鶏卵, 小麦, エビ, いくら, ピーナッツ, そば 等）
- 気管支ぜん息
- 喘鳴, 呼吸困難
- アトピー性皮膚炎
- 消化管アレルギー（おう吐, 下痢）

(1) アトピー性皮膚炎

【疾患概念】

　乾燥肌やアレルギー反応により、よくなったり悪化を繰り返す湿疹（かゆみをもつブツブツ）。

【頻度】

　乳児では約30％がアトピー性皮膚炎だといわれている。

【発症年齢】

　主に、乳児期だが、早い子どもは2～3か月からおこる。

【症状】

　耳ぎれや肘や膝の関節の裏にできることが多い(図3,4)。乾燥肌をもともともっている子どもがほとんど。

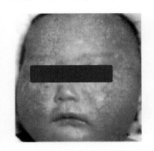

図3 顔面のアトピー性皮膚炎

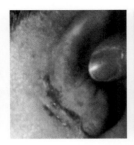

図4 耳ぎれとひざ関節の湿疹

78

【原因】

　乾燥肌などで皮膚のバリア機能が落ちているところに、ハウスダスト、ダニなど皮膚につく抗原が侵入してアレルギー反応をおこし、湿疹が慢性化する。最近は、乳幼児の一部では、食物抗原も乾燥肌やアトピー性皮膚炎の皮膚から侵入して食物アレルギーをおこすことが知られている。

【検査所見】

　ハウスダスト、ダニなどに対する血清IgE抗体の測定など。

【治療】

①湿疹の治療

　ステロイド軟こうが主体（図5）。2歳以降タクロリムス（プロトピック®）軟こうというステロイドでない免疫を抑える軟こうが注目されている。非ステロイド軟こう（ステロイドでない赤みを抑える軟こう）は悪化を招くので、現在はほとんど使われていない。

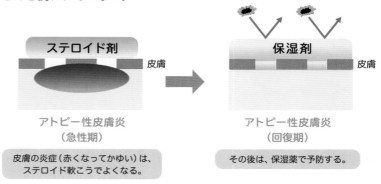

図5　ステロイド軟こうの治療

②予防薬

　保湿薬が最も重要（図6）。

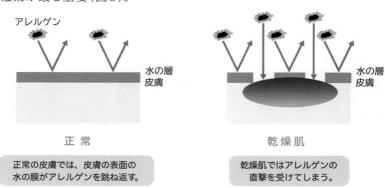

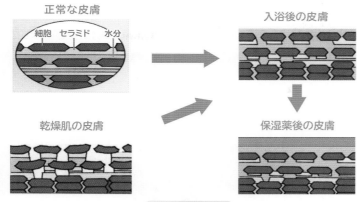

正常な皮膚
細胞 セラミド 水分

入浴後の皮膚

乾燥肌の皮膚

保湿薬後の皮膚

図6 保湿薬の役割

　正常の皮膚の人は勿論、乾燥肌の人も入浴後、皮膚は潤いを取り戻し、正常な皮膚の構造になる。保湿薬はその状態を長く保つ効果がある。したがって、入浴後、なるべく早く保湿薬を使うのが理想的。浴室内でからだを簡単に拭いて保湿薬を使うのがベスト。

（2）食物アレルギー

【疾患概念】

　特定の食物に対するアレルギー反応により、生体にとって不利益な症状をおこすものを食物アレルギーという。

【頻度】

　乳児期10％、3歳5％、学童2％

【発症年齢】

　生後6か月以降（新生児例、学童例、成人例にも注意）

【症状】

　1．皮膚の症状：皮疹、じん麻疹

　2．消化器の症状：おう吐、下痢、血便

　3．呼吸器の症状：ぜん鳴

　4．アナフィラキシー反応[注2]、ひどくなるとアナフィラキシーショック[注3]

【原因】

　多くはアレルゲンに対する特異的IgE抗体による即時型アレルギー反応。アトピー性皮膚炎のようにバリアが損なわれた皮膚から侵入した食物に対して、とくにIgE抗体が作られやすいことが知られている。

注2：アナフィラキシー反応
呼吸器の症状（咳き込み、ぜん鳴）単独もしくは皮膚症状（じん麻疹など）＋消化器症状（主におう吐）など2種類以上の臓器の症状をおこす重症のアレルギー症状。

注3：アナフィラキシーショック
循環器症状（血圧低下）をおこすもので、最重症で命に関わるアレルギー症状。食物、薬物、ハチの毒に対するアレルギーが有名。

【アレルゲン】

　乳児期は卵白、牛乳、小麦が8割以上（8〜9割は治癒）年長児、成人では、甲殻類、小麦、果物、魚類、そば、ピーナッツが多い（図7）。

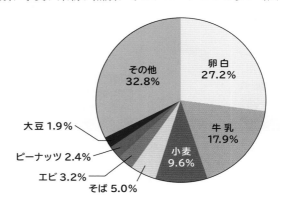

図7　食物アレルゲンの頻度（参考文献4より抜粋）

【分類】

1) 即時型アレルギー（じん麻疹、アナフィラキシー）

2) 特殊型

① 食物依存性運動誘発アナフィラキシー

　10歳代に多く、特定食物摂取後2〜3時間以内に運動負荷が加わることにより生じるアナフィラキシー反応で、じん麻疹を伴うことが多い。原因食物としては、わが国では小麦、エビの症例が多い。予防として、食物摂取後少なくとも2時間（可能ならば4時間）は激しい運動を控える。

②口腔アレルギー症候群

　生のリンゴ、桃、バナナ、アボガドなど食物が口の中の粘膜に直接接触して口や目にかゆみ・腫れなどの症状が出る。ハンノキ、シラカンバ、ブタクサなどの花粉症の人に多く、これらが、上記の新鮮な果物のタンパクと類似しているため、反応してしまうといわれている。

【検査】

　1. 卵白、牛乳などに対する血清IgE抗体の測定など。

　2. 除去試験（原因食物を除去して症状がなくなることを確認）、誘発試験（病院で、原因食物を与えて症状が誘発するかどうかをみる試験）。

【治療】

　除去食が基本であるが、症状が出現しない程度の低アレルゲン食を食べる

ことが推奨される。アトピー性皮膚炎やドライスキンがある場合は、スキンケアを行う。

【救急処置】

家庭、保育所、幼稚園、学校での対応について説明する（図 8）。

じん麻疹などの皮膚の症状が出た時は、ぬれタオルなどで冷却しながら様子をみる。医師から薬剤が処方されていたら指示に従う。咳嗽、1回だけのおう吐があったら、救急外来へ受診させる。喘鳴、繰り返すおう吐、頻脈（脈がはやい）、元気不良があったら、すぐ救急車を呼んで医療機関を受診させる。アドレナリン自己注射薬注4が処方されていればこの時注射する。

注4：アドレナリン自己注射薬
アドレナリンは、心臓に作用して血圧を上げると共に、気管を広げる作用のあるホルモン。それを1回使いきりの患者が自分で打てる注射製剤にしたものが、「アドレナリン自己注射（商品名**エピペン®**）」。アナフィラキシーショックの時は、血圧が下がり気道が収縮するので、アドレナリン自己注射は最優先で使用する薬剤である。自己注射といっても、子どもは自分で打てないので、実際には、保護者か保育者、教師が打つことになる。
（202～203頁参照）

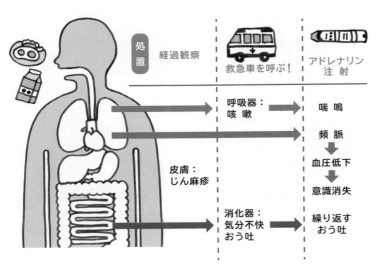

図8　食物アレルギーの救急処置

(3) 気管支ぜん息

【疾患概念】

気管支の粘膜の慢性の炎症がもとで、発作的に気管支が狭くなって呼吸が苦しくなるアレルギー性の疾患。アレルギーの家族歴があることが多い。

【頻度】

小学生の5～6％くらい。

【発症年齢】

2～5歳が多い。

【原因】

　ダニ、ハウスダスト、ペットの毛、花粉、カビなどにアレルギー反応をもっ
ている場合、これらを吸入し続けると、アレルギー反応により、気道がむくみ、
痰が多くなって、気道の慢性的な炎症状態がおこる。この過敏になった気道に、
さらにアレルギー物質（アレルゲン）や感染、台風や梅雨などの気象状況、
運動（水泳は大丈夫）、喫煙、大気汚染、ストレスなどが加わると、気管支は
れん縮（けいれんするように収縮）し、気道が狭くなるので、呼吸困難をきた
す（図9）。

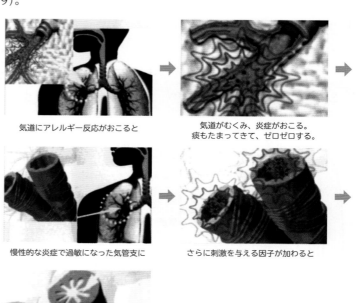

気道にアレルギー反応がおこると

気道がむくみ、炎症がおこる。
痰もたまってきて、ゼロゼロする。

慢性的な炎症で過敏になった気管支に

さらに刺激を与える因子が加わると

気管支が収縮し、空気の通り道が狭く
なるため、呼吸困難がおこる

図9　ぜん息発作のおこるしくみ

【症状】

　喘鳴（ヒューヒュー、ゼーゼー）がおこり、呼気（息を吐く）が苦しい呼吸
困難をおこす。発作は、夜間、朝方に多く、ひどくなると窒息することもある。
「強い発作のサイン」は、唇や爪の色が白っぽい、もしくは青～紫色、息を吸
う時に小鼻が開く、息を吸う時に、陥没呼吸（胸がベコベコ凹む）、頻脈、話
すのが苦しい、歩けない、横になれない、眠れない、ボーとしている（意識が
はっきりしない）、過度に興奮する、が挙げられる。

【アレルゲン】

　ハウスダスト、ダニ、ネコ、イヌの毛、スギ花粉、カビなど。

【治療】

① 発作がおこったら

　上記の「強い発作のサイン」がある場合、発作止めの薬（即効性の気管支拡張薬）がない場合は、直ちに医療機関を受診させる。サインがない場合、発作止めの薬の処方があったら服用させるが、服用後変わらないか悪化する場合は、医療機関を受診させる。発作止めの吸入がある場合は15分後、内服の場合は30分後に症状をみて、やや良くなっても1〜2時間後に発作止めの吸入をするか、4〜6時間後に内服して、よくならなければ、医療機関を受診させる。薬がない場合も医療機関を受診させる。

② ふだんの治療

　ぜん息の重症度によって変わる（表1）。年齢の小さい子どもは抗アレルギー薬（抗ロイコトリエン薬）、年齢の大きい子どもは、吸入ステロイドからはじまることが多い。医師の指示通り続けることが大切。

重症度	発作の頻度	予防薬
軽症間歇型	年に数回	咳が止まるまで 抗アレルギー薬
軽症持続型	月に1回以上	ロイコトリエン受容体拮抗薬 等 吸入ステロイド 毎日
中等症持続型	週に1回以上	吸入ステロイド 中等量 中心
重症持続型	週に1回以上 中・大発作 毎日 発作	吸入ステロイド 多量 中心

表1 ぜん息の重症度と予防薬

③ 家庭で注意させること

　小学校以上の年齢であれば、ピークフロー・メーター[注5]を使って、吐く息の速さを測定することにより、気道の炎症の状態を知ることが出来るため、自己管理のために是非勧められる習慣である。布団は、天日干し（黒い布をかけることが勧められる）や乾燥機をかけた後、必ず掃除機をかけさせる（片面に2分以上で両面、週1回が目安。枕にも忘れずに）。カーテンも洗える素材にする。防ダニ布団やカバーに変えるのも手である。

注5：ピークフロー・メーター
ピークフロー値（十分息を吸い込んだ状態で、極力息を早く出した時の息の速さ）を測る携帯用の専用器具。この数値を毎日測定することによって、ぜん息のコントロールに大切な気道の状態を客観的に把握することが出来る。

[参考文献など]

1. 永田 智：食物アレルギー，小児栄養消化器肝臓病学，日本小児栄養消化器肝臓学会 編集，
   診断と治療社，東京，P337-340，2014
2. 濱崎雄平，河野陽一，海老澤元宏，近藤直実 監修：小児気管支喘息治療・管理ガイドライン2012，
   協和企画，東京，2011
3. 永田 智：病気の説明と小児の診療 改訂4版 食物アレルギー・じんま疹，南山堂，2004
4. 飯倉洋治：平成12～14年度厚生労働科学研究「重篤な食物アレルギーの全国調査に関する研究」

4. 消化器疾患

1 小児の消化器疾患

　下痢、おう吐などの感冒性胃腸炎は、幼稚園や保育園などの保育の現場で最も多く経験する疾患の一つである。本項では、ロタウイルス、ノロウイルスによる感染性胃腸炎、同じ下痢でも重症化しやすい細菌性大腸炎、最近保育所で感染例が報告されたウイルス性肝炎、緊急性を要する消化器疾患の代表として腸重積症などについて概説する（図1）。

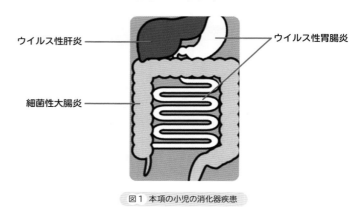

図1 本項の小児の消化器疾患

（1）ロタウイルス性胃腸炎

【病因】

　ロタウイルスというウイルスによる感染性胃腸炎 注1。

【症状】

　潜伏期（感染から発症までの時間）は1～2日で、最初の1～2日に発熱、おう吐を数回を認め、その後白色～黄白色の水様便を頻回（時に1日10回以上）に認める。下痢は1週間くらいで軽快する（図2）。

注1：
大きさは100ナノメートル（1ナノメートルは100万分の1ミリメートル）程度。少量（100個以下）でも、感染性胃腸炎をおこすほど感染力が強い。冬季に流行するものは、Ａ型が多い。3～5月に流行。年間80万人がかかる。感染様式は経口感染（便で汚染されたものを口にする）。幼少児を預かる保育施設での集団発生が多い。年長児、成人では軽症化する。

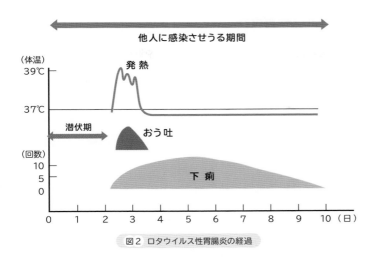
図2 ロタウイルス性胃腸炎の経過

【検査】

便を使って、ウイルス抗原迅速診断キットで判定出来る。

【治療】

脱水の予防と治療が重要。飲めれば、小児用イオン水^{注2}を少量ずつ頻回に
与えることが大切である。受けつけない場合は医療機関を受診させる。

【予防】

衛生管理が最も重要（図3）。乳児期早期に経口ワクチンで重症化を予防出来
る（生後15週以内に開始、2回飲むタイプと3回のものがある）。

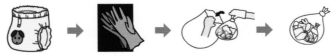

おむつなどの適切な処理

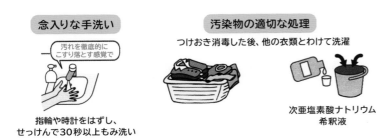

オムツを交換する時には使い捨てのゴム手袋などを使い、捨てる場合はポリ袋などに入れる

念入りな手洗い

汚れを徹底的に
こすり落とす感覚で

指輪や時計をはずし、
せっけんで30秒以上もみ洗い

汚染物の適切な処理

つけおき消毒した後、他の衣類とわけて洗濯

次亜塩素酸ナトリウム
希釈液

図3 感染性胃腸炎予防のための衛生管理

注2：
小児用イオン水（商品名：アク
アライト®ORS、オーエスワ
ン®など）がよい。白湯、麦茶、
大人用のイオン飲料は電解質
が不足しているので望ましく
ない。1回30〜50mLを30分
ごとに飲ませる。吐き気が
あっても無理せず少しでも飲
ませた方がよい。また、下痢
がある場合も、ミルクや離乳
食を薄めたり中止したりせず、
普段通りでよい。

（2）ノロウイルス性胃腸炎

【病因】

ノロウイルスによる感染性胃腸炎注3。

【症状】

潜伏期間は1～2日で、主症状は吐き気、おう吐、下痢、腹痛であり、発熱は軽度である。通常、これら症状が1～2日続いた後、治癒する（図4）。

【検査】

便を使って、ウイルス抗原迅速診断キットで判定出来る（3歳未満は健康保険適応）。

【治療】

脱水の予防と治療が重要。飲めれば、小児用イオン水を少量ずつ頻回に与えることが大切である。受けつけない場合は医療機関を受診させる。

【予防】

図3のような衛生管理が必要だが、特におう吐物から感染することが多いため、特にこの処理が大切注4。ワクチンで予防出来ない。症状消失後も3～7日感染の可能性あり。

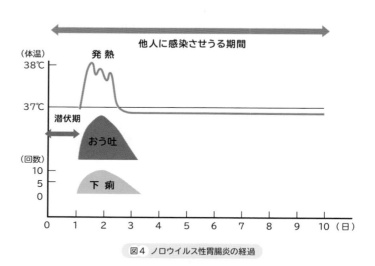

図4　ノロウイルス性胃腸炎の経過

注3：
大きさはわずか30ナノメートルなのに、少量（100個以下）でも、感染性胃腸炎をおこすほど感染力が非常に強い。ヒトの腸の中で増殖する。食中毒型のものは一年中発生してるが流行は冬場が多い。年間100万人以上がかかる。感染様式は経口感染（便で汚染されたものを口にする）。高齢者施設での集団発生が多く、死者が出ることもある。

注4：
床等に飛び散った患者の吐物や便を処理するときには、使い捨てのエプロン、マスク、手袋を着用し、ペーパータオル等で静かに拭き取る。
拭き取った後は、次亜塩素酸ナトリウム（水3Lに対し原液10mL）で浸すように床を拭き取り、その後水拭きをする。おむつ等は、速やかに閉じて便等を包み込む。おむつや拭き取りに使用したペーパータオル等は、ビニール袋に密閉して浸るくらいの量の次亜塩素酸ナトリウム（水3Lに対し原液50mL）を入れて廃棄する。処理した後は十分に喚気を行う。

(3) 細菌性大腸炎

① 腸管出血性大腸菌感染症 ^{注5}

【病因】

ベロ毒素という特殊な毒素を作る病原性の強い大腸菌によっておこる重症な細菌性大腸炎。

【症状】

汚染された牛肉など^{注6}の摂取後3〜5日後、ポートワイン様の真っ赤な血便を伴う強い腹痛が出現する。1割近くの患者は、1〜2週間後に溶血性尿毒症症候群^{注7}になり3〜4％は脳症などで死亡する。

【検査】

便の培養検査が重要。特に知られている菌は〇157と呼ばれるもの。

【治療】

溶血性尿毒症症候群に対する治療が主体で、点滴、透析により、高血圧、脳症、栄養を管理する。

② その他の細菌性大腸炎

カンピロバクター、サルモネラ菌によるものが重要。表1に代表的な感染性胃腸炎の特徴をあげる。

原　因	疾　患	潜伏期	下　痢	血　便	原因食品	その他
細菌性	腸管出血性大腸菌感染症	3〜5日	水　様	新鮮血性著　明	牛　肉	「溶血性尿毒症症候群」が予後を左右
	カンピロバクター	2〜5日	水　様（1日10回位）	あり	鶏　肉	後にギランバレー症候群をおこすことがある
	サルモネラ	8〜48時間	水　様（1日10回位）	あり	鶏　卵	敗血症をおこす
ウイルス性	ロタウイルス	1〜2日	水　様	なし	人から人へ感染	生ワクチンで軽症化
	ノロウイルス	1〜2日	水　様	なし	人から人へ感染	症状消失後3〜7日感染の可能性あり

表1　代表的な感染性胃腸炎の特徴

注5：
第三種感染症、出席停止143頁参照

注6：
牛肉だけでなく、1990年に埼玉県浦和市の幼稚園で、井戸水に含まれていた腸管出血性大腸菌（O157）が原因となり、死者2名を含む268名に及ぶ集団発生があった。

注7：溶血性尿毒症症候群
詳細は133頁参照

（4）ウイルス性肝炎

【病因】

主なウイルス性肝炎は、A型、B型、C型肝炎で、それぞれのウイルスによっておこる。

【症状】

B型、C型肝炎は重症化しない限りほとんど無症状である。重症化すれば、肝硬変や肝がんに進行する可能性がある。A型肝炎のみ食中毒様のおう吐、発熱、腹痛からはじまり、黄疸、白色便などが出現することもあるが、多くは一時的な感染で、特に小児では軽症である。

【検査】

それぞれ血液検査で抗体を測ることにより診断が出来る。

【治療】

A型肝炎は、主に対症療法、B,C型肝炎に対してはインターフェロンなどによる特殊治療が用いられる。

【予防】

A型、B型にはワクチンがあるが、前者は衛生環境的なハイリスク児に限られる。後者に対しては母親がB型肝炎である場合に生後すぐから予防的にワクチンを接種することになっているが、2016年10月から全0歳児を対象に定期接種になった。保育の場で、口移しの食事、傷口からなど何らかの理由で、保育士と児童が感染したという事例があるため、衛生的な観念が要求される。

（5）腸重積

【病因】

腸が腸の中に潜り込んでしまう病態。多くは小腸が大腸に潜り込む（図5）。原因は不明。

【症状】

生後3か月〜2歳ごろに好発し、間欠的な啼泣（数分〜数十分おきに激しく泣いたり泣きやんだりを繰り返す）、おう吐、血便（イチゴゼリー様：図6）を主要症状として発症する。

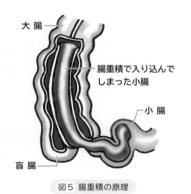

図5 腸重積の原理

大腸

腸重積で入り込んで
しまった小腸

小腸

盲腸

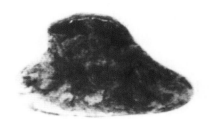

図6 腸重積のイチゴゼリー様の便

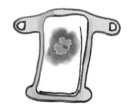

腸重積のイチゴゼリー様の便
がついたおむつ

【検査】

病院で、腹部超音波検査、バリウムなどの注腸造影により診断する。

【治療】

肛門に挿入したチューブを使って、約100cmの高さからバリウムを腸内に注入して、潜り込んだ腸をもとに戻していく「注腸法」をまず行うことが多い。それで治らなければ手術となる。発症から24時間以上経ったものについては注腸法は危険である。

（6）乳糖不耐症

【病因】

母乳やミルクの糖分はほとんどが乳糖で、これらを摂取すると小腸の粘膜の表面にある乳糖分解酵素という酵素によりブドウ糖とガラクトースに分解され、体内に吸収される。この酵素は、授乳期に豊富に小腸粘膜表面に存在するが、母乳やミルクをだんだん飲まなくなってくる時期にかなり減少する。この乳糖分解酵素が生まれつき（先天性）、もしくは胃腸炎などの病気の後（二次性）に一時的に減少して、乳糖を分解出来ず、下痢や腹痛をおこす疾患である。生まれつきのものはわが国では珍しく、ほとんどが、二次性乳糖不耐症である。二次性乳糖不耐症がおこる理由は、乳糖分解酵素は、小腸の粘膜ヒダ（腸絨毛）の先端周辺に存在するため、下痢により容易に流されてしまい、なかなか再生されないためである（図7）。

【症状】

母乳、ミルク、乳製品を摂取した後に、腹痛や水様性下痢を生じる。一般に２週間以上の長引く水様性下痢の時に、この病態を疑う。

90

【検査】

　便中の糖を検出すればこの病態を疑うが、一般の検査室ではこの検査は出来ない。病原体による下痢を除外するため、ロタウイルス、アデノウイルス性腸炎は迅速検査で、細菌性大腸炎は便培養で、それぞれ否定する。

【治療】

　乳糖を少なくしたミルクや食品もしくは乳糖分解酵素製剤による補充を行う注8。

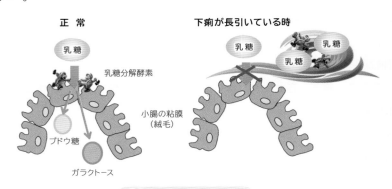

図7　二次性乳糖不耐症の原理

（7）マイクロバイオータ（腸内細菌）

　腸内細菌（英語ではマイクロバイオータ）は、ヒトの体を作っている細胞よりはるかに多い100兆個もの数がいて、食べ物の消化・吸収、代謝（食べ物をエネルギーに換える）、免疫（体を守る自衛隊）などにまで関係しているといわれている。ヒトの腸内細菌は母体から胎盤や腟を介して受け継げる仕組みが基礎にできていて、それに生まれてくるときの産道や授乳行為などによってさらに出来上がっていって、その後は自分で食べる食事によって少しずつ組成が変化しながら成長していくとされている。どの子もたいてい乳児期はビフィズス菌という腸内細菌が最多だが、幼児期はその数が少しずつ少なくなって、クロストリジウムやバクテロイデスといった成人型の腸内細菌が最優勢になっていく。よく風邪をひいて下痢をすると病院から処方される整腸薬は乳酸菌やビフィズス菌など一般に「善玉菌」といわれるものであり、これらが多いと下痢や便秘が緩和されることから、薬剤としても利用されている。このように善玉菌を食品や薬剤にしたものを「プロバイオティクス」と呼び、スーパーなどに商品が並んでいるのをよく目にするであろう。腸内細菌の

バランスが崩れると様々な病気を引きおこすことが知られている（図8）。

　保育の場で最も多く遭遇する「腸内細菌のバランスが悪い状態」が「便秘」といえるであろう。一般に便秘に効く対応法といえば、下剤以外に「水」「繊維の多い食べ物」「プロバイオティクス」と言われてきたが、実際の研究で効果が証明されているのは、「繊維の多い食べ物」だけであった。これは、乳酸菌やビフィズス菌などの善玉菌を育てるエサになるものであることが後にわかり、便秘の改善には、乳酸菌やビフィズス菌が役立つことが改めて知られるようになった（図9）。前述の研究で「プロバイオティクス」が効かなかった理由は、便秘に効きにくいものがたまたま研究に使われていたからと考えられた。これからわかったことは、巷にあふれているプロバイオティクスを含むヨーグルトや乳酸菌飲料であれば何でも便秘に効くというわけではなく、有効性が科学的に証明されているものは、ほんの一握りであるということである。また、子どもが下痢をした場合、従来は食事を抜いたり量を減らしたりしていたが、食事を抜くことにより下痢がかえって長引くことが知られるようになり、無駄な絶食や食事制限はしない指導になっているが、これは下痢を抑える善玉の腸内細菌の効果を期待しているためである。

　乳酸菌の一部は、乳幼児の下痢・便秘だけでなく、ウイルス・細菌感染症、アレルギー、生活習慣病、発達障害、がんなどにも幅広く効果があることが証明されており、ヒトの健康維持に腸内細菌は切っても切れない関係があることがわかってきた。

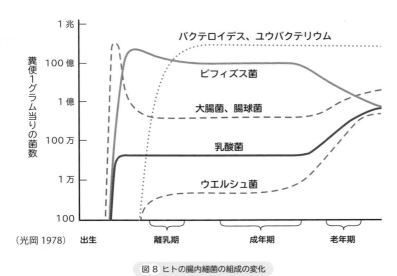

図8 ヒトの腸内細菌の組成の変化

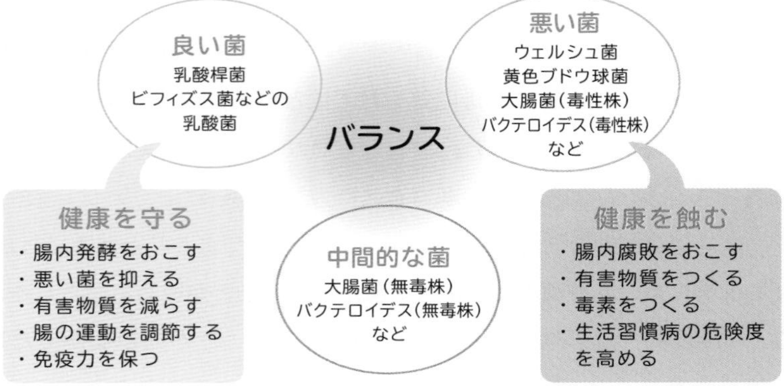

良い菌
乳酸桿菌
ビフィズス菌などの
乳酸菌

バランス

悪い菌
ウェルシュ菌
黄色ブドウ球菌
大腸菌(毒性株)
バクテロイデス(毒性株)
など

健康を守る
・腸内発酵をおこす
・悪い菌を抑える
・有害物質を減らす
・腸の運動を調節する
・免疫力を保つ

中間的な菌
大腸菌(無毒株)
バクテロイデス(無毒株)
など

健康を蝕む
・腸内腐敗をおこす
・有害物質をつくる
・毒素をつくる
・生活習慣病の危険度
　を高める

図9 腸内細菌のバランス

[参考文献など]
1. 小児栄養消化器肝臓病学, 日本小児栄養消化器肝臓学会 編集: 診断と治療社, 東京, 2014
2. 永田 智: 研修医のためのよくみる疾患 ABC: 嘔吐・下痢, 小児科診療, 診断と治療社, 東京,
   5:729-734,2004
3. 永田 智: 病気の時の食事と食事療法, 正しい指示ができる小児科医, 急性胃腸炎, 小児科,
   金原出版, 44:1655-1661,2003

5. 循環器疾患

1 循環器疾患とは

　体の血液の循環を維持するための臓器である、血管と心臓の疾病を意味する。

1. 先天的に心臓の構造に異常を認める先天性心疾患。
2. 正常構造であるが心筋(心臓が体のポンプとして機能するための筋肉)が異常となる心筋疾患。
3. 心臓が一定のリズムで収縮することが障害を受ける脈の病気。不整脈。
4. 血管が炎症をおこし閉塞したり、拡張したりする病気などを取り扱う。

(1) 先天性心疾患

　先天的に(生まれながらにして)心臓の構造に奇形が認められる状態である。一般的には心筋疾患や、不整脈も生まれながらの病気であるが構造的に異常

をきたさない場合は含まれない。

【治療】

　様々な構造異常がある。全身疾患と合併することが多く、ダウン症候群[注1]をはじめとする染色体異常症には頻度が高い。軽症例は治療を要しない。心不全症状[注2]がある、または放置した場合に病状が悪化し心不全に陥る、生命が保てなくなる見込みが高い、などの場合に治療が行われる。構造異常であるため、構造を治療する必要があり手術が行われる。胸を開いて（開胸）行う手術もあれば、皮膚から針をさしてカテーテルと呼ばれる細い管を心臓内に体外から挿入し行う治療もある。

　治療には大きくわけて修復術[注3]と姑息術[注4]の二種類がある。姑息術はあくまで一時的なものであり、体重や年齢が大きくなって条件が整えば修復術を行う。しかしながら条件が悪く、修復術に至らないこともある。

【術後の状況】

　先天性心疾患に完治はない。手術を行うことにより、より正常の心臓に近い状態に修復される。大部分の病気では心不全は改善し、通院の必要性や投薬を受けることもなくなる。一部の重症疾患では最終的な修復術が行われていても、心不全をコントロールするための投薬を受けていたり、時に入院による再手術などが必要になったりする場合もある。

　手術が困難な病状の場合には、未手術あるいは姑息手術のままの場合もある。このような場合、心臓は十分に修復されていない。言い換えれば、活動性を保つため、あるいは余命の延長のために行われる修復術が行われていない状態であり、活動の制限があることや余命が短いことを意味する。

【学校での注意点】

　心臓の修復状況に応じて制限があり、良好に修復された状況では制限はほとんどない。学校などでは学校生活管理指導表[注5]より、主治医の指示のもと運動制限を行う。それに加え以下に述べる状況では特別の注意が必要である。

① チアノーゼが残存している場合

　酸素を赤血球が十分に体全体に運べない状態で皮膚や粘膜が暗紫色となる。チアノーゼは運動、食事、寒冷、排便などで悪化する。このため運動は著しく制限され、少しの運動でも息をきらせてしまう。基本的に管理表に従うが、本人の自覚症状や息切れの程度などにより、休憩をとることが望ましい。

注1：ダウン症候群
詳細は139頁参照

注2：心不全
詳細は96頁参照

注3：修復術
最終的な手術で心臓の修復を終了させる手術のことである。以前は根治術などと呼ばれていたが、修復術と呼ばれることが多くなっている。

注4：姑息術
体格や体力的な問題のため修復術が困難の場合にとりあえず行う手術のこと。

注5：
100、101頁参照

注6：ワーファリン
抗凝固薬の一種。食事により
効き方が変化する薬であり、
特に納豆は強力にその作用を
抑制する。

注7：血栓
出血した際に血が固まる反応
が、何かの理由により体内で
引きおこされ、固まった血の
塊のこと。

注8：徐脈
脈拍数が非常に少ない状態の
こと。あるいは注12を併用。

② 抗凝固薬を服用している場合（特にワーファリン注6）

　人工物を使った手術後などに、人工物に血液が付着し固まってしまうこと
を予防するため抗血小板薬や、抗凝固薬を使用することがある。これらの薬
は血栓注7 を出来にくくするのであるが、怪我の際にやや止血が困難になる。
基本的にはしっかりと押さえて圧迫止血可能である。高いところからの転落、
強い打撲などでは、通常の児に比較し出血が悪化する可能性がある。

③ ペースメーカーを装着している場合（図1）

　徐脈注8になる不整脈を持っている場合にペースメーカーが適応となる。ペー
スメーカーはリード線という電気信号を心臓に伝導するものと、本体（設定に
従い電気信号を発生させる装置で、作動のためのバッテリー機能を備えてい
る。）とで成り立っている。強い衝撃ではリードの断線、本体の損傷などの危
険性がある。小児では腹部に本体を留置することが多いため、鉄棒や腹部の
衝撃の大きい運動は制限される。また磁場の強い環境も誤作動の原因となる。
磁石を用いた学習、図書館の盗難防止装置などの影響は弱く、いずれも禁止事
項ではない。しかしながら、近づきすぎないように注意を要する。

(a) 静脈を穿刺し、静脈をと
おして心臓内にリード線
（→）を挿入する。通常血
管の太い成人に適応され
る。本体（⇨）は右か左の
前胸部上方になる。

(b) 小児では腹部に本体（⇨）
が、リード線（→）は手術に
より心臓に直接埋め込む
形になる。

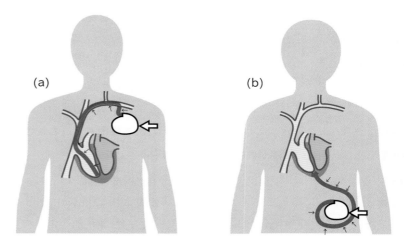

図1 ペースメーカーの挿入部位

④ 不整脈を合併している場合

　不整脈については後述 97 頁参照。

（2）心筋疾患

① 心筋炎

心臓にウイルスが感染しておこる。劇症型と呼ばれるものは、発症から数時間に経過で心不全が悪化し、死亡に至ることもある。軽症例ではただの風邪のような症状で、診断に至らないこともある。

【治療】

ウイルスに対する治療を行うのと同時に、動かなくなった心臓を助ける治療を同時に行う。一時的に自分の心臓のかわりに機械のポンプ（補助循環と呼ばれる）を用いた大がかりな装置を使って治療が行われることもある。

② 心筋症

心臓のポンプ機能を担う心筋といわれる筋肉が、変性をおこした状態。変性のおき方により症状が異なる。代表的な心筋症として、拡張型心筋症[注9] 肥大型心筋症[注10]、拘束型心筋症[注11]などがある。いずれも重症例から、軽症例まであり、また家族で同じ病気を持つ場合があり、責任遺伝子が見つかっているものもある。

【治療】

重症例では心臓移植が行われる。現在は脳死判定の基準の変更により小児の国内心臓移植が可能となった。しかし小児の脳死判定をうけ、心臓移植に至ったのは2例のみであり（2014年12月現在）海外渡航による心臓移植が主体である。心臓移植のあとも、免疫抑制剤による拒絶反応のコントロールが必要であり、定期受診と入院による定期検査が必要となる。軽症例では経過をみているだけのことや、投薬による経過観察の場合もある。

（3）心不全

心不全とは診断名ではなく、病状をあらわす診断である。元々の病気がなんであれ、通常の生活が心臓を原因として困難になるような状況、例えば苦しくて眠れない、食べられない、動けないなどの症状がある場合を、心不全と呼ぶ。

【治療】

元々の病気をしっかり治すことが大切である。投薬管理などが行われるが、感冒などを契機に急性増悪することがある。最近では、補助循環と呼ばれる人工心臓による管理や、再生医療など心筋を再生させる治療などが行われる

注9：拡張型心筋症
心筋は菲薄化し心臓の動きが悪くなり、心不全を呈する。重症例は心臓移植の適応である。

注10：肥大型心筋症
心筋は肥厚する。心不全症状は示さない。肥厚した心筋からの不整脈などで突然死の原因となる。

注11：拘束型心筋症
心筋の柔軟性が失われ、拡張がうまく出来ない状態。

96

ようになってきていて、色々な研究が実際の患者に応用され始めている分野である。

（4）不整脈

① 不整脈とは

　大きくわけて頻脈性の不整脈[注12]と徐脈性の不整脈[注13]がある。早すぎても遅すぎても、心不全の原因となる。そのような場合に治療適応になる。

　WPW（Wolff-Parkinson-White）症候群、QT延長症候群、ブルガダ症候群など不整脈のみの病気もあれば、先に述べたように様々な心臓の病気において、心不全が増悪することで不整脈が出現するようになることもある。

② 正常構造で不整脈のみの病気

● WPW症候群

　心臓の電気信号を伝える回路が余分に存在することで、頻脈性の不整脈をきたす。薬による発作の予防や、カテーテルを心臓に挿入し、余分な回路を焼灼する治療などが行われる。

● QT延長症候群

　心臓の電気的な安定状態を保つための機構の異常で、遺伝子異常が原因である。失神や突然死の原因となる。鼻炎薬や風邪薬などにはこの不整脈を悪化させるものもある。治療は内服薬で発作を抑えることや、発作時に電気ショック[注14]を自動的に作動させる植え込み型の除細動器を植え込む場合もある。

● ブルガダ症候群

　QT延長症候群と同様に電気的な安定状態を保つための機構の異常で、失神や突然死の原因となる。男性に多い。特徴的心電図所見から診断されるが、そのうち致死的不整脈をきたすのはごく一部である。治療は植え込み型の除細動器である。

③ 治療

● 頻脈性不整脈

　早くなる発作を抑制する薬を飲む。薬の効果が不十分の場合や、薬が何かの理由で飲めない場合などは、カテーテルを、不整脈の原因になっている心臓の部位にすすめていき、そこの部分を高電圧で焼灼する治療などが行われる。悪性の頻脈性不整脈は、発作により致死的であるため、電気ショックが自動的に作動する植え込み型除細動器を植え込むことになる。

注12：頻脈性の不整脈
脈が早くなる不整脈。健常児でも運動時に脈が早くなるが、これは生理的反応である。安静にしていても改善しないことで区別出来る。

注13：徐脈性の不整脈
脈が遅くなるような不整脈。

注14：電気ショック
不整な電気信号を発している心臓に強い電気を通すことにより、不整脈を治療する方法。

【発作時の対応】

　主治医と発作時に使用する薬の有無を確認しておく。薬を使わないアイスバッグ法[注15]や怒責法[注16]といわれる停止法を試みることもある。

● 徐脈性不整脈

　ペースメーカーが適応。薬での管理は困難。

【発作時の対応】

　特にない。

④ 失神を伴う発作

　PBLS（Pediatric Basic Life Support）に基づく蘇生を行う。あらかじめ、AEDの有無や場所を確認しておく。

⑤ 検脈

　日常より脈を触知する練習をしておく。徐脈や頻脈に気が付きやすい。

(5) 血管の病気

① 肺高血圧症

　肺の血管が柔軟性を失い硬化することにより、肺の動脈の圧力があがってしまう病気。原因が明らかなものと、明らかでないものがある。ここでは原因が明らかでないものに関して述べる。

　肺血管の柔軟性を回復するような薬剤を使用する。重症例には点滴の薬剤が使われるため、体内にカテーテルを埋め込み、そこから持続的に薬剤を注入する治療が行われる。重篤な疾患であり薬剤に抵抗性の場合は、肺移植などの治療が考慮される。

② 川崎病

　全身の血管、心臓に対する炎症の病気。はじめは高熱が認められ、風邪に似たような症状を呈する。血管壁が炎症により障害をうけたときに瘤を形成する。発熱から1か月ほどして心臓の栄養血管である冠動脈が瘤を作り（図2）後遺症を残すことがある。瘤内では血流の流れが滞りやすく血栓形成がおこる。血栓で血管が完全に閉塞すると、心臓への血流が不十分となり（虚血という）運動時に心筋梗塞のような症状を呈するようになる。このため、血液を固まらないようにする薬や、運動制限、心臓の動きをおさえるような薬が必要になる。

注15：アイスバッグ法
アイスバッグを前額や鼻根部におしあてる方法。

注16：怒責法
息を大きくすって息をこらえる方法。

(a) 正常の血管。通常太い冠動脈は右1本、左2本である。

(b) 川崎病の瘤形（⇨）は動脈起始部におきやすいといわれている。

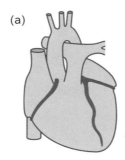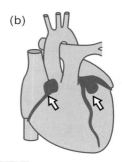

図2 川崎病の冠動脈病変

コラム

《学校生活管理指導表》

先に述べたように小学校から高校までは管理指導表（100～101頁参照）により、行ってよい運動の程度が病院の主治医から指示される。体育の授業において参加可能な運動の程度によりAからEまでに分類され、さらに運動部の参加に関しての可否を指示している。心臓の状況にあわせて、更新する。

《心臓検診》

1995年度に学校保健法施行規則の改定により小学1年生、中学1年生、高校1年生の心電図検査が義務化された。先天性心疾患、不整脈、心筋症などを診断するに至っている。一次検診で異常があると判断されたものは、二次検診にすすみさらに、詳しい検査をうけて行くようにシステム化されつつあるが、地域格差がある。

［参考文献］

1. 日本小児循環器学会 学校心臓検診委員会：不整脈の学校生活管理指導ガイドライン（2013年改訂版），日本小児循環器学会雑誌 第29巻 第6号

2. 2007年度合同研究班報告：心疾患患者の学校，職域，スポーツにおける運動許容条件に関するガイドライン（2008年改訂版）

3. 岩本 眞理、住友 直方、高橋 英子、長嶋 正實、茂呂 修平、吉永 正夫：学校心臓検診の実際 －平成24年度改訂－，日本学校保健会，東京，2013.3.11

表1-1 学校生活管理指導表（小学用）

[平成23年度改訂]

氏名 _____ 男・女　平成　　年　　月　　日生（　）才	学校 _____ 小学校　　　年　　　組	平成　　年　　月　　日
		医療機関 _____
		医師 _____ 印

①診断名(所見名)

②指導区分　要管理：A・B・C・D・E　管理不要

③運動クラブ活動　可（ただし、　　　　）禁

④次回受診　（　）カ月後　または異常があるとき

［指導区分：A…在宅医療・入院が必要　B…登校はできるが運動は不可　C…軽い運動は可　D…中等度の運動まで可　E…強い運動も可］

体育活動 運動領域等	運動強度	軽い運動（C・D・Eは"可"）	中等度の運動（D・Eは"可"）	強い運動（Eのみ"可"）
体つくり運動* 体ほぐしの運動 / 多様な動きをつくる運動遊び	1・2年生	体のバランスをとる運動遊び（寝転ぶ、起きる、座る、立つなどの動きで構成される遊びなど）	用具を操作する運動遊び（用具を持つ、降ろす、回す、転がす、くぐるなどの動きで構成される遊びなど）	体を移動する運動遊び（這う、走る、跳ぶ、はねるなどの動きで構成される遊び）
体ほぐしの運動 / 多様な動きをつくる運動	3・4年生	体のバランスをとる運動（寝転ぶ、起きる、座る、立つ、ケンケンなどの動きで構成される運動など）	用具を操作する運動（用具をつかむ、持つ、回す、降ろす、なわなどの動きで構成される運動）	力試しの運動（人を押す、引く動きや力比べをする動きで構成される運動）基本的な動きを組み合わせる運動
体ほぐしの運動 / 体力を高める運動*	5・6年生	体の柔らかさを高める運動（ストレッチングを含む、軽いウォーキング）	巧みな動きを高める運動（リズムに合わせての運動、ボール・輪・棒を使った運動）	全力でのかけっこ、折り返しリレー遊び / 低い障害物を用いてのリレー遊び
陸上運動系 走・跳の運動遊び	1・2年生	いろいろな歩き方、ゴム跳び遊び	ケンパー跳び遊び	時間やコースを決めて行うかけっこ（短なわ、長なわ跳び、持久走）
走・跳の運動	3・4年生	ウォーキング、軽い立ち幅跳び	ゆっくりとしたジョギング、軽いジャンプ動作（幅跳び・高跳び）	全力でのかけっこ、周回リレー、小型ハードル走 / 短い助走での幅跳び及び高跳び
陸上運動	5・6年生	ウォーキング、軽い立ち幅跳び		全力での短距離走、ハードル走 / 助走をした走り幅跳び、助走をした高跳び
ボール運動系 ゲーム・ボールゲーム・鬼遊び（低学年）ゴール型・ネット型・ベースボール型ゲーム（中学年）	1・2年生	その場でボールを投げたり、ついたり、捕ったりしながら行う的当てや保持などをする簡単な鬼遊び	ボールを蹴ったり止めたりして行う的当て遊びや蹴り合い / 陣地を取り合うなどの簡単な鬼遊び	簡易ゲーム（場の工夫、用具の工夫、ルールの工夫を加え、基本的操作を踏まえたゲーム）
ボール運動	3・4年生	基本的な操作（バス、キャッチ、キック、ドリブル、シュート、パンティングなど）	簡易ゲーム	ゲーム（試合）形式
	5・6年生	基本的な操作	簡易ゲーム	ゲーム（試合）形式
器械運動系 器械・器具を使っての運動遊び	1・2年生	ジャングルジムを使った運動遊び	雲梯、ろく木を使った運動遊び	マット、鉄棒、跳び箱を使った運動遊び
器械運動 マット、跳び箱、鉄棒	3・4年生	基本的な動作 マット（前転、後転、壁倒立、ブリッジなどの部分的な動作）跳び箱（開脚跳びなどの部分的な動作）鉄棒（前回り下りなどの部分的な動作）	基本的な技 マット（前転、後転、開脚前転・後転、壁倒立、補助倒立など）跳び箱（短い助走での開脚跳び、抱え込み跳び、台上前転など）鉄棒（補助逆上がり、転向前下り、前方支持回転、後方支持回転など）	連続技や組合せの技
	5・6年生			
水泳系 水遊び	1・2年生	水に慣れる遊び（水かけっこ、水につかっての電車ごっこなど）	浮く・もぐる遊び（浮く運動遊び、水にもぐっての水中でのジャンケン・にらめっこなど）	水につかってのリレー遊び、バブリング・ボビングなど
浮く・泳ぐ運動	3・4年生	浮く運動（伏し浮き、背浮き、くらげ浮きなど）	浮く動作（け伸びなど）/ 泳ぐ動作（ばた足、かえる足など）	補助具を使ったクロール、平泳ぎのストロークなど
水泳	5・6年生		泳ぐ動作（連続したボビングなど）	クロール、平泳ぎ
表現運動系 表現リズム遊び	1・2年生	まねっこ遊び（鳥、昆虫、恐竜、動物など）	まねっこ遊び（飛行機、遊園地の乗り物など）	リズム遊び（弾む、回る、ねじる、スキップなど）
表現運動	3・4年生	その場での即興表現	軽いリズムダンス、フォークダンス、日本の民踊の簡単なステップ	変化のある動きをつなげた表現（ロック、サンバなど）リズムや感じを込めた表現 / 強い動きのある日本の民踊
	5・6年生			
雪遊び、氷上遊び、スキー、スケート、水辺活動		雪遊び、氷上遊び、水辺活動	スケートの歩行、水辺活動	スキー・スケートの滑走など

文化的活動

	体力を必要としない長時間の活動を除くほとんどの文化活動	右の強い活動を除くほとんどの文化活動	体力を相当使って吹く楽器（トランペット、トロンボーン、ホルン、オーボエ、バスーン、ホルンなど）、リズムのかなり速い曲の演奏や曲、行進を伴うマーチングバンドなど

学校行事、その他の活動
- ▼運動会、体育祭、球技大会、スポーツテストなどは上記の運動強度に準ずる。
- ▼指導区分、"E"以外の児童の遠足、宿泊学習、修学旅行、林間学校、臨海学校などの参加について不明な場合は学校医・主治医と相談する。
- ▼陸上運動系・水泳系の距離（学習指導要領参照）については、学校医・主治医と相談する。

その他注意すること

定義
- 《軽い運動》同年齢の平均的児童にとって、ほとんど息がはずまない程度の運動。
- 《中等度の運動》同年齢の平均的児童にとって、少し息がはずむが息苦しくない程度の運動。パートナーがいれば楽に会話ができる程度の運動。
- 《強い運動》同年齢の平均的児童にとって、息がはずみ息苦しさを感じるほどの運動。

*体つくり運動：レジスタンス運動（等尺運動）を含む。

出典：公益財団法人日本学校保健会ホームページより転載

表1－2 学校生活管理指導表〈中学・高校生用〉
[平成23年度改訂]

学校生活管理指導表（中学・高校生用）

氏名 _____ 男・女　昭和　平成　____ 年　____ 月　____ 日生（　）才

中学校			平成　　年　　月　　日
高等学校			医療機関

①診断名（所見名）

②指導区分
　要管理：A・B・C・D・E
　管理不要

③運動クラブ活動
　可（ただし、　　　　）
　・禁

④次回受診
　（　）カ月後
　または異常があるとき

医師　　　　　　　印

[指導区分：A…在宅医療・入院が必要　B…登校はできるが運動は不可　C…軽い運動は可　D…中等度の運動まで可　E…強い運動も可]

体育活動	運動強度	軽い運動（C・D・E は"可"）	中等度の運動（D・E は"可"）	強い運動（Eのみ"可"）
体つくり運動*	体ほぐしの運動 体力を高める運動	仲間と交流するための手軽な運動、律動的な運動	体の柔らかさおよび巧みな動きを高める運動、力強い動きを高める運動、動きを持続する能力を高める運動	最大限の持久運動、最大限のスピードでの運動、最大筋力での運動
器械運動 （マット、跳び箱、鉄棒、平均台）		基本の運動（投げる、打つ、捕る、蹴る、跳ぶ）		
		準備運動、簡単なマット運動、バランス運動、簡単な跳躍	簡単な技の練習、助走からの支持、ジャンプ・基本的な技（回転系の技を含む）	演技、競技会、発展的な技
陸上競技 （競走、跳躍、投てき）		基本動作、立ち幅跳び、負荷の少ない投てき、軽いジャンピング（走ることは不可）	ジョギング、短い助走での跳躍	長距離走、短距離走の競技、競技、タイムレース技
水泳 （クロール、平泳ぎ、背泳ぎ、バタフライ）		水慣れ、浮く、伏し浮き、け伸びなど	ゆっくりな泳ぎ	競泳、遠泳（長く泳ぐ）、タイムレース、スタート・ターン
運動領域等 球技 ゴール型（バスケットボール、ハンドボール、サッカー、ラグビー） ネット型（バレーボール、卓球、テニス、バドミントン） ベースボール型（ソフトボール、野球） ゴルフ		基本動作（パス、シュート、ドリブル、フェイント、リフティング、トラッピング、スローイング、キッキング、ハンドリングなど） 基本動作（パス、サービス、レシーブ、トス、フェイント、ストローク、ショットなど） 基本動作（投球、捕球、打撃など） 基本動作（軽いスイングなど）	基本動作を生かした簡単なゲーム（ゲーム時間、コートの広さ、用具の工夫などを取り入れた連携プレー、攻撃・防御） クラブで球を打つ練習	・簡易ゲーム ・ゲーム ・タイムレース ・応用練習 ・競技 試合・競技
武道 柔道、剣道、相撲		礼儀作法、基本動作（受け身、素振り、さばきなど）	基本動作を生かした簡単な技・形の練習	応用練習、試合
ダンス 創作ダンス、フォークダンス 現代的なリズムのダンス		基本動作（手ぶり、ステップ、表現など）	基本動作を生かした動きの激しさを伴わないダンスなど	各種のダンス発表会など
野外活動 雪遊び、氷上遊び、スキー、スケート、キャンプ、登山、遠泳、水辺活動		水・雪・氷上遊び	スキー、スケートの歩行やゆっくりな滑走平地歩きのハイキング、水に浸かり遊ぶなど	登山、遠泳、潜水、カヌー、ボート、サーフィン、ウインドサーフィンなど
文化的活動		体力の必要な長時間の活動を除くほとんどの文化活動	右の強い活動を除くほとんどの文化活動	体力を相当使って吹く楽器（トランペット、トロンボーン、オーボエ、バスーン、ホルンなど）、リズムのかなり速い曲の演奏や指揮、行進を伴うマーチングバンドなど
学校行事、その他の活動		▼運動会、体育祭、球技大会、スポーツテストなどは上記の運動強度に準ずる。 ▼指導区分、"E"以外の生徒の遠足、宿泊学習、修学旅行、林間学校、臨海学校などの参加についても不明な場合は学校医・主治医と相談する。		

その他注意すること

*体つくり運動：レジスタンス運動（等尺運動）を含む。	**体つくり運動：レジスタンス運動（等尺運動）を含む。

定義
《軽い運動》同年齢の平均的児童生徒にとって、ほとんど息がはずまない程度の運動。
《中等度の運動》同年齢の平均的児童生徒にとって、少し息がはずむが息苦しくない程度の運動。パートナーがいれば楽に会話ができる程度の運動。
《強い運動》同年齢の平均的児童生徒にとって、息がはずみ息苦しさを感じるほどの運動。

出典：公益財団法人日本学校保健会ホームページより転載

6. 血液系の疾患

① 血液の基礎知識

(1) 血液の成分とその働き

　体全体に占める血液量は体重の約13分の1であり、例えば体重が15kgの幼児では1,150mLとなる。抗凝固剤を添加して採取した血液を遠心分離すると、上層に液体成分である血漿と、下層に細胞成分である血球の2層に分かれる(図1)。血漿の約90％は水で、それにタンパク質、電解質、糖質などが溶解している。血球は血漿に浮かんだ状態で全身を循環する。赤血球に含まれるヘモグロビンは酸素と結合し全身に酸素を供給し、白血球は細菌やウイルスからの防御機構に働き、血小板は血漿成分中に含まれる凝固因子とともに出血を止める働きを担っている。

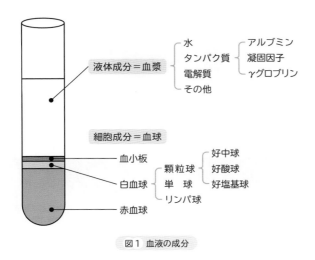

図1　血液の成分

(2) 造血の仕組み

　血液細胞(血球)は脊椎骨、骨盤骨、胸骨など骨の中にある骨髄で産生される。リンパ球の一部は胸腺やリンパ節でも産生される。血液細胞の増殖や分化は免疫システムの細胞から分泌されるタンパクであるサイトカインにより調節され、赤血球系ではエリスロポエチン[注1]、血小板ではトロンボポエチン[注2]、好中球では顆粒球コロニー刺激因子[注3]といったサイトカインを必要とする。

注1：エリスロポエチン
腎臓で産生される。赤血球が減少し組織の酸素欠乏がおこると産生され、赤血球の分化増殖を誘導する。遺伝子組換えのエリスロポエチン製剤は腎性貧血や未熟児貧血で治療薬として使用されている。

注2：トロンボポエチン
肝臓や骨髄で産生される。血小板への分化を誘導する。トロンボポエチン受容体作動薬が、血小板減少症で用いられる。

注3：顆粒球コロニー刺激因子
顆粒球産生の促進、好中球の機能を高める作用がある。遺伝子組換え G-CSF 製剤は、化学療法後の発熱性好中球減少症や再生不良性貧血で用いられる。

(3)止血機構

　出血がおきると、通常では血管壁、血小板、血液凝固因子が協力しながら止血を行う(図2)。出血傾向とは、正常では出血しない程度の軽い刺激や刺激もないのに出血する、または出血が止まらない状態をいう。血管や血小板の異常では出血斑(いわゆる青あざ)が多く、ガラス板で皮膚を圧迫して血液の流れを遮断しても消失しないことで血管腫や紅斑と区別される。凝固因子の障害では関節内出血や筋肉内出血もおこしやすい。頭蓋内出血や腹部臓器出血をおこすと重篤な後遺症を残すことがある。

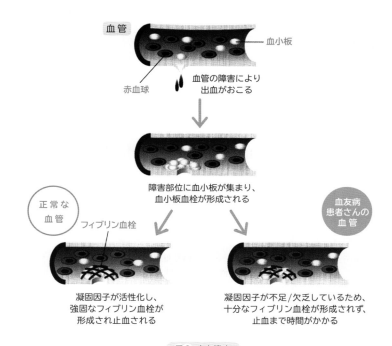

図2　止血機序

出典：白幡 聡(編)：みんなに役立つ 血友病の基礎と臨床 改訂版, P39, 医療ジャーナル社, 2012年

(4)血液の検査

　血液の検査には、血球計数検査(血算)と血液細胞の形態観察(血液像)、骨髄検査、止血・凝固検査などがある。

　血算では、採血した血液から、赤血球数、ヘマトクリット値、血色素量(ヘモグロビン濃度)、白血球数、血小板数を測定する。また、血液を染色した標本を顕微鏡で観察し、血液細胞の大きさや形態的な異常についても検討する。

骨髄検査は、採血時に未熟な血液細胞（芽球、いわゆる白血病細胞）が出現したり、二系統以上の血球数に異常を認め、その原因が不明な場合に適応となる。小児では上前腸骨棘や脛骨前面に穿刺注4し骨髄液を採取する。標本を作製し造血機能の評価や血球形態を観察し、細胞表面マーカーや、染色体・遺伝子などの検査を行う。

出血傾向のスクリーニング検査として、血小板数、出血時間、プロトロンビン時間（PT）、活性化部分トロンボプラスチン時間（APTT）を行い、異常があれば特殊検査へと検査を進める。

注4：穿刺
中空の針を体外から刺して、内容液を吸い取ること。

2 貧血

貧血とは、血液中のヘモグロビン濃度が正常値以下に減少した状態をいう。赤血球は、真ん中がへこんだ円盤の形をしており、酸素や腎臓で作られるエリスロポエチンの刺激により産生される。赤血球の寿命は約120日で、老化した赤血球や異常な赤血球は脾臓で破壊される。赤血球の産生と破壊のバランスが保てなくなると貧血をおこす（表1）。貧血の判定基準は年齢別、性別毎に定められている（表2）。貧血による症状は、赤血球の酸素運搬能が低下し全身への酸素供給が不足することで出現する。全身倦怠感、運動時のめまい・息切れ・動悸、頭痛などが出現し、診察時に顔色が悪い、頻脈、心雑音、眼瞼した（まぶたの裏）や口腔粘膜の色が白っぽくなるなどの所見を認める。

(1) 鉄欠乏性貧血

【病因】

ヘモグロビン合成に必要な鉄が不足し発症する貧血の代表的疾患である。乳幼児期と思春期では、急速な発育に伴い鉄需要が増大するために鉄欠乏状態がおこりやすい。またスポーツ選手の一部にみられるスポーツ貧血も鉄欠乏による。鼻出血の反復、月経過多や胃十二指腸潰瘍などの出血による鉄の喪失、幼児では離乳食の遅れ・長期の母乳摂取、牛乳の多飲（牛乳貧血）や偏食あるいは無理なダイエットでは鉄摂取量が不足し鉄欠乏性貧血を生じる。

【症状】

貧血症状に加え、爪が薄く割れやすい（匙状爪）、氷を好んで食する（異食症）、口角炎や嚥下障害など特有な症状がある。幼児では行動・認知障害などの発

成　因		疾　患	特殊検査
赤血球産生低下	骨髄造血障害血球三系統の異常	再生不良性貧血	骨髄検査（三系統低形成）
		白血病骨髄異形成症候群	骨髄検査（異常細胞の出現）
	骨髄造血障害赤血球系の異常	赤芽球癆	骨髄検査（赤血球系低形成）
		無形成症	パルボウイルスB19
	エリスロポエチン産生低下	慢性腎不全	エリスロポエチン低下腎機能低下
		甲状腺機能低下症	エリスロポエチン低下甲状腺機能低下
赤血球分化障害	ヘモグロビン合成障害	鉄欠乏性貧血	血清鉄、フェリチン
	赤血球核成熟障害	巨赤芽球性貧血	ビタミンB12の低下
		葉酸欠乏症	葉酸低下
赤血球破壊（溶血）先天性	赤血球膜異常	遺伝性球状赤血球症	球状赤血球
	代謝酵素異常	グルコース6-リン酸脱水素酵素欠乏症	赤血球酵素活性低下
	ヘモグロビン構造異常	異常ヘモグロビン症	ヘモグロビン解析
	ヘモグロビン合成障害	サラセミア	等電点電気泳動法
赤血球破壊（溶血）後天性	免疫性	自己免疫性溶血性貧血	クームス試験
		薬剤性溶血性貧血	クームス試験
	機械的	溶血性尿毒症症候群	破砕赤血球の出現
赤血球喪失	出　血	月経過多症	
		消化管潰瘍	便鮮血反応陽性

表1　貧血の成因と分類

年　齢	ヘモグロビン濃度（g/dL）	ヘマトクリット値（%）
6か月〜 4歳	11.0 未満	33 未満
5歳　〜11歳	11.5 未満	34 未満
12歳　〜14歳	12.0 未満	36 未満
15歳以上の男性	13.0 未満	39 未満
15歳以上の女性（非妊娠）	12.0 未満	36 未満

（WHO／UNICEF／UNU,2001）

表2　貧血の判定基準

達障害を不可逆的に引き起こす可能性がある。また、イライラ感、注意力散漫、学習障害など精神神経症状が出現することもある。

【検査】

　ヘモグロビン濃度は低下するが、赤血球数は必ずしも減少しない。赤血球の形態を観察すると、赤血球の大きさが小さくなり、色が薄くなるなどの特徴がある。血液中の鉄、フェリチンが低値となる。

【治療】

　鉄欠乏の原因を解決するとともに、鉄剤を最低でも3か月間内服する。鉄を多く含む食事を摂るよう栄養指導を行う。鉄は肉類、魚肉、卵黄、アサリ、ひじきや切干大根などに多く含まれている。動物性食品は植物性食品に比べ鉄の吸収がよく、ビタミンCやクエン酸は鉄の吸収を増加させるため、緑黄野菜や柑橘類を一緒に摂ると効率的である。

(2) 溶血性貧血

【病因】

　溶血性貧血とは赤血球の破壊が異常に亢進するために発症する貧血の総称である。赤血球自体の異常と赤血球以外の因子により分類される（表1）。感染を契機として貧血が悪化することがある[注5]。腸管出血性大腸菌O-157感染後に合併する溶血性尿毒症症候群[注6]は、乳幼児に多く発症し、下痢・腹痛が先行し、溶血性貧血、血小板減少、急性腎不全が出現する予後不良の疾患である。

(3) 再生不良性貧血

【病因】

　骨髄における造血機能の障害により、赤血球、白血球、血小板の全てが減少（これを汎血球減少という）する疾患である。先天性（ファンコーニ貧血など）、特発性と特殊型（肝炎後再生不良性貧血など）に分類される。

【症状】

　血球減少による症状を呈する。貧血症状に加え、血小板減少に伴う出血傾向で皮膚や粘膜の出血斑、鼻出血、歯肉出血などを認める。また、白血球減少により、発熱、肺炎、中耳炎などを発症しやすくなる。

注5：
ヒトパルボウイルスB19は伝染性紅斑（いわゆるりんご病）の原因ウイルスであるが、先天性溶血性貧血の患児に感染すると、骨髄における赤血球産生が低下するため急激に貧血が進行する。

注6：溶血性尿毒症症候群
詳細は133頁参照

【検査】

血液検査で、汎血球減少を認める。確定診断には骨髄検査を必要とする。

【治療】

中等症や重症例では、家族内にヒト白血球型抗原(HLA)注7一致ドナーが得られれば速やかに同種骨髄移植を行う。ドナーが得られない場合や軽症例では免疫抑制療法注8を選択する。

3　出血性疾患

(1) 免疫性(特発性)血小板減少性紫斑病(ITP)

【病因】

抗血小板抗体あるいは免疫複合体により血小板の破壊が亢進することで、血小板が減少し出血症状が出現する疾患である。小児ITPでは80%以上の症例が急性型であり、ウイルス感染症(風疹など)を先行することが多い。

【症状】

皮下出血を主症状とし児童身体的虐待と見誤られることもある。口腔内出血、鼻出血、下血、血尿もみられる。頭蓋内出血の頻度は0.5%前後と稀である。

(2) 血友病

【病因】

先天的に血液凝固因子が欠乏するために出血傾向を呈する疾患である。血友病Aは血液凝固第Ⅷ因子が、血友病Bでは第Ⅸ因子が欠乏する。X連鎖劣性遺伝形式をとるため、ほとんどの患者は男性でその母親が保因者であるが、30〜50%の症例では家族歴を認めない。

【症状】

乳幼児期に活動性が増すとともに、皮下出血、筋肉内出血、関節内出血、頭蓋内出血などの症状が現れる。関節内出血を繰り返すと関節の変形や関節拘縮(血友病性関節症)を併発し、QOL(生活の質)が著しく低下する。

【検査】

血小板数、出血時間とPTは正常だが、APTTは延長する。第Ⅷ因子もしくは第Ⅸ因子活性が40%以下に減少する。1%未満を重症、5%未満を中等症、

注7：HLA
ヒト白血球型抗原の略で、白血球のみならず、ほぼ全身の細胞に分布し、自己と非自己との識別に関与する。

注8：免疫抑制療法
抗胸腺細胞グロブリン(ATG)とシクロスポリンを併用した治療法で、5年生存率は80〜90%と良好であるが、骨髄異形成症候群や急性骨髄性白血病への移行例が報告されている。

それ以上を軽症と分類するが、重症の血友病が全体の約60％を占める。

【治療】

出血早期に凝固因子製剤（第VIII因子製剤、または第IX因子製剤）の静脈注射をする必要があり、在宅自己注射が認められている。重症型では定期的補充療法[注9]の適応となる。血友病の治療は出血時の対応にとどまらず、遺伝相談を含めたカウンセリング、リハビリテーション科、整形外科、歯科など他科と連携したトータルケアを行う。

(3) IgA血管炎（アレルギー性紫斑病、血管性紫斑病）

【病因】

幼児期から学童期におこることが多い。原因は不明であるが、全身の小血管にIgA免疫複合体が沈着し血管炎をきたすことによっておこる。A群β溶連菌感染症（溶連菌）の先行感染が半数の症例で認められる。本症の約1/3の症例では血尿やタンパク尿が出現し、紫斑病性腎炎を合併し、一部の症例では慢性腎炎に移行する。

【症状】

下肢から臀部にかけて隆起した出血斑、腹痛、おう吐、下血などの腹部症状、及び足関節や膝関節などの腫脹・疼痛の関節症状を三徴とする。

【検査】

特異的な検査所見はない。血小板数の減少や凝固異常は伴わない。

【治療】

急性期にできるだけ安静を保つことが大切である。一般的に予後良好で多くは2か月以内に軽快していく。溶連菌の先行感染があれば抗生物質を用いる。腹部症状に対しては副腎皮質ステロイドが有用である。

4 造血器腫瘍

(1) 白血病

【疫学、病因】

白血病とは、骨髄に生じる悪性疾患（いわゆる血液のがん）である。小児におこる悪性腫瘍をひっくるめて「小児がん」と総称されるが、白血病は小児がんの中では最も多く、約35％を占める（図3）。発症年齢は3～4歳にピークが

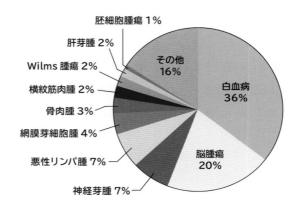

図3 小児がんの種類と頻度

出典：小児慢性特定疾病情報センター
平成19年度「小児慢性特定疾患治療研究事業の全登録人数」悪性新生物の詳細より改変

あり、男女比ではやや男児に多い。急性白血病は、急性リンパ性白血病（ALL）と急性骨髄性白血病（AML）に分類される。小児ではALLが約75%、AMLが約20%、慢性骨髄性白血病（CML）が約3%の順となる。

白血病の病因については明らかではないが、細胞増殖に関する遺伝子と細胞分化に関する遺伝子の少なくとも2種類の異なる遺伝子異常が生じて発症する。ダウン症候群をはじめとする染色体異常では白血病発症の頻度が高い。また、放射線被爆や薬剤（抗悪性腫瘍薬など）との関連が認められる。

【症状】

発熱が続く・反復する、元気がない、食欲不振などの非特異的な症状ではじまることも多い。血液検査で偶然診断されることもある。貧血、出血斑、鼻出血、リンパ節腫大、肝脾腫、骨痛などが出現する。

【検査】

貧血、血小板数減少、白血球数の増加がみられ、血液像で白血病細胞を認める。骨髄検査で、白血病細胞が20%（WHO分類）以上を占めるものを急性白血病と定義する。特殊染色（ミエロペルオキシダーゼ染色など）や細胞表面マーカー検査によりALLとAMLを区別する。染色体・遺伝学的検査は予後判定に必須である。腰椎穿刺を行い、採取した脳脊髄液中に白血病細胞が確認される場合には、中枢神経白血病と診断される。

【治療】

抗悪性腫瘍薬(いわゆる抗がん剤)を数種類組み合わせた多剤併用化学療法

を行う。ALL と AML では有効な薬剤の組み合わせが異なる。寛解導入療法、強化療法、維持療法の3段階の化学療法と中枢神経予防療法を行う。難治例や再発例では造血幹細胞移植の適応となる。

　化学療法中は感染や出血をおこしやすい。長期間にわたる隔離された入院生活を強いられるため、院内学級や院内保育などの環境整備や精神的支援体制の充実が大切となる。

　ALL の5年無病生存率は80％、AML では60％以上に達している。

(2) 悪性リンパ腫

【疫学、病因】

　悪性リンパ腫はリンパ組織由来の腫瘍性疾患であり、ホジキンリンパ腫と非ホジキンリンパ腫に分類される。わが国ではホジキンリンパ腫は少なく、非ホジキンリンパ腫が90％近くを占める。

【症状】

　頸部・胸部原発では、痛みはないが急速に大きくなるリンパ節腫脹、咳、胸痛、腹部原発のものでは腹部膨満、腹水、腹痛を認める。骨髄、骨、中枢神経へ浸潤することもある。

　ホジキンリンパ腫の多くが頸部リンパ節に発症し、進行すると発熱、寝汗（暑くもないのに大量の汗をかく）、体重減少などの全身症状が出現する。

【検査】

　確定診断には腫瘍の一部をとり（生検）病理組織学的検査を必要とする。また、CT などの画像検査で病巣の広がりを確認し病期分類を決定する。

【治療】

　非ホジキンリンパ腫の治療は多剤併用化学療法が主体であり、放射線療法は初発時標準的治療では行われない。治療成績は著しく向上し約80％で長期生存が望める。

［参考文献］

1. 大関 武彦、近藤 直実 総編集：小児科学第3版，医学書院，2008
2. 浅野 茂隆、池田 康夫、内山 卓 監修：三輪血液病学第3版，文光堂，2006

7. 内分泌・代謝性疾患

1 内分泌とは

　内分泌とはホルモンのことであり、ホルモンを分泌する腺を内分泌腺という。ホルモンは、血液を介して体の各器官に様々な作用を発揮する物質のことである。ホルモンと内分泌腺には多くの種類がある。ホルモンを産生する組織は、下垂体、甲状腺、副腎、性腺等の内分泌器官、膵臓、腎臓など臓器の一部がホルモン産生細胞からなる組織、心房や脂肪細胞のように内分泌組織ではないがホルモンを分泌している組織などである（図1）。

　ホルモンの役割は、①内部環境の維持（循環調節や電解質バランス、体液量の調節など）、②成長、③エネルギー産生・利用・貯蔵、④性発育・生殖などを調節することである。

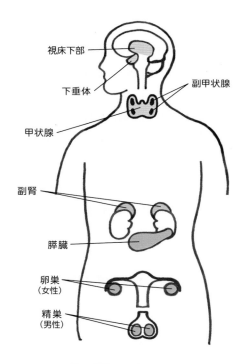

図1　ホルモンを分泌している組織

2 ホルモンの分泌調節

　ほぼ全てのホルモンの調節をしているのが、脳の中心部にある視床下部、下垂体である。そして、実際のホルモン分泌の過多・過少の情報が血液を介して視床下部、下垂体に伝達され、ホルモン分泌を抑制・促進している。これをネガティブフィードバックという(図2)。

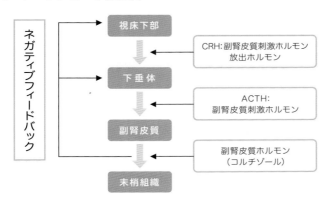

図2　ネガティブフィードバックによる血中ホルモンの調節の例

3 ホルモンの種類と作用

　ホルモンにはそれぞれ役割があり、ホルモンの不足や過剰が、様々な体調不良をおこす(表1)。

視床下部	下垂体(前葉)	標的臓器	ホルモン	作　用
CRH:副腎皮質刺激ホルモン放出ホルモン	ACTH:副腎皮質刺激ホルモン	副腎皮質	副腎皮質ホルモン:コルチゾール、アルドステロンアンドロゲン	血糖上昇・抗炎症、免疫抑制 Na再吸収促進 男性ホルモン作用
GnRH:性腺刺激ホルモン放出ホルモン	LH:黄体形成ホルモン FSH:卵胞刺激ホルモン	精巣、卵巣	テストステロン プロゲステロン エストロゲン	男性の二次性徴を発現 黄体形成、体温上昇 子宮内膜増進、排卵促進、女性の二次性徴を発現
TRH:甲状腺刺激ホルモン放出ホルモン	TSH:甲状腺刺激ホルモン	甲状腺	甲状腺ホルモン	代謝促進、酸素消費増大、血糖上昇、基礎代謝増大
GRH:成長ホルモン放出ホルモン	GH:成長ホルモン	全　身 骨		身体成長 血糖上昇
	PRL:プロラクチン	乳　腺		乳汁合成・分泌

表1　ホルモンの種類とその作用

注 3：成長ホルモン分泌誘発試
　　験（負荷試験）
私達の体には、成長ホルモン
の分泌を増強させるホルモン
がある。例えば、インスリン、
アルギニン、グルカゴンなど
で、それらを体内に入れるこ
とにより、成長ホルモンの分
泌が増えるかどうかをみる検
査である。

注 4：ターナー症候群
詳細は140頁参照

注 5：SGA（small-for-
　　gestational age）性
　　低身長症
在胎週数に比べて出生時身長
と体重が小さい状態のこと。

注 6：プラダーウイリ症候群
乳幼児期に筋緊張低下があり、
3 歳ごろから過食・肥満、精神
運動発達遅延、特徴的な顔貌
を示す。

注 7：GnRH
ゴナドトロピンとは、LH（黄体
形成ホルモン）とFSH（卵胞刺
激ホルモン）のことである。
GnRHは、LHとFSHの分泌を
促すホルモンである。

4 低身長（小人症）

　同性・同年齢の平均身長より 2 標準偏差（SD）[注1]以上下回っている場合を
いう。低身長の定義にあてはまる中には、家族性（家族全員が低身長）の場合
があり病気ではないこともある。しかし、成長ホルモンがうまく作用していな
い場合、成長過程で成長ホルモンによる治療を行うことで、身長が高くなる
可能性がある。

【原因】

　不明な場合が多いが、染色体異常、脳腫瘍、内分泌疾患に付随する場合な
どがある。

【検査】

　①骨年齢[注2]（X 線検査で骨年齢を判断。2 歳以上遅れている場合に有意な遅れ）

　②血液尿検査（染色体検査、成長ホルモン、甲状腺ホルモンなど）

　③成長ホルモン分泌誘発試験（負荷試験）[注3]

　④頭部CT、MRI

【治療】

　①成長ホルモンの治療

　②原因疾患がある場合は、その治療

（成長ホルモンの治療効果が期待出来る疾患）

　成長ホルモン分泌不全症、ターナー症候群[注4]、SGA 性低身長症[注5]、軟骨
無形成症・軟骨低形成症、慢性腎不全性低身長症、プラダーウイリ症候群[注6]

5 思春期早発症

　性成熟徴候が早期に発現し、身体的・精神的発達に障害を生じるか、社会生
活上問題を生じる状態である。GnRH（ゴナドトロピン放出ホルモン）[注7]依存
性とGnRH非依存性がある。GnRHのホルモン治療で効果が期待出来るもの
を依存性、効果が期待出来ないものを非依存性という。

【原因】

　女児思春期早発症の75％以上は原因不明であり、男児思春期早発症の60％
は原因疾患がある。原因疾患としては、脳腫瘍、脳炎、新生児仮死、副腎腫瘍、
卵巣腫瘍、染色体異常などである。

【検査】

　①血液検査（GnRH、LH、FSH、染色体検査など）

　②骨年齢（X線検査で骨年齢を判断。骨年齢の促進がみられる。）

　③GnRH負荷試験

　④頭部CT、MRI

【診断】厚生労働省の診断手引き（2003年）を参照にする。

１．男性

　①9歳未満で精巣、陰茎、陰嚢の明らかな発育がおこる。

　②10歳未満で陰毛の発生がおこる。

　③11歳未満で腋毛、ひげの発生や変声がおこる。

２．女性

　①7歳6か月未満で乳房発育がおこる。

　②8歳未満で陰毛発生、小陰唇色素沈着などの外陰部早熟、あるいは腋毛
　　発生がおこる。

　③10歳6か月未満で初経がおこる。

【治療】

　①GnRH依存性の場合は治療効果が期待出来る。治療は4週間ごとの皮下
　　注射である。骨端線が閉じる時期すなわち女児は12歳、男子は14歳まで
　　が治療対象となる。

　②原因疾患がある場合は、その治療。

6 甲状腺ホルモンの疾患

　甲状腺ホルモンは、エネルギー、タンパク質、糖質、ビタミン、脂質等の代謝
に作用するホルモンである。小児においては、脳や神経の代謝、成長促進に
主要な働き、エネルギー代謝の作用で心臓や腸管を活発に動かし、熱を産生
して体温を正常に保つなどの働きがある。

(1) 甲状腺機能低下症
【原因】

　先天性と後天性がある。先天性は、遺伝子異常、原因不明の形成異常等で
あり、後天性の場合は、自己免疫関連の病気や脳腫瘍等による。

【症状】

　　新生児：呼吸障害、低体温、活動性が弱い、哺乳微弱、遅延性黄疸など

　　乳幼児：骨発育遅延、精神運動発達遅延、筋緊張低下

【検査】

　　①先天性甲状腺機能低下症：新生児マススクリーニング検査

　　②血液検査(TSH高値、甲状腺ホルモン(fT3、fT4)低値、抗甲状腺抗体陽性等)

　　③骨年齢

【治療】

　　①甲状腺ホルモン補充療法。

　　　早期に治療をはじめると、精神運動発達障害を防ぐことが出来る。

　　②原因疾患がある場合は、その治療。

(2) 甲状腺機能亢進症(バセドウ病)

　　後天性の自己免疫疾患であるバセドウ病がほとんどである。女性に多い。

【原因】

　　自己免疫疾患によるものだが、原因は不明である。

【症状】

　　多汗、易疲労感、落ち着きがない、手の震え、眼球突出、体重減少、食欲亢進、頻脈、甲状腺腫大等

【検査】

　　①血液検査(TSH低値、甲状腺ホルモン(fT3、fT4)高値、TRAb、TSAbなど)

　　②TRH負荷試験(TSH無反応)

【治療】

　　薬物療法(抗甲状腺薬)で60〜80％寛解[注8]する。

(3) 甲状腺の腫瘍

　　多くは良性腫瘍である。甲状腺機能は保たれるため、症状は出にくい。放射線被曝と甲状腺がんの因果関係が指摘されている。

注8：寛解
寛解とは、症状が落ち着いていて、臨床的に問題がない程度になっている状態のことをいう。しかし、完全に病気が治った状態、すなわち「治癒」あるいは「完治」とはいえない状態である。白血病や悪性リンパ腫等で用いられ、再び同じ症状が活発化すること、すなわち「再燃」する可能性がある。癌を外科的に完全に除去出来た場合や胃潰瘍等の場合は治癒(完治)といい、このような病気に再びかかることを「再発」という。

7 代謝性疾患

(1) 糖尿病 (糖代謝異常)

　糖尿病は、膵臓のβ細胞 (ランゲルハンス島) から分泌されているインスリン注9の作用不足により、高血糖になる病気である。インスリンの作用は、血液中の糖を細胞内に取り込むことと、脂肪合成にも関与している。糖尿病には、主に1型と2型がある。1型糖尿病は、インスリン依存性糖尿病とも呼ばれ、若年に発症する。2型糖尿病はインスリン非依存性糖尿病とも呼ばれ、成人発症が多い。

【原因】

1型糖尿病 (インスリン依存型糖尿病)

　確定されていないが、自己免疫機序が関与すると考えられており、ウイルス感染や環境因子の関与、遺伝子の変異などが考えられている。家族内発症は稀である。

2型糖尿病 (インスリン非依存型糖尿病)

　過食 (特に高脂肪食)、運動不足、肥満、ストレスなどの環境因子が原因である。家族内発症が多くみられる。

【病態】

　「インスリンの作用不足により高血糖状態がおこる」ということは、血液濃度が増し、血液の流れが悪くなる状態である。それを改善するため、激しい口渇、多飲という症状になるが、血液濃度の改善には程遠く、血液浸透圧が高い状態が続き多尿になる。高血糖が持続すると、ますます脱水と血液濃縮は進み、血液循環は悪くなり、毛細血管が集まる腎臓への血流量がまず低下する。そのため腎機能障害がおき、無尿になる。

　一方糖質の利用が出来ないためエネルギー不足となるが、それを補う目的で脂肪分解が進む。脂肪が分解されると、ケトン体という分解産物が多量に産生される。通常は尿中に排泄されるが、ケトン体の産生量が多すぎるため、尿中に排泄しきれず体内にたまる。ケトン体は、私たちの体には不要な物体であり、悪心・おう吐を引きおこし、ますます脱水を助長させる。ケトン体は酸性の物質で、腎機能低下とケトン体によりケトアシドーシスという状態をおこし、昏睡となり、死亡することもある(図3)。また、高血糖状態が長く持続すると、細い血管、特に毛細血管は詰まりやすくなり、それによって合併症も生じる(症状参照)。

注9：インスリン
血糖値を下げることが出来る唯一のホルモンである。血糖値を上げるホルモンは、成長ホルモン、グルカゴン、アセチルコリンなど、たくさんある。

注10：HbA1c
長期的な血糖コントロール指標である。過去1～2か月の平均血糖値を反映する。国際小児思春期糖尿病学会では、全小児年齢で理想（非糖尿病）目標HbA1c6.5％、適切目標HbA1c7.5％未満、不適切（介入提案）HbA1c7.5～9.0％、ハイリスク（介入必要）9.0％以上としている。また、小児・思春期糖尿病では、目標HbA1c達成よりも低血糖を回避することが優先される。

注11：GA
アルブミンとグルコースが結合した糖化タンパク質である。採血前約3週間（3週間～1か月）の平均血糖値を反映する。新生児・乳児期では、胎児ヘモグロビンの存在でHbA1cによる評価ができないことがあり、代わりに用いられる。GAの目標値として血糖正常化を目指す場合GA16％未満、合併症予防のための目標値GA20％未満、治療困難な場合の目標値はGA24％未満である。

注12：糖負荷試験(75gOGTT)
糖尿病の診断に欠かせない検査である。空腹時にぶどう糖75gを飲み、1時間後と2時間後の血糖値を測定する。
正常値は、空腹時血糖値110mg/dL未満、2時間後血糖値140mg/dL未満である。空腹時血糖値が126mg/dL以上、2時間後血糖値が200mg/dL以上の場合は糖尿病と診断する。正常値と糖尿病診断値の間を境界型と呼び、糖尿病になる可能性が高く要注意である。

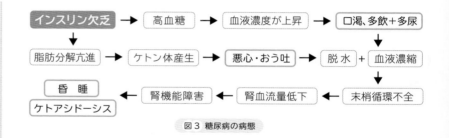

図3　糖尿病の病態

【症状】

　症状は、全身倦怠、多飲、多尿が最初にみられ、急激に高血糖状態になると、糖尿病性ケトアシドーシスとなり、時には虫垂炎と誤られるような腹痛を呈したり、昏睡状態となる。高血糖状態を放置していると合併症がおこり、後遺症が残る。糖尿病性網膜症、糖尿病性腎症、糖尿病性神経症が3大合併症である。

【検査】

　①血液検査（血糖値、HbA1c[注10]、グリコアルブミン(GA)[注11]、血中インスリン、自己抗体（GAD抗体、IA-2抗体など）、ケトン体、BUN、クレアチニン等）
　②尿検査（尿糖、ケトン体など）
　③糖負荷試験（75gOGTT）[注12]

【治療】

1型糖尿病

　①インスリン補充療法
　　インスリンの分泌が全くないため、治療の基本はインスリン補充療法である。
　②食事療法
　　成長・発達に必要な年齢相当のエネルギー量を与えることが大切である。また、一定量のインスリンを補充しているので、暴飲暴食及び欠食等、食事にむらがある状態が病状を悪化させることがあるので注意が必要である。
　③運動療法
　　運動は心身の鍛練及び成長過程においても重要である。しかし、一定量のインスリンを補充しているので、毎日の運動量に大きな差があると、インスリン量がその状態に適応出来ず、病状を悪化させることがあるので注意が必要である。

2型糖尿病

①食事療法

過食及び肥満が原因であるので、年齢と体格に応じた必要エネルギー量を算出して、バランスのとれた食事内容を保ちながら食事制限を行う。

②運動療法

ウォーキング等の有酸素運動を主体とし、一定の時間持続した運動を長期間継続する。

③薬物療法

基本は食事療法と運動療法であるが、治療を継続させる手段として、また治療が難航する場合には用いられる。

(2) その他の代謝異常症

食物から摂取するタンパク質、炭水化物、脂肪などの栄養素は、体内で分解・代謝されて私たちの体を作り、エネルギーも産生している。その異常には先天的なものと後天的なものがある。6つの先天的代謝異常症は、新生児期にマススクリーニング検査（ガスリー法）を行い早期発見・早期治療を行ってきた。最近タンデムマス法によるスクリーニング検査の導入推進が行われ、19疾患が対象になり、より多くの病気が新生児の段階で診断が出来るようになった[注13]。

早期治療により病気の進行を防ぐことが出来る具体例を挙げる。

アミノ酸代謝異常症のフェニルケトン尿症、ホモシスチン尿症、メープルシロップ尿症、糖質代謝異常症のガラクトース血症は、特殊ミルクと食事療法によって知的障害を予防することが出来る。また、金属代謝異常症のウイルソン病（銅の排泄がうまくいかない）は、薬物療法と食事療法により、症状を予防することが出来る。

注13：タンデムマススクリーニング
詳細は246頁参照

［参考文献］
1．内山 聖 監修：「標準小児科学（第8版）」，医学書院，2013
2．日本小児内分泌学会（編）：「小児内分泌学」，診断と治療社，2013
3．小児内科，vol.44 No.4，東京医学社，2012
4．小児内科，vol.45 No.5，東京医学社，2013
5．小児科臨床，vol.67 No.2，日本小児医事出版社，2014

8. 神経系の疾患

1 神経系とは

　生体の制御を行う神経系は、多数のニューロン（神経細胞）からなる神経回路網である。神経の情報伝達は、感覚や運動、記憶や思考または感情などの精神活動の基本であり、神経系が障害されることによって、これらの機能に異常をきたす。この項では、神経系を広く、大脳から筋肉までの伝導系としてとらえ、代表的な症状と疾患を説明する（図1）。

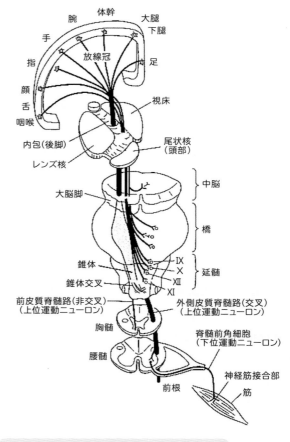

図1　上位運動ニューロン−下位運動ニューロン−筋の系
（両側性支配については省いてある）

出典：水澤 英洋、平山 惠造 監修：「臨床神経内科学 改訂4版」,16章 筋萎縮の診方,P120,南山堂,2000年

2 障害部位による症状と特徴

(1) 大脳皮質

神経細胞が集まり、あらゆる情報の処理と指示伝達を行い、記憶、想像力、思想などの高次機能も司どる。大脳皮質の障害により、意識、知覚、運動、精神活動のあらゆる障害が生じる。意識障害、けいれん、麻痺、精神運動発達遅滞などの症状が認められる[注1]。

注1：てんかん、脳性麻痺など
詳細は123頁、124・125頁参照

(2) 小脳

大脳からの指令を受けて体の位置や平衡など、運動の方向や大きさ等を制御する機能を持つ。障害されると運動失調やバランスの障害を生じる[注2]。

注2：脳性麻痺
詳細は124・125頁参照

(3) 脊髄

脊髄は中枢神経系の通り道であり、かつ末梢神経系に接続して乗り換える場所である。脊髄が障害されると、それより末梢の運動障害、すなわち麻痺が生じる。脊髄の障害により、筋緊張の亢進や深部腱反射の亢進がみられる。

(4) 末梢神経線維

体性神経系と、心拍呼吸などの内部環境の調整を行っている自律神経系が存在する。体性神経系は、感覚神経と運動神経からなる。末梢神経では、この感覚神経と運動神経が一緒に走ることから、損傷があると知覚障害と麻痺を生じる。

(5) 神経筋接合部

神経筋接合部は、神経末端から骨格筋へ情報伝達を行う場である。障害により運動障害を生じる[注3]。

注3：重症筋無力症
詳細は126頁参照

(6) 骨格筋

骨格筋は運動神経に支配されており、運動神経から信号を受けると収縮し、骨格を動かす実働部隊である。骨格筋は、細長い筋繊維からなり、筋線維は各々が一個の細胞で、筋細胞と呼ばれる。筋線維の集まりが筋束を構成し、

注5：フロッピーインファント
　　　の奇妙な姿勢
1. 二つ折れ姿勢
座位をとらせると、体が柔らかく、頭が踵、床についてしまう。
2. カエル肢位
あおむけで、膝の外側が床にベタッとついた状態で、足を開き、手足をやや伸展した肢位をとる。カエルがあおむけになった状態に似ていることからカエル肢位と呼ばれる。

注6：不随意運動の特徴
1. 振戦（ふるえ）
比較的律動的な振動運動である。拮抗筋(伸筋と屈筋など)で相反性(片側が収縮している時には、反対側の拮抗筋がリラックスして交互に収縮する)を示すことが多い。企図振戦は目標に近づくほど強くなる振戦であり、小脳病変で出現する。
2. 舞踏病
不規則な目的のない、非対称性の運動で、あたかも踊っているかのような制御出来ない運動をさす。リウマチ熱やハンチントン舞踏病が代表疾患である。
3. ジストニー
異常姿勢であって、異常運動であるアテトーゼとは異なる。筋緊張の異常亢進で、体幹や頸部の捻転や肘、手指の過伸展をとる。ウィルソン病や代謝疾患でおこる。
4. アテトーゼ
舞踏病よりゆっくりで持続的な異常運動である。手指や舌に出現し、絶えずゆっくりくねるような動きをする。核黄疸、脳性麻痺で生じる。
5. ミオクローヌス
一つまたは多くの筋の短時間の不随意な収縮である。種々の原因で生じ、薬物中毒、無酸素脳症などで生じる。

その集まりが骨格筋を構成している。実働部隊である骨格筋が障害されると、神経から指令がきても十分な筋収縮が出来ず、筋力低下、運動障害をきたす[注4]。

3　神経・筋疾患の症状

(1) 筋緊張低下 (フロッピーインファント)

　体が柔らかく、「ぐにゃぐにゃ乳児」と表現される。全身の筋緊張が低下し、自発運動が減少し、関節可動域の拡大と奇妙な姿勢をとる[注5]。原因は中枢神経障害、末梢神経障害など多岐にわたるが、主に筋力低下の有無が鑑別のポイントである。筋力低下がある場合は、末梢神経、骨格筋の障害が原因となり、後述の福山型先天性筋ジストロフィーが該当する。筋力低下がなく、筋緊張が低下している場合は、脳性麻痺などの中枢神経系異常が代表的で、ほかに染色体異常などが挙げられる。

(2) 精神遅滞 (知的障害)

　一般には、18歳未満の発症で、知的能力が低く(知能指数IQが70以下)、社会生活への適応が低いことをさす。原因疾患は染色体異常、代謝変性疾患、脳形成異常、感染症、発達障害など多岐にわたり、原因不明なものも多数存在する。

(3) 運動障害

　運動中枢である皮質から骨格筋に伝わる神経伝導路に関わるいずれかの部位に障害を生じ、そのために運動機能の異常、低下がおこった状態をいう。臨床的には、筋緊張異常、運動麻痺、不随意運動として認められる(後述：脳性麻痺参照)。不随意運動は、意思に従って運動することが困難な状態を指し、振戦、舞踏病、ジストニー、アテトーゼ、ミオクローヌス、バリスムス、運動失調などが挙げられる[注6]。

(4) けいれん[注7]

　脳の神経細胞の異常興奮により生じ、発作性で、限られた時間持続する運動や行動を意味する。子どもでは高熱、感染、中毒や不整脈など頭蓋外の原因でも誘発される。脳炎などの中枢神経感染症や高ナトリウム血症、低

カルシウム血症、低血糖、脳血管障害などは、神経細胞に直接または間接的な作用を及ぼすことでけいれんを生じる。熱性けいれんやてんかんは、これとは異なり、けいれんをおこしやすい遺伝的な素因があると考えられている。脳の一部のみ興奮すると、部分的なけいれん（部分発作）を生じ、脳全体が興奮することで全般性のけいれん（全般発作）をおこす。多くは眼球上転や口唇チアノーゼ、流涎（よだれ）、おう吐、尿失禁なども伴う。意識は部分発作の一部で保たれるものもあるが、全般発作では脳全体の興奮のため消失する[注8]。

①熱性けいれん

【病因】

通常38℃以上の発熱に伴って、乳幼児期に生じるけいれんで、中枢神経系の感染症など、頭蓋内の異常を認めない。神経ネットワークの未熟性や、発熱に伴う神経伝達物質の異常反応などが原因と考えられている。

【症状】

生後6か月から6歳に好発し、約2/3は一生に1回のみで、残りの1/3が繰り返す。多くが強直間代性の全身けいれんだが、脱力発作や部分発作のこともある[注8]。単純型と複雑型に分けられ、①持続が15分以上、②典型的な強直間代性全身けいれんでなく、焦点発作を示す、③24時間以内に繰り返すものを、複雑型としている。焦点発作とは、体の一部や半身にだけ強くおこす、眼が片方に偏位する、一点を見つめたり、動作を止めて意識がなくなる発作のことをさす。

【検査】

意識回復が速やかで、短時間の単純型には必ずしも検査は必要ない。複雑型の場合には、他の重度な頭蓋内感染症、電解質異常、低血糖、頭蓋内出血などを鑑別するために血液検査、髄液検査、頭部画像検査を行う。脳症との鑑別に脳波検査が必要なこともある。

【治療】

全身状態が良好でけいれんが止まっていれば、治療は必要ない。ジアゼパム坐薬は初めての単純型では投与しなくても良い。予防投与は 1 回目の発作持続時間が15分以上の場合は推奨されるが、他にi）前述の複雑型の②③にあてはまるもの、ii）発達の遅れがある場合、iii）熱性けいれんやてんかんの家族歴がある場合、iv）生後12か月以内、v）発熱後1時間未満での発作、vi）38℃未満での発作、のうち、2項目以上を満たした場合に行う。37.5℃

6.バリスムス

舞踏様運動の一種だが、運動はもっと急速で粗大であり、投げ出すような大きな動きである。脳血管障害によるものが多く、子どもは少ない。

注7：けいれん
190頁参照

注8：けいれんの発作型分類
《全般発作（脳全体が異常興奮）》
(1) 強直間代発作
いわゆる「けいれん」。四肢に力が入って伸展し小刻みに震わせる強直相に続き、四肢を律動的に攣縮（れんしゅく）（「びくんびくん」という発作）させる間代相が続く全身いれん発作。
(2) 欠神発作
数秒から数十秒の、突然はじまり、突然終わる動作停止、反応のない意識障害を示す。脳波が特徴的な3Hz棘徐波複合を示す。転倒はしない。
(3) ミオクロニー発作
四肢、頭部、体幹などに単発または連発する短い瞬間的な収縮をさす（ぴくぴくした動き）。
(4) 脱力発作
全身の力が入らず、筋緊張が急激に低下した状態になり、転倒することもある。

《部分発作（焦点性発作）》
意識障害のない単純部分発作と意識障害を伴う複雑部分発作がある。単純部分発作の中には、体の一部にけいれんが生じる、またはそれが全身に広がる運動徴候を呈する発作、おう吐、上腹部不快感や頻脈など自律神経症状を呈する自律神経発作、幻覚など感覚症状や精神症状を呈する発作が含まれる。複雑部分発作は、意識障害と口をもぐもぐさせるなど自動症を生じるものをさす。

以上の発熱時にジアゼパム坐薬を投与し、8時間後に発熱持続する場合には再投与する。解熱薬使用は賛否両論あるが、少なくとも熱性けいれんを誘発するというエビデンスはない。むしろ高熱による苦痛を和らげる目的で使用してよい。一番大事なことは、家族に、熱性けいれんは子どもによく見られる、予後良好な疾患であることを伝え、安心させることである。

② 泣き入りひきつけ（憤怒けいれん）

【病因】

生後6か月から1歳ごろまでの乳幼児が激しく泣いた後、呼気状態のまま呼吸を止め、顔色不良、意識消失、けいれんや全身の脱力をおこすものである。

【症状】

臨床症状からチアノーゼ型（顔が紫または黒くなる）と蒼白型（顔が青白くなる）に分類される。チアノーゼ型は約半数を占め、なんらかの理由で激しく泣いた後に「呼気時」に呼吸を止め、チアノーゼ（血中酸素濃度が低下して皮膚や粘膜が紫色になる）となり、全身の脱力とけいれんが出現する。蒼白型は、痛みや不満などが原因となり、「吸気時」に呼吸を止め、急に顔色が蒼白となり、意識を失う。発作の持続時間は1分以内であることが多く、30%の患者で日に何度も繰り返す。

【検査】

年齢や症状が典型的であれば、診断は簡単であり、検査は基本的には不要である。てんかんとの鑑別に脳波が必要なこともある。憤怒けいれんには必ず誘因があり、睡眠中には発作がないことが診断時に参考になる。

【治療】

幼児期には自然に治り、基本的には治療が必要ないこと、予後良好な疾患であることを家族によく理解してもらう。鉄欠乏性貧血を伴う場合があり、この場合は鉄剤投与が有効である。

③ てんかん

【病因】

繰り返す大脳皮質神経細胞の異常な過剰興奮による、けいれんまたは意識の変容をてんかん発作といい、これを生じる慢性的な脳の疾患を「てんかん」と呼ぶ。つまり、てんかんは一つの特定の疾患をさすのではなく、様々な病因による脳機能障害によりおこる、様々な症候群をさす。

【病態】

　従来、てんかんは成因により、特発性、症候性、潜因性に分類されている。特発性はけいれんをおこしやすい遺伝性素因により発症するもので、症候性は脳奇形、外傷、出血、脳腫瘍、神経変性疾患など大脳皮質の器質的な異常によりけいれんがおこるものをさす。潜因性は何らかの基礎疾患があると予測されるものの、現在の技術では見つけられないものと定義される。2010年の最新の分類案では、「特発性」、「症候性」、「潜因性」の代わりに、「素因性（遺伝子異常が判明している）」、「構造的・代謝性（原因となる疾患が存在する）」、「原因不明」が提案されている。てんかんの発作型は、大きく全般と部分（焦点性）発作に分類される[注8]。

【検査】

　脳波検査は有用であるが、短時間であるため異常が検出されない場合もある。特に発作時も同時にビデオ撮影、筋電図評価を行える長時間脳波は有用である。ほか、原因精査やてんかん外科適応かの評価を目的として、頭部MRI、単一光子放射断層撮影（SPECT）などを行う。てんかん発作による影響の評価のため、適宜発達検査、知能検査も行う。

【治療】

　2回以上発作を認めた場合、抗てんかん薬による薬物療法を開始することが多い。全般発作か焦点性発作かにより薬剤を選択する。急激な投薬の中止や飲み忘れによる発作の増悪に関して、家族や子どもによく説明をし、毎日内服をしてもらう。また誘因[注9]をさけることも重要である。薬物療法に抵抗性の難治てんかんに対しては、ケトン食療法などの食事療法や、副腎皮質刺激ホルモン（ACTH）療法などのホルモン療法を用いることもあり、特に前者はレノックス・ガストー症候群、後者はウエスト症候群などの難治てんかんで効果が期待される[注10]。中には、焦点切除や脳梁離断などのてんかん外科手術が効果をあげるものもある。手術の適応がない例には、迷走神経刺激療法も考慮される。

(5) 脳性麻痺

【病態】

　単一の病気ではなく、疾患群である。受胎から新生児（生後4週以内）までの間に生じた、脳の「非進行性」病変に基づく、永続的な、しかし「変化しうる」

注9：誘因
睡眠不足、過食、過呼吸、光刺激などが発作を誘発することがある。

注10：
《ウエスト（West）症候群（点頭てんかん）》
乳児期の4から12か月に好発する。①スパズム②ヒプスアリスミア③重度な発達の退行・停止を三徴とする。スパズムは、頸、体、四肢の短い収縮で、典型的には頭部を前屈し、上下肢を一瞬挙上する特有の発作で、通常5〜30秒間隔で20〜40回群発する（シリーズ形成）のが特徴である。ヒプスアリスミアは特有の脳波異常で、多様な振幅の高くゆっくりとした波（徐波）が無秩序にあらわれ、その中に尖った波（棘波・鋭波）が混ざっている（めちゃくちゃな脳波）。難治で重度の精神遅滞をきたす。ACTH療法など特殊な治療が有効である。
《レノックス・ガストー（Lennox-Gastaut）症候群》
幼児期にみられる難治てんかんで、強直発作、脱力発作、非定型欠神発作など各種の発作が混在して頻発する。ウエスト症候群から移行することがある。発症すると精神発達が重度に遅れる。多くの場合、抗てんかん薬に抵抗性で、ケトン食療法が試みられる。

注 11：
脳性麻痺には、染色体異常、
代謝異常や既知の遺伝子異常
によるものは含まない。脳性
麻痺の原因である子宮内感染
症や虚血性脳障害では重度な
精神遅滞を伴うことが多い
が、脳性麻痺自体はあくまで
も「運動・姿勢の異常」であり、
精神遅滞は含まれない点に留
意する。

注 12：脳性麻痺の分類
《痙直型》脳性麻痺の8〜9割
を占め、常時、筋緊張が亢進
した状態をさす。
《アテトーゼ型》筋緊張が亢進
するが、程度に変動があり、
不随意運動を伴う。精神的緊
張により亢進し、リラックス
すると筋緊張は低下する。脳
性麻痺の10％程度を占め、核
黄疸など大脳基底核の障害に
より生じる。
《低緊張型》筋緊張が低下して
いる。頻度は低い。
《失調型》筋緊張は低下してい
ることが多く、体幹のバラン
スの障害や上肢の振戦（ふる
え）を示す。小脳の障害により
おこるが、脳性麻痺の中では
10％未満と少ない。
《混合型》痙直型＋アテトーゼ
型、低緊張型＋失調型など混
合した状態である。

運動及び姿勢の異常と定義される[注11]。子宮内感染症、虚血性脳障害、頭蓋内出血、核黄疸、中枢神経感染症などが原因で生じる。

【症状】

四肢や体幹がうまく動かせない麻痺と、筋の緊張の異常が症状の主体である。どの部分に麻痺を生じているかにより、四肢麻痺、両麻痺、対麻痺、片麻痺に主に分類される（図2）。四肢麻痺と両麻痺の差は、四肢麻痺が四肢全部に同じくらい麻痺があるものであるのに対し、両麻痺は四肢に麻痺があるが、下肢に強く、上肢は軽いものをさす。対麻痺は上肢にはなく、下肢のみの麻痺をさし、低出生体重児に合併する脳室周囲白質軟化症に伴うことが多い。筋緊張に関しては、痙直型、アテトーゼ型、低緊張型、失調型、混合型に分類される[注12]。

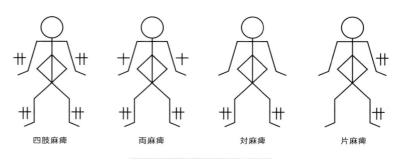

四肢麻痺　　両麻痺　　対麻痺　　片麻痺

図2　脳性麻痺の身体分布による分類

【検査】

頭部MRIなどの画像評価、脳波検査が主体となる。ほか、呼吸障害や胃食道逆流症など消化管障害などの合併症に対する検査が必要である。

【治療】

最も重要であるのはリハビリテーションである。これは、運動障害や変形・拘縮予防だけにとどまらず、子どものもっている生活能力を改善し、社会参加を促し、さらには家族の支援も含む。理学療法、作業療法が中心となる。装具や座位保持装置などの取り組みも進んでいる。合併症である摂食・嚥下障害や言語の遅れなどに対して、嚥下や摂食訓練や言語療法を行う。痙縮への対応は筋弛緩薬などの薬物療法が主体であったが、近年、ボツリヌス毒素療法、バクロフェン髄腔内投与、選択的脊髄後根切断術の有効性が報告されている。

(6) 脊髄性筋萎縮症

【病態】

　脊髄の運動神経細胞（脊髄前角細胞）が変性することによって筋萎縮と進行性筋力低下をきたす遺伝性の疾患である。

【症状】

　発症年齢と重症度により、生後6か月までに発症し坐位もとれない重症型のⅠ型（ウェルドニッヒ・ホフマン病）、1歳6か月以後に発症して歩行は獲得するものの、転びやすいなどの症状を訴える軽症型のⅢ型（クーゲルベルグ・ウェランダー病）、その中間型のⅡ型に分類される。Ⅱ型の発症は1歳6か月までで、坐位は獲得するが、起立、歩行は不可能である。下肢優位で近位の進行性筋力低下と運動発達の遅れを認め、手の振戦や舌の細かい震え（線維束攣縮）が特徴的であるが、知的には正常である。

【検査】

　遺伝学的検査で、原因遺伝子 *SMN1* に変異を認める。血液検査では異常なく、血清クレアチンキナーゼ（CK）値も正常である。運動神経伝導速度検査も大きな異常は認めない。

【治療】

　根本的な治療法はなく、理学療法を含め、対症療法が主体である。特に呼吸障害に対してはⅠ型では気管切開、Ⅱ型でも鼻マスク式などの非侵襲的な人工呼吸管理が必要となることが多い。側弯の進行にも注意する。現在、わが国でも薬物治療（バルプロ酸）や遺伝子治療の治験がはじまりつつあり、その効果が期待されている。

(7) 重症筋無力症

【病態】

　神経筋接合部の信号伝達に関わるアセチルコリン受容体（AChR）に対する自己抗体によって、神経筋の刺激伝達が障害される自己免疫疾患である。

【症状】

　眼筋型と全身型に分類される。一定しない筋力低下、易疲労性を示す。日内変動があり、朝より夕方に症状が強いこと、運動の繰り返しにより症状が悪化し、休息すると改善することなどが特徴である。

【検査】

　AChRへの自己抗体の検出が有用だが、小児患者での検出率は50％にすぎない。抗コリンエステラーゼ薬であるエドロホニウム塩化物により、神経筋伝達機能の改善が認められることを確認する（テンシロンテスト）。また、反復刺激を行うと、活動電位の減衰所見が認められる。

【治療】

　眼筋型の中には、抗コリンエステラーゼ薬で改善するものもあるが、対症療法にすぎない。治療の主体は、自己抗体の産生を抑えることにあり、ステロイド療法と免疫抑制薬を用いる。成人と異なり、胸腺腫合併が少ない子どもの例では、胸腺摘除は積極的には薦められない。

（8）デュシェンヌ型筋ジストロフィー

【病態】

　先天的に筋細胞膜のジストロフィン蛋白が欠損しているため、筋細胞膜の安定性が失われて、筋線維が変性、壊死し、進行性に筋力低下をきたす遺伝性の疾患である。X連鎖性劣性遺伝形式をとるため、原則として男児に発症する。男児出生数千に1人の発症といわれ、筋ジストロフィーでは最も頻度が高い。2/3は母親が保因者である。

【症状】

　3歳ごろから下腿の肥大、転びやすい、走れない、ジャンプが出来ない、階段の昇り降りが苦手などで気づかれる。偶然、血液検査で高CK血症に気づかれる例も多い。5歳過ぎに運動能力はピークとなり、以後筋力低下が進行し、10歳ごろに車椅子生活となる。それ以後に側弯、呼吸障害、心筋症などが進行する。現在では平均寿命は30歳とされている。

【検査】

　血液検査で血清CK値が異常高値（数千から時に数万U／L）に示す。70％が、ジストロフィン遺伝子検査（MLPA 法）で診断が可能だが、30％ は、遺伝学的検査で変異が検出できず、筋生検での診断が必要となる。

【治療】

　ステロイド療法は運動機能維持に効果が示されている。加えて理学療法、呼吸障害に対する人工呼吸管理、心筋症への薬物治療により、ここ数年で予後は著しく改善した。また、近年、エクソンスキッピング療法などの遺伝子

変異を操作する治療法も開発され、わが国でも治験がはじまり期待されている。

(9) 福山型先天性筋ジストロフィー

【病態】

　筋ジストロフィーに加えて、脳奇形と眼合併症を特徴とする先天性の筋ジストロフィーである。日本人に頻度が高く、わが国の小児発症の筋ジストロフィーとしては、2番目に多い。

【症状】

　多くは乳児期から体が柔らかい（筋緊張低下）、頸のすわりが遅いなど運動発達の遅れで気づかれる。7割は座位またはいざりばいまでは獲得出来るが、立位、歩行可能な例は1割程度と少ない。早い時期から手指や股・膝関節の関節拘縮を生じる。脳の奇形による精神遅滞はほぼ必発で、熱性けいれんやてんかんの合併も多い。筋量が少ないため、容易に低血糖を生じる。夏風邪（ヘルパンギーナ、手足口病）にかかると、急激に全身の筋細胞が壊れて、筋力が低下する横紋筋融解になりやすいのも特徴である。10歳以後は呼吸障害、心筋症が進行する。

【検査】

　血液検査で血清CK値が数千U/Lと高値を示す。頭部MRI画像では、多小脳回や厚脳回などの皮質形成異常、白質の髄鞘化の遅れや小脳の小嚢胞などの異常が認められる。遺伝子検査でフクチン遺伝子に変異[注13]を認めることで確定診断される。

【治療】

　根本的な治療はなく、運動発達促進や関節拘縮予防のための理学療法などリハビリテーションが主体である。また、てんかんや呼吸障害、心筋症への対症療法が重要である。現在、遺伝子を標的とした治療が開発されつつあり、期待がもたれている。

［参考文献］
1．内山 聖：「標準小児科学（第8版）」、医学書院、2013
2．有馬 正高：「小児神経学」、診断と治療社
3．奥村 彰久、浜野 晋一郎：「子どものけいれん・てんかん―見つけ方・見分け方から治療戦略へ」、中山書店
4．水澤 英洋、平山 惠造：「臨床神経内科学 改訂4版」、南山堂、2000年

注13：フクチン遺伝子の変異
フクチンに電子は福山型先天性筋ジストロフィーの原因遺伝子であるが、その遺伝子産物フクチンの役割は、これまでよく分かっていなかった。実際は、筋細胞膜の糖タンパクの糖鎖をつくる酵素であり、この異常により筋が壊れやすい状態になる。患者の90％で3kbの挿入変異という共通の変異を認め、創始者変異と呼ばれる。日本人に多い理由として、旧い昔に日本人の祖先にこの創始者変異が生じて、全国に広まったと考えられている。

コラム

　ニューロンは情報処理と伝達の基本単位であり、ニューロン間もしくはニューロンと効果器（筋肉などの実際に働く器官のこと）間の接合部をシナプスと呼ぶ。ニューロン内での情報伝達は、神経軸索を活動電位が伝わっていくことによって行われるが、接合部であるシナプスでは化学伝達物質により情報が伝達される。つまり、神経の末端に活動電位が伝わると、末端から化学伝達物質が放出され、この物質がシナプス後器官（筋肉など）の膜の受容体に結合することで情報が伝わる。神経筋接合部はニューロンと骨格筋間のシナプスである。神経の情報伝達は、感覚や運動、記憶や思考または感情などの精神活動の基本であり、神経系が障害されることによって、これらの機能に異常をきたす。神経の伝導路には求心性（感覚性・上行性）と遠心性（運動性・下行性）という方向性があり、双方向の情報のやりとりはない。神経系は大きく、中枢神経系と末梢神経系の2つにわけられ、中枢神経系は脳と脊髄部分をさし、上位ニューロンともいわれる。脳は周囲の環境からの情報を感覚情報として集め、処理し、理解可能な情報に変換して、運動活動、内分泌などの調節を行っている。末梢神経系は中枢神経と体の各部位をつなぐ役割をし、脳幹から出る脳神経と、脊髄から出る脊髄神経に分類される。末梢神経は下位ニューロンともいわれ、上位ニューロンがその機能が過剰にならないように抑えてコントロールしている。運動の基本である筋肉の収縮は、大脳から出た指示情報が脳幹、脊髄を伝わり（上位ニューロン）、脊髄前角から出る運動神経（下位ニューロン）に伝わり、神経筋接合部を経て、筋肉に伝わることによりおこり、これらのどの部分が障害されても、麻痺、四肢の運動障害、筋緊張の異常などの症状が生じる（119頁図1参照）。

9. 腎・泌尿器疾患

　腎臓は老廃物の排泄だけではなく、水・電解質の調節や、内分泌器官として機能し、恒常性維持に重要な働きをしている。

　本項では、主に子どもで認められる、代表的な腎臓及び泌尿器生殖器疾患について概説する。

1　腎臓の構造と働き

　腎臓の割面像を(図1a)に示した。尿の生成単位であるネフロンは、糸球体と尿細管から構成される(図1b)。糸球体の構造を(図1c、図1d)に示した。

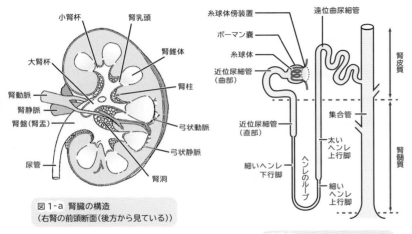

図1-a　腎臓の構造
　（右腎の前頭断面（後方から見ている））

図1-b　ネフロンと各部位の名称

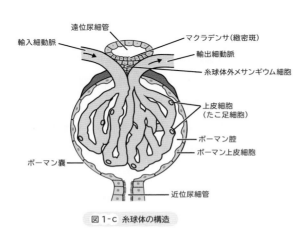

図1-c　糸球体の構造

130

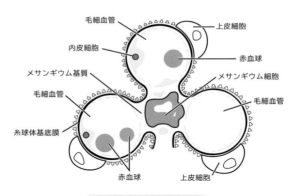

毛細血管　　　　　　　　上皮細胞
内皮細胞　　　　　　　　赤血球
メサンギウム基質　　　　メサンギウム細胞
毛細血管　　　　　　　　毛細血管
糸球体基底膜
赤血球　　　上皮細胞

図1-d　糸球体電顕像の模型図

2 腎・泌尿器系の主な疾患

(1) ネフローゼ症候群

【病因・病態】

　糸球体濾過障壁のタンパク透過性亢進により、大量のタンパク尿と低タンパク血症をきたす。ネフローゼ症候群は高度タンパク尿（夜間蓄尿で40mg/時/m^2以上）または早朝尿でタンパク尿クレアチニン比2.0g/gCr以上かつ低アルブミン血症（血清アルブミン2.5g/dL以下）と定義される。

【症状及び検査】

　血漿タンパクの尿中喪失により、浮腫や高脂血症などを呈する。また感染にかかりやすい状態となる。

【治療】

注1：腎生検
腎疾患の診断、治療方針の決定、治療効果や予後の判定に必要であるが一般的に、入院してエコーガイド下に経皮的針腎生検を行う。

　小児のネフローゼ症候群の多くは、病理組織学的（腎生検[注1]による）に微小変化型（MCNS）で、ステロイドに反応して寛解（タンパク尿が出なくなる状態）する。しかし頻回再発例が多く、ステロイドの長期投与に伴う副作用［成長障害（低身長）、感染症（水痘など）の重症化、骨粗鬆症（脊椎圧迫骨折）、そして緑内障や白内障など］が問題となる。ステロイド副作用が問題となる症例やステロイドが効かない症例には、免疫抑制薬を併用する。

　小児ネフローゼ症候群の一部に、病理組織学的に糸球体硬化像が巣状、分節状に認められる巣状分節性糸球体硬化症（FSGS）がある。その多くがステロイド抵抗性を示し、末期腎不全に進行する危険性が高い。

	収縮期血圧（mmHg）	拡張期血圧（mmHg）
幼児	≧120	≧70
小学校（低学年）	≧130	≧80
小学校（高学年）	≧135	≧80
中学校（男子）	≧140	≧85
中学校（女子）	≧135	≧80
高等学校	≧140	≧85

表1 小児の年代別，性別高血圧基準

資料：日本高血圧学会高血圧治療ガイドライン作成委員会編集：高血圧治療ガイドライン2014，日本高血圧学会105頁

(2) 急性糸球体腎炎

【病因・病態】

先行感染後1～2週の潜伏期間を経て、急性に血尿、タンパク尿、乏尿[注2]、浮腫、高血圧[注3]を発症する。A群β溶連菌感染症に続発する溶連菌感染後急性糸球体腎炎が代表的。

【症状及び検査】

通常1週間前後で乏尿・浮腫は改善して利尿がつく。またタンパク尿は2～3か月、血尿は6か月程度で消失する場合が多い。

【治療】

急性期には安静と食事療法（塩分、水分、タンパク制限）、また臨床症状に応じて、利尿薬や降圧薬、そして高カリウム血症治療薬を投与する。また溶連菌の除去と周囲への感染予防を目的として、抗生物質を約2週間投与する場合が多い。

(3) 慢性糸球体腎炎

タンパク尿、血尿が持続し、しばしば高血圧や浮腫を伴って腎機能障害が緩徐に進行する病態と定義される。確定診断には腎生検[注1]が必要である。

①IgA腎症

【病因・病態】

全身性疾患を伴うことなく、糸球体メサンギウムにIgAが最も強く沈着する。わが国で最も頻度が高い。

注2：乏尿（急性腎傷害）
尿量が0.5mL/kg/時以下あるいは250mL/m²/日以下の場合を乏尿と呼ぶ。
急性腎傷害では種々の原因で急速に腎機能を維持出来なくなった状態で、乏尿、浮腫、高血圧が主な臨床症状である。緊急処置を要する生命の危険につながる合併症（肺水腫・高血圧や高カリウム血症など）を呈し、血液浄化療法（透析）が必要な場合もある。

注3：高血圧
小児では特に腎性高血圧が多い。小児における高血圧の診断には、体格に合わせたマンシェット（3～6歳未満は7cm幅、6～9歳未満は9cm幅、9歳以上は12cm幅）を用いて血圧測定を行うこと、高血圧の基準が成人と異なること（表1）に留意する。

注4：学校検尿
腎尿路疾患の早期発見を目的
として、小中学校の健康診断
で尿検査が行われている。
検尿陽性者に対しては、日本
学校保健会の腎疾患委員会で
作成された管理指導表を利用
することで、管理の統一化が
図られている（平成23年度に
改定された）。
＊タンパク尿単独陽性例では
体位性タンパク尿の頻度が比
較的高い。立位（随時尿）でタ
ンパク尿陽性、臥位（起床時
早朝尿）で陰性であり、これは
生理的タンパク尿である。採
尿方法に注意が必要である。

注5：IgA血管炎
詳細は108頁参照

注6：溶血性貧血
HUSでは、血管内交障害によ
る、破砕赤血球を伴う貧血を
認める。
詳細は106頁参照

【症状及び検査】

多くが学校検尿[注4]などで無症候性血尿、タンパク尿として発見される。

【治療】

確立した治療法はないが、タンパク尿が多く、腎病理組織像（腎生検[注1]による）で急性炎症所見が目立つ場合には、ステロイド治療の適応になる。近年わが国では、扁桃を病巣とする免疫異常がその病態に関与するという考えから扁桃摘出術を組み合わせた治療を実施する施設も増えている。

②紫斑病性腎症（HSPN）

紫斑病性腎症（HSPN）は IgA血管炎[注5]（以前の名称 *Henoch-Schönlein* 紫斑病）の20～80％に合併する小児の主要な二次性腎炎の一つである。

(4) 溶血性尿毒症症候群(HUS)

小児HUSの原因の多くはベロ毒素を産出する腸管出血性大腸菌 (enterohemorrhagic Escherichia coli：EHEC) による消化管感染症である。血清型はO157が多い。HUSはベロ毒素により惹起される血栓性微小血管障害であり、EHEC感染者の約1～10％に発症し（低年齢であるほどHUSの発症率は高い）、溶血性貧血[注6]、血小板減少、急性腎傷害を呈する。HUS患者の約1/3に何らかの中枢神経症状（脳症）がみられる。なお、急性期の死亡率は2～5％とされている。

【治療】

急性腎傷害、高血圧、脳症等の各症状に対する支持療法が基本となる。

(5) 先天性腎尿路疾患

異・低形成腎

発生異常による。乳児検診、成長障害、尿路感染症、そして腎機能障害などを契機に発見されることが多い。一側性の場合が多く、同側に高度な膀胱尿管逆流（VUR）を合併していることが多い。また、腎機能予後は異・低形成病変の程度による。

(6) 泌尿器・生殖器疾患

① 膀胱尿管逆流症(VUR)と尿路感染症

尿路感染症で発見されることが多く、排尿時膀胱尿道造影(VCUG)[注7]に
より逆流の程度を判定する(図2)。

一般に逆流の程度の軽度なVURは自然消失する症例が多いが、高度の
VURではその可能性は低く逆流防止術を検討する。

注7：**排尿時膀胱尿道造影**
（VCUG）
膀胱に挿入したカテーテルか
ら造影剤を自然滴下で注入し、
排尿時と排尿後の観察を行う
ことで、尿道や膀胱の形態、
膀胱尿管逆流(VUR)の有無
とその程度、残尿の有無など
が観察可能である。

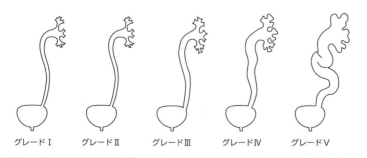

グレードⅠ　　グレードⅡ　　グレードⅢ　　グレードⅣ　　グレードⅤ

グレードⅠ：尿管のみへの逆流。
グレードⅡ：腎盂・腎杯までの逆流。
グレードⅢ：腎盂・腎杯までの逆流。軽度から中等度の尿管・腎盂の拡張または尿管の屈曲。
グレードⅣ：尿管・腎盂・腎杯の中等度の拡張か尿管の屈曲。腎杯は鈍円化、形態は保持。
グレードⅤ：高度な尿管の拡張と屈曲。高度の腎盂・腎杯の拡張、腎杯の鈍円化、乳頭の消失。

図2　膀胱尿管逆流症の国際分類

② 閉塞性尿路疾患：上部尿路通過障害

水腎・水尿管症は、超音波検査[注8]を実施し、症状と超音波検査所見などを
組み合わせて手術の適応を検討する(図3)。

注8：**超音波検査**
腎臓の形態観察や腎血流の
評価などに用いられる、侵襲
のない検査である。

グレード0　　グレード1　　グレード2　　グレード3　　グレード4

グレード0：拡張なし。
グレード1：腎盂拡張のみが観察され、腎杯の拡張は見られない。
グレード2：腎盂拡張に加え、拡張した腎杯が数個観察される。
グレード3：全ての腎杯が拡張。
グレード4：グレード3に加え、腎杯が凸型に実質内に張り出し、腎実質の菲薄化を認める。

図3　水腎・水尿管症の分類(日本小児泌尿器科学会分類)

出典：河野 美幸 他;小児先天性水腎症(腎盂尿管移行部通過障害)診療手引き2016,日本小児泌尿器科学会雑誌2016;25(3)94・95

③ 停留精巣

生後6か月以降は精巣の自然下降はおこらないことから、生後1～3歳に手術（精巣固定術）を考慮する。

④ 陰嚢水腫

胎児期に精巣が陰嚢に下降する際に腹膜の一部を伴うが、生後はこれが鞘膜及び鞘状突起となる。陰嚢水腫は鞘膜腔内に液体が貯留した状態である。乳幼児では鞘状突起が完全に閉鎖しないため、腹腔内液が流入して生じる交通性陰嚢水腫が多いが、自然治癒傾向が強いので放置して差し支えない。

⑤ 包茎

真性包茎と仮性包茎にわけられ、前者は包皮口が狭いために包皮が翻転できい状態、後者は翻転して亀頭が容易に露出できる状態である。出生時の男児はほぼ全例が真性包茎の状態であるが、成長につれてその割合は激減する。そのため原則的には放置しておいてよい。

⑥ その他：排尿異常

1）頻尿

正常児の排尿回数と一日尿量の目安を表2に示し、頻尿の原因を表3に示した。

年齢（歳）	排尿回数（回）	1日の尿量（mL）
～0.5	15～25	15～300
0.5～1	10～15	300～400
1～3	6～12	400～600
3～5	5～9	600～700
5～7	4～7	700～900
7～12	3～5	900～1,400

表2 正常児の排尿回数と尿量の目安

出典：生駒 文彦 監修：寺島和光（1998）症候論と診断学，小児泌尿器科学書，P50～57，金原出版より転載，一部改変

1. 多尿	腎尿細管・間質性疾患、尿崩症、糖尿病心因性多飲など
2. 膀胱容量の減少	1）機能的減少（膀胱の被刺激性亢進）、尿路感染症、尿路結石 2）絶対的容量の減少萎縮膀胱，圧迫
3. 下部尿路通過障害	膀胱頸部疾患
4. 心因性	

表3 病態からみた頻尿の原因

2）排尿痛

原因の多くは炎症性疾患（尿路感染症や亀頭包皮炎など）である。

3）排尿困難

原因は下部尿路の閉塞をきたす器質的疾患と神経系の障害に大別される。尿が出にくい、排尿に時間がかかる、尿線が細い・弱いなどの症状を有する。

4）尿失禁

尿意がないのに尿の一部が漏出する現象をさす。①ストレス性（腹圧が加わると漏れる）、②切迫性（トイレに間に合わずに漏れる）、③溢流性（膀胱が充満しても尿意がなくて漏れ出る）、④真性（尿管異所開口）などで生じる。

(7) 末期腎不全

【病因・病態】

末期腎不全は腎の不可逆的障害により腎機能が低下した状態で、原因疾患として小児では先天性腎尿路異常の占める割合が大きい。

【症状及び検査】

腎機能が低下してくると、図4に示した様々な臨床症状を呈する。また小児では、成長発育障害も問題となる。

【治療】

腎代替療法として、透析療法（血液透析、腹膜透析）と腎移植が挙げられるが、小児の透析療法では循環動態に対する影響が少なく、食事制限が緩やか、さらに在宅医療で通園や通学が容易であることから大半において腹膜透析を選択される。また、近年の免疫抑制薬などの進歩により、腎移植は末期腎不全治療として確立した医療となり、透析療法を経ないで先行的に腎移植を行う先行的腎移植（PEKT）も行われている。

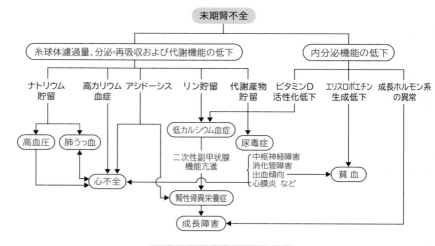

図4　末期腎不全の病態生理と臨床像

［ 参考文献 ］
1. 坂井　建雄、河原　克雅：人体の正常構造と機能、Ⅴ腎・泌尿器 , 日本医事新報社 , 2005
2. 日本高血圧学会高血圧治療ガイドライン作成委員会　編：高血圧治療ガイドライン 2014,
　　P104 ～ 107, ライフサイエンス出版
3. 服部 元史：現場で役立つ小児救急アトラス、急性腎不全 , P277 ～ 279,　西村書店 , 2009
4. 服部 元史：小児ネフローゼ症候群の理解 , クリニカルスタディ , 51(11), P51 ～ 57,
　　メヂカルフレンド社 , 2008
5. 小児先天性水腎症（腎盂尿管移行部通過障害）診療手引き 2016, 日本小児泌尿器科学会雑誌
　　2016;25(3),94.95

10. 先天性の疾患

1　先天異常とは

　先天異常とは、受精から出生までの間に胎児におこる様々な異常のことで、身体の奇形（口唇口蓋裂や多指症などの外表奇形や、食道や肛門の閉鎖、心奇形などの内臓奇形）や、タンパク、脂質などの代謝異常などがある。出生後にすぐわかるものばかりでなく、先天性代謝異常症などのように、新生児スクリーニングや年齢とともに症状がはっきりし、病気がわかることもある。

　先天異常は、成因により ①遺伝的要因、②環境要因、③遺伝と環境の相互作用に大別できる。遺伝的要因には遺伝子や染色体異常、環境要因として胎

内感染や母体の薬剤摂取、飲酒、喫煙、放射線暴露などがある（表）。多くの先天異常は図1に示すように遺伝要因と環境要因の相互作用により生じる。

病因		疾患
単一遺伝子病	常染色体優性遺伝	結節性硬化症、神経線維腫症、ハンチントン病、脊髄小脳変性症
	常染色体劣性遺伝	先天代謝異常症（フェニルケトン尿症、ライソゾーム病など）
	X連鎖優性遺伝	色素失調症
	X連鎖劣性遺伝	血友病、色覚異常、デュシェンヌ型進行性筋ジストロフィー
染色体異常症	染色体数の異常	ダウン症候群、13トリソミー、18トリソミー、ターナー症候群、クラインフェルター症候群
ミトコンドリア遺伝病	母系遺伝	ミトコンドリア脳筋症
多因子遺伝病	先天奇形	先天性心疾患、口唇口蓋裂、二分脊椎
	生活習慣病	高血圧、糖尿病、高脂血症
環境要因	胎内ウイルス感染症	風疹、サイトメガロ、トキソプラズマ、ヘルペスなど
	薬剤	・ワーファリン、サリドマイド、抗てんかん薬による胎児奇形 ・ストレプトマイシンによる難聴
	化学物質	胎児性アルコール症候群
	X線	甲状腺がん

表 主な先天性疾患の分類

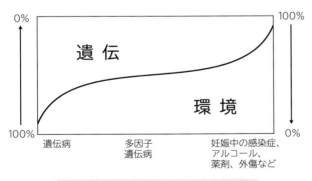

図1 疾患の成因に対する遺伝要因と環境要因の関与

2 遺伝的要因

遺伝子や染色体の異常により発症する疾患を総称して遺伝性疾患と呼ぶ。単一遺伝子病、染色体異常症、ミトコンドリア遺伝病、多因子遺伝病に分類される。

(1) 単一遺伝子病

親から子に伝わる遺伝子は2個ずつペアになり、細胞の核内の染色体上に並んでいる。両親より受け継ぐ遺伝子の片方に変異を持つ場合に発症する遺伝

性疾患を常染色体優性遺伝病といい、片親がこの変異を持つ際に子どもが引き継ぐ確率は50%である。また、両親より受け継ぐ遺伝子の両方ともに変異を持つ場合に発症する遺伝性疾患を常染色体劣性遺伝病という。通常、両親は正常であり、保因者である。保因者の両親の子どもが発症する確率は25%であり、50%は保因者となる。先天代謝異常症の多くが本遺伝形式である。X連鎖劣性遺伝病は、X染色体上に遺伝子があり、多くは変異を持つ男性のみが発症する。女性にも発症しうるが、通常は男性患者よりも軽症であることが多い（図2）。

常染色体優性遺伝
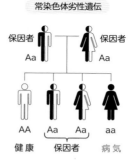

片親が病気の遺伝子の変異アレル（A）を持つ場合、子どもが同じ変異を持つ確率は50%である。

常染色体劣性遺伝

両親からそれぞれ受け継いだ一対のアレルのうち、片方の変異アレル（a）のみでは発症せず、両方の変異がある場合に、25%の頻度で発症する。変異と正常なアレルを1つずつ持つ人を保因者といい、その確立は50%である。保因者は一般的には、その病気を発症しない。

X染色体劣性遺伝
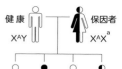
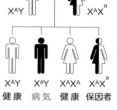

X染色体を2本もつ女性では、1方のみが機能している。本遺伝形式では、X染色体に変異アレル（Xa）をもつ男性に発症する。

図2 単一遺伝子病におけるおもな遺伝形式

（2）染色体異常症

　ヒトの染色体は46本より構成され、それぞれ2対の22本の常染色体と性別を決定する性染色体（男性ではXY, 女性はXX）より構成される。染色体数の異常と染色体の構造の異常により生じる疾患を染色体異常症という。出生児あたりの染色体異常の発生頻度は200人に1人であり、稀ではない。特定の染色体が1本少ない場合をモノソミー、1本多い場合をトリソミーという。

①ダウン症候群

　主に、21番染色体が1本多いことに起因する症候群である。出生児700～1,000人に1人の発症頻度であるが、母体の年齢に大きく依存し、35歳では300人に1人、40歳では100人に1人の発症頻度である。特異な顔貌（眼瞼裂

斜上、内眼角贅皮、鼻根部平坦、巨舌）、手掌単一屈曲線、筋緊張低下を特徴とする（図3）。生命予後に関与する心疾患（心房や心室中隔欠損症）の合併は50%と高く、その他甲状腺機能低下症、難聴、眼科疾患、てんかん、白血病、消化器疾患や整形疾患の合併にも注意が必要である。発達遅滞はほぼ必発であるが、音楽や絵画など芸術分野で活躍している方々もいる。医療技術の向上に伴い、ダウン症患者の寿命は劇的に延びているが、成人期における社会性能力の退行症状など加齢に伴う問題が生じている。成人期の内科への移行、社会福祉・地域社会との連携を含めた包括的なフォローアップが重要である。

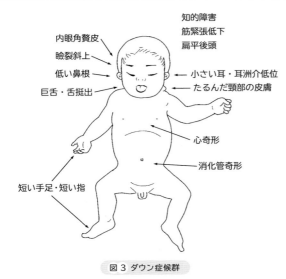

図3　ダウン症候群

出典：早川 浩：テキスト 子どもの病気，日本小児医事出版社

②18トリソミー

18番染色体が、1本過剰である。出生児4,000人に1人の発症率である。特異な顔貌（前頭部が平坦で長い、眼瞼裂が短い）、手指の重なりなどの多発奇形や重篤な心奇形を合併することが多く、生命、知的予後とも不良である。

③13トリソミー

13番染色体が1本過剰である。出生児6,000人に1人の発症率である。特異な顔貌（眼間狭小、単眼症）、口唇口蓋裂などの多発奇形などや重篤な心奇形を合併することが多く、生命、知的予後とも不良である。

④ターナー症候群

ターナー女性は、X染色体が1本のモノソミー（45, XO）である。出生女児3,000〜7,000人に1人に発症し、低身長、卵巣機能不全を特徴とする。知的

には正常である。学童期以降に低身長、二次成長の遅れを契機に診断されることが多い。診断後は、中耳炎や難聴などの耳鼻科的疾患、大動脈縮窄などの心合併症、腎奇形の検索を行い、耐糖能異常、高脂血症、肥満、高血圧、甲状腺疾患の出現にも注意していく必要がある。治療は、低身長や卵巣機能不全に対し成長ホルモンや女性ホルモンの補充を行う。

⑤ クラインフェルター症候群

　クラインフェルターの核型は 47, XXY であり、正常の男性よりも X 染色体が 1 本多い。出生男児 750 人に 1 人に発症し、思春期に正常な精巣の発育がおこらず、小陰茎、女性化乳房などの症状により発見される。高身長の傾向がある。

　乳児期には、停留精巣に対する精巣固定術、小陰茎に対するテストステロン療法、尿道下裂への尿道形成術を行う。幼児から学童期には言語発達遅滞や学習障害に対する支援、思春期以降には高ゴナドトロピン性性腺機能低下に対するテストステロン補充療法、女性化乳房への外科治療、不妊症に対する生殖補助医療を必要とする。

(3) ミトコンドリア遺伝病

　細胞の構成体のひとつであるミトコンドリアは、エネルギーの産生の場である。ミトコンドリア内に含まれる遺伝子は母系遺伝であり、全て母より子に伝えられる。ミトコンドリアの障害は多彩な疾患（脳症、筋疾患、心筋症、難聴、糖尿病など）の原因となる。

(4) 多因子遺伝病

　複数の遺伝子異常と環境要因が重なりおこる疾患のことをいう。家族の中で同じ疾患を複数の人が持つ場合もあるが、その頻度は多くない。高血圧、糖尿病、口唇口蓋裂、先天性心疾患、二分脊椎などがある。

③　環境要因

　胎生 3 か月までの間（胎芽期）は、臓器の形成が急速に行われる時期である。外部からの影響が原因で、様々な形態異常を生じることがある。外的な要因として薬剤、ウイルス感染、放射線暴露などがある。

④ 診断法

　遺伝子学的検査技術の進歩により、様々な疾患において原因の解明が可能となり、研究レベルより一般臨床に移行している。また、先天代謝異常症に対しての酵素診断も進んでいる。

⑤ 予防と治療

　先天性疾患の一部には、予防、早期診断により治療可能な疾患もある。

　妊娠初期の風疹感染による先天性風疹症候群は、幼児期に予防接種をしていない女性に対し、妊娠前の予防接種により予防が可能である。胎児性アルコール症候群や、二分脊椎は、それぞれ妊娠初期のアルコールの摂取制限や、葉酸の補充が予防に重要である。

　先天性難聴に関しても、新生児聴覚スクリーニングにより、早期に補聴器や人工内耳の手術が行えるようになり、予後の改善を認めている。先天代謝異常症では、2011年より新生児スクリーニング検査の拡大により、6疾患より28疾患が対象となり、症状の出現前に治療が可能となった。また、ポンペ病、ファブリー病、ゴーシェ病やムコ多糖症などのライソゾーム病では、酵素補充療法による治療が行われている。

おわりに

　先天奇形や治療の難しい遺伝病、染色体異常症などの診断に際しては、次子への遺伝や、発症前診断に関わることもあるため、臨床遺伝専門医や遺伝カウンセラーの介入を行う。また、他科との連携に加え、メディカルスタッフを含めた多職種の介入による療育的支援が重要である。

[参考文献]
1. 福嶋 義光ら訳：トンプソン＆トンプソン遺伝医学, メディカル・サイエンス・インターナショナル, 2009
2. 新川 詔夫、太田 亨：遺伝医学への招待, 改訂版5版, 南江堂, 2015
3. 福嶋 義光ら：遺伝カウンセリングハンドブック, メディカルドゥ, 2011

1. 学校保健安全法で定める疾患

幼稚園、保育園、学校など、子どもたちが集まる場所における感染症対策のなかで、学校保健安全法で定められている疾患に対しては、学校保健安全法で示されている対応に準じて行われている。学校における感染症対策は、文部科学省から平成11年に発行された「学校において予防すべき伝染病の解説」に基づいていたが、学校保健安全法施行規則改正（平成27年1月20日施行）が出され、学校における感染症の発生予防とまん延防止がさらに強化された。

1 学校において予防すべき感染症（学校保健安全法施行規則 第18条）

第一種	エボラ出血熱、クリミア・コンゴ出血熱、痘そう、南米出血熱、ペスト、マールブルグ病、ラッサ熱、急性灰白髄炎、ジフテリア、重症急性呼吸器症候群（病原体がベータコロナウイルス属SARSコロナウイルスであるものに限る。）、中東呼吸器症候群（病原体がベータコロナウイルス属MERSコロナウイルスであるものに限る。）及び特定鳥インフルエンザ（感染症法第6条第3項第6号に規定する特定鳥インフルエンザをいう。） ※上記に加え、感染症法第6条第7項に規定する新型インフルエンザ等感染症、同条第8項に規定する指定感染症、及び同条第9項に規定する新感染症は、第一種の感染症とみなされます。
第二種	インフルエンザ(特定鳥インフルエンザを除く。)、百日咳、麻しん、流行性耳下腺炎、風しん、水痘、咽頭結膜熱、結核及び侵襲性髄膜炎菌感染症（髄膜炎菌性髄膜炎）
第三種	コレラ、細菌性赤痢、腸管出血性大腸菌感染症、腸チフス、パラチフス、流行性角結膜炎、急性出血性結膜炎、その他の感染症

各感染症の出席停止の期間は、感染様式と疾患の特性を考慮して、人から人への感染力を有する程度に病原体が排出されている期間を基準としている。感染症の拡大を防ぐためには、以下のことが必要である。

> ・他人に容易に感染させる状態の期間は集団の場を避けるようにすること
> ・健康が回復するまで治療や休養の時間を確保すること

全員の皆勤をクラス目標に掲げている等の理由で、体調が優れず、本来であれば休養をとるべき児童・生徒が出席するといったことがないよう、適切な指導が求められる。

1. 第一種の感染症

国内での発生・拡大した場合の危険性が極めて高い疾患。

出席停止期間の基準は、「治癒するまで」である。

2. 第二種の感染症

空気感染または飛沫感染するもので、児童・生徒等のり患が多く、学校において流行を広げる可能性が高い感染症を規定している。出席停止期間の基準は、感染症ごとに個別に定められている。但し、病状により学校医その他の医師において感染のおそれがないと認めた時は、この限りではない。

3. 第三種の感染症

学校教育活動を通じ、学校において流行を広げる可能性がある感染症を規定している。出席停止期間の基準は、病状により学校医その他の医師において感染のおそれがないと認めるまでである。

なお、学校で通常みられないような重大な流行がおこった場合に、その感染拡大を防ぐために、必要がある時に限り、校長が学校医の意見を聞き、第三種の感染症の「その他の感染症」として緊急的に措置をとることが出来る。「その他の感染症」として出席停止の指示をするかどうかは、感染症の種類や各地域、学校における感染症の発生・流行の態様等を考慮の上で判断する必要があり、あらかじめ特定の疾患を定めてあるものではない。

② 出席停止と臨時休業

出席停止と臨時休業の取り扱い方は、幼稚園や保育園も学校保健安全法に準じている。学校保健安全法は、感染症の拡大防止のための学校における感染症の予防に関する規定である。それによると、校長は、学校において予防すべき感染症にかかっている、かかっている疑いがある、または、かかるおそれのある児童・生徒等に対して、出席を停止することが出来る。また、学校の設置者は、感染症の予防上必要がある時は、学校の全部または一部の休業を行うことが出来る。そして、出席停止が行われた場合や学校の休業を行った場合は、保健所に連絡しなければならない。

3 学校保健安全法(平成27年1月20日改正)及び保育所における感染症 対策ガイドライン(平成24年11月改訂)による、感染症に対する規定

1. 出席停止を必要とする疾病の登園の目安

子どもの月齢や抵抗力・免疫力などによっても回復力が異なることを考慮する必要があるが、学校保健安全法に準じて対応する。

病　名	潜伏期間	登園のめやす
麻　疹	8～12日	解熱した後3日を経過してから
風　疹	16～18日	発疹が消失してから
インフルエンザ	1～4日	発症した後5日を経過し、かつ、解熱した後2日(幼児は3日)を経過してから
百日咳	7～10日	特有の咳が消失してから、または5日間の適正な抗菌薬治療が終了してから
水　痘	14～16日	全ての発疹が痂皮化(かさぶた)してから
流行性耳下腺炎	16～18日	耳下腺、顎下腺または舌下腺の腫脹が発現した後5日を経過し、かつ全身状態が良いこと
咽頭結膜熱	2～14日	主な症状が消え2日を経過してから
結　核	2年以内	医師が感染のおそれがないと認めてから
髄膜炎菌性髄膜炎	2～10日	医師が感染のおそれがないと認めてから
流行性角結膜炎	2～14日	医師が感染のおそれがないと認めてから
腸管出血性大腸菌感染症	3～4日	医師が感染のおそれがないと認めてから
新型コロナウイルス感染症*	1～14日	発症した後7日を経過し、かつ症状軽快後24時間経過していること

*2022年9月9日現在、有症状患者の場合の登園のめやすである。

表1 医師の診断や登園許可が必要な疾患

2. 出席停止の日数の数え方について

日数の数え方は、その現象がみられた日は算定せず、その翌日を第1日とする。

「解熱した後3日を経過するまで」の場合、例えば、解熱を確認した日が月曜日であった場合には、その日は日数には数えず、火曜(1日)、水曜(2日)、木曜(3日)の3日間を休み、金曜日から登園許可ということになる(図1)。

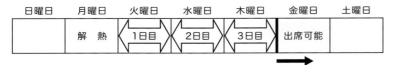

図1 「出席停止期間：解熱した後3日を経過するまで」の考え方

2. 予防接種

　予防接種の目的は、ワクチン接種をすることで感染症に対して免疫を得、疾病を予防することである。ワクチンとは、病原菌を発病しない状態に弱毒化したものである。日本における予防接種は、昭和23年の予防接種法の制定からはじまり、天然痘の撲滅等その有効性が認められてきたが、予防接種による副反応が社会問題となり、ワクチンの開発や推進が停滞した。その結果、他の先進国と比べて公的に接種するワクチンの数が少ない等、「ワクチン・ギャップ」が生じている。しかし、ここ数年で見直され、ワクチンの数や接種回数が増えるなど、ようやく他の先進国に追いついてきた。

　子どもたち、特に乳児は病原菌に対して免疫が弱く、また集団保育や集団遊びの場での伝染力が大きい。予防接種は強制事項ではないが、感染症の予防、伝播を防ぐことは、子どもたちの健康を守ることであり、予防接種を受けることを国も推奨している。

1　ワクチンの種類

（1）生ワクチン

　病原菌を弱めた病原体で、MR（麻疹、風疹）、BCG、水痘、流行性耳下腺炎、ロタウイルスなど。

（2）不活化ワクチン

　病原体を生成処理して病原性や毒性をなくしたもので、百日咳、ジフテリア、破傷風、不活化ポリオ混合（DPT-IPV）、日本脳炎、ヒブ、肺炎球菌、B型肝炎、インフルエンザなど。（ヒブ＝インフルエンザ桿菌）

（3）mRNAワクチン、ウイルスベクターワクチン

　ウイルスのタンパク質をつくるもとになる遺伝情報の一部を注射するもので、新型コロナウイルスなど。

2 予防接種の種類

(1)定期接種

　国が定期接種として定めたもので、市町村で実施し、公費負担(個人の負担は無料)で受けられる。

　DPT-IPV、MR、日本脳炎、BCG、ヒブ、肺炎球菌、水痘、子宮頸がん、B型肝炎、ロタ。

(2)任意接種

　接種費用が対象者の負担になるもので、保護者や対象者が希望して受ける。受けなくてもよいという解釈ではなく、できるだけ接種をするように勧めている。

　流行性耳下腺炎、インフルエンザなど。

3 予防接種の方法

　予防接種は皮下注射が多いが、シロップを飲むもの、筋肉注射などがある。予防接種の数が増え、乳児の予防接種スケジュールが立てにくくなっているため、厚生労働省や日本小児科学会からスケジュールに対するアドバイスをホームページで行っている。主治医と相談しながら接種を進めるように指導している。

　2022年10月より、生ワクチン同士の接種は27日間以上空けなければならないが、それ以外での接種間隔の制限はなくなった。複数のワクチンの同時接種が可能になっている。

　予防接種をした当日は、いつも通りの生活(入浴も含む)ができる。

4 予防接種の注意事項

① 予防接種後30分程度は、接種した医療機関にとどまり、副反応などが起こった場合に速やかに処置ができる体制を整えておくこと。

② 接種を行えない場合

　・37.5℃以上の発熱。

　・急性疾患が回復していない場合。

　・ワクチンの成分で、アレルギー反応(アナフィラキシー)が以前に起こっ

ている場合。

③ 基礎疾患がある場合や、最近けいれんが起こった場合等は、主治医の指示
　を仰ぐ。

定期予防接種

予防接種名	ワクチン	接種開始時期	回　数	合計回数
DPT-IPV	不活化	3か月～	3～8週を空けて3回、1年後1回	4回
Hib	不活化	2か月～	3～8週を空けて3回、1年後1回	4回
肺炎球菌	不活化	2か月～	3～8週を空けて3回、1年後1回	4回
BCG	生	3か月～	1回	1回
麻疹・風疹Ⅰ期 （MR）　Ⅱ期	生	1歳～ 5歳～	1回 1回	2回
水痘	生	1歳～	1回目は1歳、6か月後に2回目	2回
日本脳炎Ⅰ期 　　　　Ⅱ期	不活化	3歳～ 9歳～	1か月空けて2回、1年後に3回目 9歳に1回	4回
DT	不活化	11歳～	1回	1回
HPV （子宮頸がん）	不活化	12歳～	2価と4価があり、接種間隔が異なる	3回
B型肝炎※	不活化	出生後～1歳	4週間空けて2回、 6か月後に1回	3回
ロタ 1価 　　 5価	生	6か月～ 14週6日	生後24週までに2回 生後32週までに3回	2回 3回

※B型肝炎の母子感染の予防は通常、生後12時間以内に1回接種、さらに抗HBsヒト免疫グロブリンとの併用
接種を行う。そして、1か月後と6か月後の2回接種する。（健康保険適用）

任意予防接種[注1]

予防接種名	ワクチン	接種開始時期	回　数	合計回数
B型肝炎	不活化	任意	4週間隔で2回、 1回目から20～24週後に1回	3回
流行性耳下腺炎	生	1歳～	Ⅰ期1歳、Ⅱ期就学前接種を推奨	2回
A型肝炎	不活化	WHOは1歳 からを推奨	2～4週間隔で2回、 24週を経過した後に1回	3回
インフルエンザ ウイルス	不活化	6か月～	13歳未満→2～4週間隔で毎年2回 13歳以上→毎年1回または2回 （1～4週間隔）	2回 1(2)回

　予防接種のスケジュール表は、国立感染症研究所より発行されている。

注1：海外渡航時の予防接種
海外渡航者の予防接種には、
入国時などに予防接種を要求
する国（地域）に渡航するため
に必要なものと、海外で感染
症にかからないようにからだ
を守るためのものの2つの側
面がある。予防接種の種類に
よっては、数回（2～3回）接種
する必要のあるものもあるた
め、海外に渡航する予定があ
る場合には、なるべく早く（で
きるだけ出発3か月以上前か
ら）、医療機関や検疫所で、
接種するワクチンの種類と接
種日程の相談をすることが大
切である。また、厚生労働省
検疫所のホームページで確認
することができる。

定期/臨時

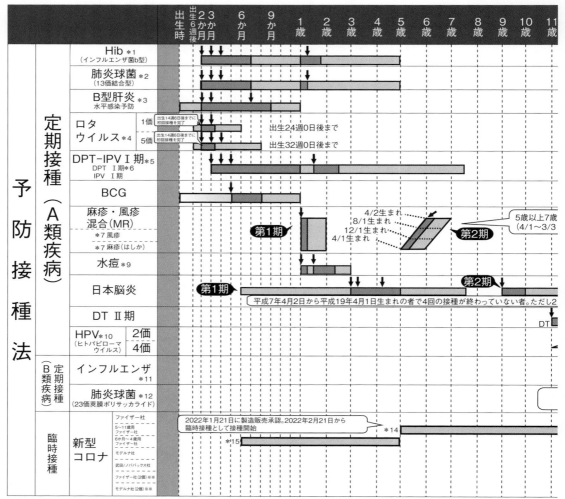

※接種期間は添付文書の内容を参考に作成しました（一部改変）。 ※※追加接種としてのみ使用。
　予防接種法に基づく定期の予防接種は、本図に示したように、政令で接種対象年齢が定められています。この年齢以外で接種する場合は、任意
なお、↓は一例を示したものです。接種スケジュールの立て方については被接種者の体調・生活環境、基礎疾患の有無等を考慮して、かかりつ

予防接種スケジュール

ver. 2022. 11. 8
2022年11月8日現在

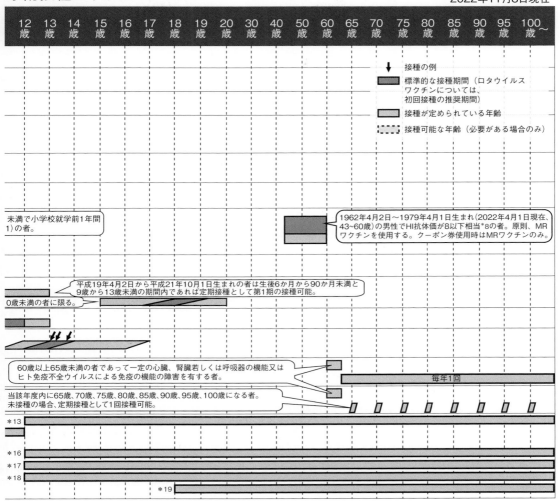

| 12歳 | 13歳 | 14歳 | 15歳 | 16歳 | 17歳 | 18歳 | 19歳 | 20歳 | 30歳 | 40歳 | 50歳 | 60歳 | 65歳 | 70歳 | 75歳 | 80歳 | 85歳 | 90歳 | 95歳 | 100歳〜 |

接種の例

標準的な接種期間（ロタウイルスワクチンについては、初回接種の推奨期間）

接種が定められている年齢

接種可能な年齢（必要がある場合のみ）

未満で小学校就学前1年間1）の者。

1962年4月2日〜1979年4月1日生まれ（2022年4月1日現在、43～60歳）の男性でHI抗体価が8以下相当*8の者。原則、MRワクチンを使用する。クーポン券使用時はMRワクチンのみ。

平成19年4月2日から平成21年10月1日生まれの者は生後6か月から90か月末満と9歳から13歳未満の期間内であれば定期接種として第1期の接種可能。

0歳未満の者に限る。

60歳以上65歳未満の者であって一定の心臓、腎臓若しくは呼吸器の機能又はヒト免疫不全ウイルスによる免疫の機能の障害を有する者。

毎年1回

当該年度内に65歳、70歳、75歳、80歳、85歳、90歳、95歳、100歳になる者。未接種の場合、定期接種として1回接種可能。

*13

*16

*17

*18

*19

接種として受けることになります。ただしワクチン毎に定められた接種年齢がありますのでご注意下さい。
け医あるいは自治体の担当者とよく御相談下さい。

* 1 2008年12月19日から国内での接種開始。生後2か月以上5歳未満の間にある者に行うが、標準として生
後2か月以上7か月未満で接種を開始すること。接種方法は、通常、生後12か月に至るまでの間に27日以
上の間隔で3回皮下接種(医師が必要と認めた場合には20日間隔で接種可能)。接種開始が生後7か月以
12か月未満の場合は、通常、生後12か月に至るまでの間に27日以上の間隔で2回皮下接種(医師が必要
認めた場合には20日間隔で接種可能)。初回接種から7か月以上あけて、1回皮下接種(追加)。接種開始
1歳以上5歳未満の場合、通常、1回皮下接種。

* 2 2013年11月1日から7価結合型に替わって定期接種に導入。生後2か月以上7か月未満で開始し、27日以
上の間隔で3回接種。追加免疫は通常、生後12～15か月に1回接種の合計4回接種。接種もれ者には、
のようなスケジュールで接種。接種開始が生後7か月以上12か月未満の場合:27日以上の間隔で2回接種
したのち、60日間以上あけてかつ1歳以降に1回追加接種。1歳:60日間以上の間隔で2回接種。2歳以
5歳未満:1回接種。

* 3 2016年10月1日から定期接種導入。母子感染予防はHBグロブリンと併用して定期接種ではなく健康保
で受ける。

* 4 「出生〇週後」は、生まれた日を0日として計算する。初回接種は出生14週6日後までに行う。1価で2回
種、5価で3回接種のいずれかを選択。2020年10月1日から、2020年8月1日以降に生まれた児を対象
定期接種導入。

* 5 D:ジフテリア、P:百日咳、T:破傷風、IPV:不活化ポリオを表す。IPVは2012年9月1日から、DPT
IPV混合ワクチンは2012年11月1日から定期接種に導入。回数は4回接種だが、OPV(生ポリオワクチン
を1回接種している場合は、IPVをあと3回接種。OPVは2012年9月1日以降定期接種としては使用で
なくなった。DPT-IPVワクチンは、生ポリオワクチン株であるセービン株を不活化したIPVを混合したDPT
sIPVワクチン。

* 6 2018年1月29日から再び使用可能となった。

* 7 原則としてMRワクチンを接種。なお、同じ期内で麻疹ワクチンまたは風疹ワクチンのいずれか一方を受け
た者、あるいは特に単抗原ワクチンの接種を希望する者は単抗原ワクチンの選択可能。

* 8 詳細は https://www.niid.go.jp/niid/images/idsc/disease/rubella/Rubella-HItiter8_Ver4.pdf を参照。

* 9 2014年10月1日から定期接種導入。3か月以上(標準的には6～12か月)の間隔をあけて2回接種。

* 10 互換性に関するデータがないため、同一のワクチンを3回続けて筋肉内に接種。接種間隔はワクチンによっ
て異なる。平成9年度生まれ～平成17年度生まれの女性で、過去にHPVワクチンの接種を合計3回受けて
いない者は、令和4年4月～令和7年3月の間、改めての接種機会あり。

* 11 定期接種は毎年1回。

* 12 2014年10月1日から定期接種導入。2019年度は、年度内に65・70・75・80・85・90・95・100歳以
上になる者、2020年4月1日からは、年度内に65・70・75・80・85・90・95・100歳になる者であっ
て、まだ未接種の者は定期接種として1回接種可能。

* 13 2021年2月14日に製造販売承認(コミナティ筋注:ファイザー社)。2月17日から接種開始。日局生理
塩液1.8mLにて希釈し、1回0.3mLを合計2回、通常、3週間の間隔で筋肉内に接種する。2021年6月
日から接種年齢が「16歳以上」から「12歳以上」に変更。2回目から3か月以上空いていれば3回目を、3回
から3か月以上空いていれば4回目を接種可能。

* 14 2022年1月21日に特例承認され、2022年1月26日の予防接種・ワクチン分科会で承認。日局生理食塩
1.3mLにて希釈し、1回0.2mLを合計2回、通常、3週間の間隔で筋肉内に接種する。2回目から5か月
上空いていれば3回目を接種可能。

* 15 2022年10月5日に薬事承認(コミナティ筋注6ヵ月～4歳用:ファイザー社)。10月24日より接種開始
生理食塩水2.2mLに溶解して1回0.2mLを合計3回、筋肉内に接種する。2回目は通常3週間の間隔で、
回目は2回目の接種から少なくとも8週間経過した後に接種。

* 16 2021年5月21日に製造販売承認(スパイクバックス筋注:モデルナ社)。5月22日から接種開始。希釈
ず、1回0.5mLを合計2回、通常、4週間の間隔をおいて、筋肉内に接種する。2021年8月3日から接
年齢が「18歳以上」から「12歳以上」に変更。18歳以上は2回目から3か月以上空いていれば3回目を、3回
目から3か月以上空いていれば4回目を接種可能。3、4回目接種は1回0.25mLを筋肉内に接種する。

* 17 2022年4月19日製造販売承認(ヌバキソビッド筋注:武田/ノババックス社)。5月25日から接種開始。1
歳以上に対し、希釈せず、1回0.5mLを合計2回、通常、3週間の間隔をおいて、筋肉内に接種する。追加
免疫として、18歳以上は前回のSARS-CoV-2ワクチンの接種から少なくとも6か月経過した後に接種
能。

* 18 コミナティRTU筋注(2価:起源株/オミクロン株BA.1)は2022年9月12日に薬事承認、9月20日より
種開始。コミナティRTU筋注(2価:起源株/オミクロン株BA.4-5)は10月5日に薬事承認、10月13日よ
り接種開始。追加免疫として、1回0.3mLを筋肉内に接種する。接種対象は過去に初回免疫又は追加免疫と
してSARS-CoV-2ワクチンの接種歴のある12歳以上の者。前回のSARS-CoV-2ワクチンの接種から少な
くとも3か月経過した後に接種可能。

* 19 2022年9月12日に薬事承認(スパイクバックス筋注[2価:起源株/オミクロン株BA.1]:モデルナ社)。
月20日より接種開始。追加免疫として、1回0.5mLを筋肉内に接種する。接種対象は過去に初回免疫又
追加免疫としてSARS-CoV-2ワクチンの接種歴のある18歳以上の者。前回のSARS-CoV-2ワクチンの接
種から少なくとも3か月経過した後に接種可能。

出典:国立感染症研究所感染症疫学センターホームページより転載

3. 子どもの疾病への国の対応

1 子どもの疾病に対する福祉

　障害者福祉制度の中で、2013年「障害者の日常生活及び社会生活を総合的に支援するための法律（障害者総合支援法）」により、障害者の範囲は、身体障害者、知的障害者、精神障害者（発達障害者を含む）及び難病等と定められた。障害者は、税金、年金、手当などの優遇処置の対象となる。そして、障害の程度により「障害者」と「特別障害者」に分けられ^{注1}、優遇処置の内容が異なっている。

　一方、小児特有の慢性疾患に対する対応は、1947年児童福祉法第164号第6条に小児慢性特定疾病が定められ、それに基づき「小児慢性特定疾病対策事業」として検討が重ねられ、2021年には16疾患群788疾病が医療費助成対象になった。対象疾病の考え方は、

① 児童期に発症する疾病であること。

② 次の4つの要件すべてに該当する疾病であること。

  1）慢性に経過する

  2）生命を長期にわたって脅かす

  3）長期にわたって生活の質を低下させる

  4）長期にわたって高額な医療費の負担が続く

③ 診断基準・それに準ずるものがある疾病であること。

(1)医療費の助成制度について

　対象者は、小児慢性特定疾病にかかっている、原則として18歳未満の児童とするが、18歳以降も引き続き治療が必要と認められる場合には、20歳未満の者まで対象とする。成人の難病に対する国の対応と同様の医療費助成が得られる。

(2)自立支援事業について

　事業の目的は、慢性的な疾病にかかっていることにより、長期にわたり療養を必要とする児童等の健全育成及び自立促進を図ることである。児童福祉法第19条に定められており、「必須事業」と「任意事業」があり、都道府県・指定都市・中核都市が実施する。

注1：
①身体障害者手帳：
　　1級・2級‥特別障害者
　　3級以下‥‥障害者
②精神障害者保健福祉手帳：
　　1級‥‥‥‥特別障害者
　　2級・3級‥障害者
③療育手帳：障害の程度
　　A‥‥‥‥‥特別障害者
　　「A」以外‥‥障害者
④その他
・常に精神上の障害により事理を弁識する能力を書く状態にある人は「特別障害者」
・その年の12月31日の現況で、引き続き6か月以上にわたって身体の障害により寝たきりの状態で複雑な介護を必要とする人は、「特別障害者」

注2：
児童自立支援専門員になるには、児童指導員任用資格が必要で、その資格は児童指導員に準ずる。
1．児童自立支援専門員養成施設の卒業者
2．大学で心理学、教育学、社会学のいずれかを修めて卒業し、1年以上児童自立支援事業実務を経験した者
3．高校等卒業者で3年以上の実務経験者
4．小・中・高校の教員免許所持者で1年以上の実務経験者
5．厚生労働大臣または都道府県知事が認定した学識経験者

児童生活支援員の資格は保育士に準ずる。
1．保育士の資格所持者
2．3年以上の実務経験者で、厚生労働大臣または都道府県知事が認定した者

必須事業には、「相談支援事業」と「小児慢性特定疾病児童等自立支援員」がある。相談支援事業とは、慢性的な疾病を抱える児童及びその家族について、適切な療養の確保、自立心の確立、必要な情報の提供などの便宜を供与することで、日常生活での悩みや不安等の解消及び小児慢性特定疾患の児童などの健康の保持増進及び福祉の向上を図るものである。具体的には、「療育相談指導」「巡回相談指導」「ピアカウンセリング」「自立に向けた育成相談」「学校、企業等の地域関係者からの相談への対応、情報提供」が挙げられている。また、小児慢性特定疾病児童等自立支援員[注2]による支援については、慢性的な疾病を抱える児童等が成人後に自立した生活を営めるよう、成人期に向けた切れ目のない支援により、一層の自立促進を図るもので、自立支援員による各種支援策の利用計画の作成、関係機関との連絡調整等により、自立・就労の円滑化を図るという事業である。また、自立支援員は、各患者の自立支援を行うのみならず、関係機関との連絡調整、さらに「慢性疾病児童地域支援協議会」に構成員として参加し、取り組みの報告及び意見陳述等を行うこととされている。

任意事業としては、「療育生活支援事業」「相互交流支援事業」「就職支援事業」「介護者支援事業」「その他自立支援事業」といった小児慢性特定疾患の児童等の療育や自立促進に直接関与するサービスの提供が想定されている。

② インクルーシブ教育

文部科学省は、2014年7月25日「共生社会の形成に向けたインクルーシブ教育システム構築のための特別支援教育の推進（報告）概要において、障害者等が、積極的に参加・貢献していくことができる社会を「共生社会」といい、このような社会を目指すことは、日本において最も積極的に取り組むべき重要な課題であるとした上で、インクルーシブ教育システム構築に向けて具体的に示した。

障害者の権利に関する条約第24条によれば、「インクルーシブ教育システム」（inclusive education system）とは、人間の多様性の尊重等の強化、障害者が精神的及び身体的な能力等を可能な最大限度まで発達させ、自由な社会に効果的に参加することを可能とするとの目的の下、障害のある者と障害のない者がともに学ぶ仕組みであり、障害のある者が教育制度一般（general education system）から排除されないこと、自己の生活する地域において初等中等教育の機会が与えられること、個人に必要な「合理的配慮」が提供される等が必要とされている。

インクルーシブ教育システムにおいては、同じ場でともに学ぶことを追求するとともに、個別の教育的ニーズのある幼児児童生徒に対して、自立と社会参加を見据えて、その時点で教育的ニーズに最も的確にこたえる指導を提供できる、多様で柔軟な仕組みを整備することが重要である。小・中学校における通常の学級、通級による指導、特別支援学級、特別支援学校といった、連続性のある「多様な学びの場」を用意しておくことが必要である。

基本的な方向性は、障害のある子どもと障害のない子どもが、できるだけ同じ場でともに学ぶことを目指すということである。その場合には、それぞれの子どもが、授業内容が分かり学習活動に参加している実感・達成感を持ちながら、充実した時間を過ごしつつ、生きる力を身に着けていけるかどうか、これが最も本質的な視点であり、そのための環境整備が必要である。

③ 合理的配慮

文部科学省によれば、「合理的配慮とは、障害のある子どもが、ほかの子どもと平等に「教育を受ける権利」を享有[注3]・行使することを確保するために、学校の設置者及び学校が必要かつ適当な変更・調整を行うことであり、障害のある子どもに対し、その状況に応じて、学校教育を受ける場合に個別に必要とされるものであり、学校の設置者及び学校に対して、体制面、財政面において、均衡を失したまたは過度の負担を課さないもの」と定義されている。

「合理的配慮」の基礎となる環境整備を「基礎的環境整備」と呼び、国は法令に基づき全国規模で推進している。「合理的配慮」の決定にあたっては、障害者の権利に関する条約第 24 条第 1 項にある、人間の多様性の尊重等の強化、障害者が精神的及び身体的な能力等を可能な最大限度まで発達させ、自由な社会に効果的に参加することを可能とするといった目的に合致するかどうかの観点から検討が行われることが重要である。

注3：享有
生まれながら持っている。
例：基本的人権を享有する。

154

4 医療的ケア児

　日常的に医療的ケアがなければ生活できない子どもたちのことをいう。医療技術の進歩を背景に、医療的ケア児は増加している。

　「医療的ケア」は医療行為に含まれるが、「治療行為としての医行為」とは区別される。「日常生活に必要な医療的な生活援助行為」である。保護者が医師より指導を受け家庭で行っている行為であり、法の整備等により一部の行為は学校、福祉施設等でも行われている。

　いわゆる「医療的ケア」とは、公的な定義はないが、一般的に学校や在宅等で日常的に行われている、痰の吸引・経管栄養・気管切開部の衛生管理等の医行為を指す。非医療職の者が実施可能な下記に示す5つの行為を特定行為として認められている。

　① 口腔内の喀痰吸引

　② 鼻腔内の喀痰吸引

　③ 気管カニューレ内部の喀痰吸引

　④ 経鼻経管栄養

　⑤ 胃ろう・腸ろうによる経管栄養

　保育施設で受け入れ困難だと言われる理由の主なものは以下の通りである。

　① 看護師不足および保育士不足

　② 酸素投与が必要な児に対する酸素投与が可能な施設が少ない

　③ 知識不足・緊急時の対応の問題、主治医との連携の問題

　④ 主治医から保育従事者への困難な支持(例えば、「本人の状態によって○○してください」「顔色を見て内服させてください」など)

　⑤ 保育施設、特に認可外保育施設に、AED設置がない、あるいは心肺蘇生の講習受講をしていない

[参考文献]
1. 日本小児科学会監修、国立成育医療研究センター小児慢性特定疾病情報室編集：小児慢性特定疾病診断の手引き、2016
2. 文部科学省：共生社会の形成に向けたインクルーシブ教育システム構築のための特別支援教育の推進(報告)概要、2014年7月25日

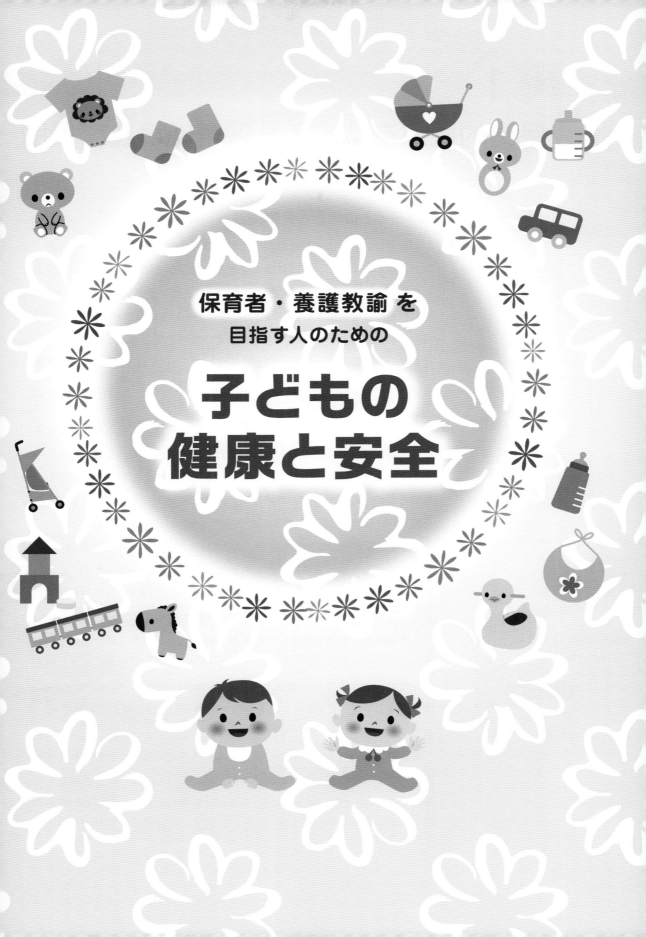

保育者・養護教諭 を
目指す人のための

子どもの
健康と安全

第1章

保健的観点を踏まえた保育環境及び援助

1 子どもの健康と保育の環境

　保育所は、心身の成長発達段階にある子どもが、生活時間の多くを過ごす場である。そのため、保育者は保育環境を最善な状態に整えていかなければならない。心地よく安心して過ごせる環境によって、子どもの生活は安定し、活動が豊かに展開出来るようになる。特に、子どもは身体機能が未熟なため、病気の発生や事故を防ぐ衛生面や安全面の環境を整えることが保育環境の土台となる。設備の衛生管理と安全管理の実施については、167頁を参照とする。

1. 子どもの生活習慣と養護

　保育における養護とは、子どもたちの生命を保持し、その情緒の安定を図るための保育士等による細やかな配慮の下での援助や関わりを総称するものである。心身の機能の未熟さを抱える乳幼児期の子どもが、その子らしさを発揮しながら心豊かに育つためには、保育士等が、一人ひとりの子どもを深く愛し、守り、支えようとすることが重要である。

　そして、保育士等が子どもを一人の人間として尊重し、その命を守り、情緒の安定を図りつつ、乳幼児期にふさわしい経験が積み重ねられていくよう丁寧に援助すること、即ち子どもにとって遊びは学びであり、また失敗することも学びであることを踏まえ、小さな失敗体験の機会を子どもから奪わないようにすることが重要である。失敗体験から新しい工夫が生まれるので温かいまなざしで見守るとよい。子どもが、自分の存在を受け止めてもらえる保育士等や友だちとの安定した関係の中で、自ら環境に関わり、興味や関心を広げ、様々な活動や遊びにおいて心を動かされる豊かな体験を重ねることを通して、資質・能力は育まれていく。

　乳幼児期の発達の特性を踏まえて養護と教育が一体的に展開され、保育の内容が豊かに繰り広げられていくためには、子どもの傍らに在る保育士等が子どもの心を受け止め、応答的なやり取りを重ねながら、子どもの育ちを見通し援助していくことが大切である。このような保育士等の援助や関わりに

より、子どもはありのままの自分を受け止めてもらえることの心地よさを味わい、保育士等への信頼を拠りどころとして、心の土台となる個性豊かな自我を形成していく。

　このように、保育士等は、養護と教育が切り離せるものではないことを踏まえた上で、自らの保育をより的確に把握する視点をもつことが必要である。乳幼児期の発達の特性から、保育所保育がその教育的な機能を発揮する上で、養護を欠かすことはできない。すなわち、養護は保育所保育の基盤であり、保育所保育全体にとって重要なものである（平成 30 年 ― 改定 保育所保育指針より抜粋　平成30年4月　厚生労働省）。

　食事・睡眠・排泄・清潔・衣服の着脱などの基本的生活習慣は、「生きる力」を育む基盤であり、社会生活を営む上では欠かせないものである。保育者は「1人で出来る＝自立」を目標に援助する必要がある。また生活習慣の形成は自立が目標であるが、自立をしていく過程で、自分自身の健康に関心を持つようになったり、新しいことができるようになる体験から達成感を味わうなど、心の成長においても重要な意味を持つ。適切な時期に積極的に、しかし無理強いをしないように、保育所と家庭が連携して進めることが、健康に向けた支援になる。

(1) 食事

　乳幼児期は、規則正しく食べる、バランスよく食べる、偏食をしない、自分が食べる適量を知る、食事のマナーを学ぶなどの食習慣を確立する時期である。栄養については34～48頁を参照とする。

(2) 睡眠

　子どもの睡眠は、発育・発達に欠かせないものである。子どもを大人の夜型の生活に巻き込み、適切な睡眠機能や睡眠習慣が確立出来ないと脳や体の発育が妨げられる[注1]。

　睡眠の習慣は、毎日時間を決めて寝かしつけ、機嫌良く目覚めるように早寝早起きの習慣を、大人が心がけることが大切である。

　乳幼児期は昼寝を必要とするが、保育所で長時間過ごす子どもの昼寝は、心身の疲れをとるための大切な時間である。保育者は子どもが安心して眠れるように、静かなおちついた環境を整えるようにする。

注1：
24頁参照

＜昼寝の援助＞

・部屋を暗くし、室温を夏25℃前後、冬20℃前後、湿度は50～70％に調整する。

・絵本を読む、静かな音楽を流すなど、気持ちが落ち着くような雰囲気をつくる。

・眠れない子どもは、体をゆっくり軽く手掌でトントンたたいたり、子どもの好みに合わせた援助をする。どうしても眠れない子どもは、静かに過ごさせる。

・保育者は子どもの状態が確認出来る場所で過ごし、子どもから目を離さない。

（3）排泄

　排泄機能は、新生児・乳児期の反射的排泄から、幼児期には尿意や便意を知覚し、意識的に抑制してトイレで排泄出来るまで発達する。保育所では家庭と連携してトイレットトレーニングを行っていくが、排泄のしつけは、生理的な発達が関係し、個人差があることを理解して行うことが大切である。時には失敗することもあるが焦らず、怒らず、働きかけを繰り返し、うまく出来た時はしっかり褒めていくことが大切である。

①おむつの交換

■**準備するもの**：布おむつ・おむつカバー・お尻ふき（必要時蒸しタオル）
　　　　　　　　　おむつ替えシート

■**手順**

①おむつは男の子は前を厚く、女の子は後ろを厚くして折りたたみ、おむつカバーの上に置く。

おむつのたたみ方

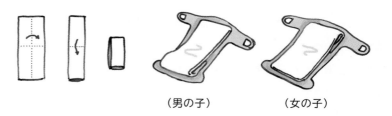

（男の子）　　　　　（女の子）

②おむつを開き、便や尿・皮膚の状態を観察する。

③汚れを拭き取り、内側に丸め込んでおむつをはずす。

尿の場合・・濡れた股やお尻を、お尻ふきや蒸しタオルで拭く。

便の場合・・おむつのきれいな面で皮膚に着いた便を取り除き、残りをお尻ふきできれいに拭き取り、おむつを引き抜く。汚れがひどい場合は蒸しタオルで拭いたり湯で洗う。

お尻は前から後ろの方向に拭く。男の子は陰茎・陰嚢の裏側を持ち上げて、女の子は大陰唇・小陰唇の間も拭く、また足の付け根も拭く。

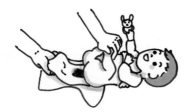 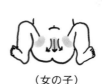

（男の子）　　（女の子）

④おむつをお尻の下に差し入れる時には、お尻の下に手を入れてお尻を持ち上げる。足を持って強く引っ張り上げると、股関節脱臼の原因になるおそれがある。

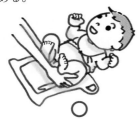 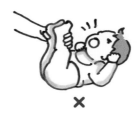

⑤おむつは股の部分を厚くし、足が自然な形（M字）になるように、また足の動きを妨げないようにあてる。おむつはおむつカバーからはみ出さないように、腹部を圧迫しないようにへそより下の位置でとめる。おむつの間に指が1～2本入るくらいのあて方がよい。

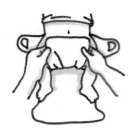 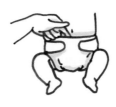

⑥おむつ交換後は、手洗いをしっかり行う。（感染予防のために、一人終わるごとに洗うようにする）

⑦汚れたおむつは決められた適切な方法で処理する。

②おむつかぶれの予防と手当て

　おむつかぶれは、尿のアンモニアや便（特に酸性の便）によっておきる皮膚炎である。予防するには、おむつ交換を頻回に行い、皮膚を汚れた状態にしておかない。ぬるま湯でよく拭くかシャワーで洗い流し、尿の成分を洗い流す。

　またよく乾燥させることが大切である。おむつの洗濯・乾燥も十分にする。皮膚の症状が悪化した場合は、医師の治療を受ける。

(4) 清潔

　子どもは新陳代謝が活発で汗腺からの分泌物が多い。また皮膚の抵抗力が弱く、汗疹や皮膚炎をおこしやすい。皮膚の汚れは細菌の繁殖を助長するため、子どもの身体を清潔にすることは重要である。保育者は子どもの身のまわりの生活を心がけながら、子どもの清潔でいる心地よさを体験させ、生活感を育てるようにする。手洗いやうがい、歯みがき、入浴の習慣を形成する。

① 沐浴の方法

　ベビーバスを使って入浴をすることを沐浴という[注2]。生後1か月くらいまでの新生児期が適応期であり、抵抗力が低く、首がすわらず自分で体を支えられないことから、大人とは別に専用のベビーバスを使って入浴をさせる。

■目的

　①身体を清潔にし、皮膚の生理機能を正常に保つ（感染予防）。

　②血液循環を促進し、新陳代謝を高める。

　③心身を爽快にし、清潔習慣を高める。

　④全身の観察を行う。

■準備

　・物品を準備する。ベビーバス・洗面器・湯温計・バスタオル・沐浴布・ガーゼハンカチ・石けん（刺激の少ないもの）・着がえ・おむつ（必要時：綿棒・爪切り）。

　・ベビーバスと洗面器に、夏は38〜39℃、冬は38〜40℃くらいの湯を8分目ほど入れる。

　・室温は24〜26℃前後に調節し、すきま風を防ぐ。

■注意

　・授乳直後や空腹時は避け、なるべく決まった時間に行う。

　・熱がある、機嫌が悪い、元気がないなどの体調が悪い時は中止する。

　・沐浴全体にかかる時間は10〜15分ですませるようにする。

注2：バスネット
　　　（ベビーバス用）
赤ちゃんの入浴をサポートする補助ネットがある。

■手順

①準備するものを揃え、保育者は身支度を整え手を洗う。

②室温を整え、湯をベビーバスと洗面器に
　8分目ほど入れておく。

③乳児の衣服を脱がせ全身を観察する。

④沐浴布をかけ、片方の手で頭部を支え、も
　う一方の手で股間からお尻を支えて抱き上
　げて、足からゆっくりベビーバスに入れる。
　頭部を支えている手の指で耳を押さえ、耳
　に水が入らないようにする。

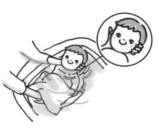

⑤洗面器に準備した湯を使い、ガーゼで顔を
　洗う。ガーゼは1回毎にすすぎ、きれいな
　面を使う。
　目頭から目尻→額から頬、顎の順に3字(S
　字)を書くように顔全体を拭く→耳のうしろ
　を拭く。

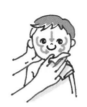

⑥頭部を濡らし、石けんをよく泡立て、指のは
　らで円を描くように頭を洗う。洗い終えた
　らきれいにすすぎ絞ったガーゼで水分を拭
　き取る。

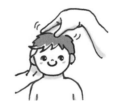

⑦首→脇の下→胸→腹→腕・手→脚の順に
　洗う。
　手を握っている場合は指を開き、肘や膝の
　くびれも丁寧に洗う。

⑧空いている手を子どもの脇の下に入れ、腕
　の付け根をしっかりつかみ、子どもの体を
　少しずつ前に倒して後ろ向きにする。

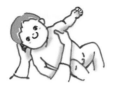

⑨首の後ろ→背中→お尻→肛門周囲を洗う。

⑩元の体位に戻し、男の子は陰嚢の裏、
　女の子は会陰部を丁寧に洗う。

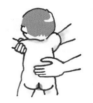

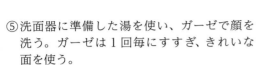

⑪洗い終えたら、ゆったりと湯につけて体を
温める。かけ湯をするかまたはシャワーを
かけてあがる。

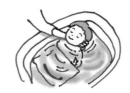

⑫バスタオルに寝かせ、水分を押さえるよう
に拭き取る。衣服を着せ、おむつをあてる。
綿棒で耳・鼻の手入れをする。爪が伸びて
いれば爪を切る。

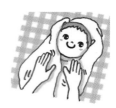

② 入浴

　生後1か月を過ぎると家庭で大人と一緒の浴槽に入ることが出来るように
なる。お湯がきれいな最初に入れるようにする。家族と一緒に入る入浴はス
キンシップのよい機会であり、清潔習慣の自立へのしつけの機会である。1歳
すぎて模倣動作ができるようになったら大人が体を洗ってみせ、自分の体を
洗えるように促していく。入浴中の水の事故がおきるので、子どもから目を
離さないようにする。

③ 手洗い・うがい

　手洗いは、離乳がはじまるとおしぼりで手を拭いたり、発達にあわせて幼児
では自分で手が洗えるように習慣をつける。手洗いの方法は図1に示す。流水
と石けんを用いてよく洗うことを指導する。タオルの共有はしない。

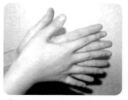
① 手のひらを合わせ、よく洗う

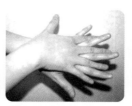
② 手の甲を伸ばすように洗う

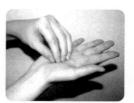
③ 指先、爪の間をよく洗う

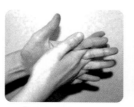
④ 指の間を十分に洗う

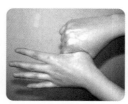
⑤ 親指と手掌をねじり洗いする

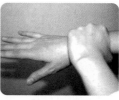
⑥ 手首も洗う

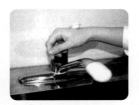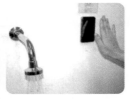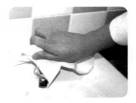

⑦ 水道の栓を止める時は、手首か肘で止める。出来ない時は、ペーパータオルを使用して止める

図1 手の洗い方 出典：保育所における感染症対策ガイドライン 2012年改訂版, 厚生労働省, 2012.11

　うがいは、口の中を清潔にする「ブクブクうがい」と、喉を清潔にする「ガラガラうがい」がある。ブクブクうがいが出来るようになったら、ガラガラうがいを練習するようにする。

　手洗い・うがいは感染症から身を守る手段として大切な習慣であるため、自発的に継続的に行えるように工夫しながら援助する。

④ 歯みがき

　むし歯はミュータンス連鎖球菌によりおこり、むし歯予防には歯みがきで歯垢の除去が必要である。歯の萌出がみられたら歯みがきの練習をはじめる。自分で真似をしたり、興味をもつようになるので、子どもが持てる歯ブラシを持たせるとよい。但し、歯ブラシを口に入れたまま転倒する事故がおきているので注意する。

　歯みがきは4歳ごろには自分で出来るようになるが、子どもが「磨いた」状態は「磨けた」状態ではないことを認識する必要がある。磨き残しがないかを確認し、「仕上げ磨き」を行う。大人が正しい方法で磨いてみせることも大切である。

(5) 衣服の着脱

　子どもの体温は環境温に影響を受けやすいが、自分で衣服の枚数を調節したり出来ないため、保育者が環境温に合わせて調節する必要がある。

　衣服の目的は、一般には礼儀、装飾、からだの保護であるが、子どもの場合には外界の刺激からからだを保護することに重点を置く。衣服には、保湿性・吸湿性・通気性がよく、からだを圧迫せず、自発運動を妨げないデザインのものを選ぶ。

　幼児期は衣服の着脱を獲得する時期となるので、自分で着脱しようとする発達に適したデザインが望ましい。

2　子どもの保健に関わる個別対応と集団全体の健康安全管理

　子どもの生命と心の安定が保たれ、健やかな生活が確立されることは、日々の保育の基本である。そのためには、一人ひとりの子どもの健康状態や発育及び発達の状態に応じ、子どもの心身の健康の保持と増進を図り、危険な状態の回避等に努めることが大切である。保育は、子どもの健康と安全を欠いては成立しないことを、施設長の責務の下に全職員が共通して認識することが必要である。

　また、保育所は、子どもが集団で生活する場であり、保育所における健康と安全は、一人ひとりの子どもに加えて、集団の子どもの健康と安全から成り立っているといえる。子どもの健康と安全は、大人の責任において守らなければならないが、同時に、子ども自らが健康と安全に関する力を身に付けていくことも重要である。特に、保育における子どもの健康と安全については、疾病・異常や傷害への対応だけでなく、子どもの心身の健康増進と健やかな生活の確立を目指す視点に基づいた保育士等による関わりや配慮等の積極的な実践が望まれる。

　近年、子どもたちの環境は大きく変化し、それとともに健康課題も変化している。生活習慣の乱れ、メンタルヘルスに関する課題、アレルギー疾患、感染症など多様な健康課題に適切に対応しつつ、子どもの健康を保持増進することが求められている。また、子どもの健康の保持増進を図る上で、家庭との連携、地域の医療機関等との協力関係を確立することが重要である。個別指導計画を立て、的確な支援を行うこと、子どもの実態に応じたきめ細かな指導を行うことも求められている。

　子どもが家庭や地域社会において、勉強や運動、遊びなどに意欲を持って取り組み、生き生きとした生活を送るとともに、将来にわたり心身ともに健やかに成長していくためには、安全・安心な環境が確保されるとともに、子どもの心身の健康を守り、育むことのできる確かな指導体制を築いていくことが極めて重要である。

　保育所における子どもの生活は、長時間にわたる。心身の状態や発達の面で環境からの影響を特に受けやすい時期であることから、一人ひとりの生活のリズムを大切にするとともに、他の子どもたちとともに過ごす生活の中で、遊びや活動が充実するよう、乳幼児期にふさわしい生活のリズムが次第に

形成されていくようにすることが求められる。

　また、子どもが周囲の環境に興味をもって自ら関わろうとする意欲を支え促すためには、健康や安全が守られ、安心感をもちながら落ち着いて過ごせるよう、配慮の行き届いた環境を整えることが重要である。

　これらのことを踏まえた上で、発達過程に即して適切かつ豊かに環境を構成することによって、子どもがそれぞれに今の自分の思いや力を十分に発揮し、保育所における遊びや活動は生き生きと豊かに展開されていく（平成30年 ― 改定 保育所保育指針より抜粋　平成30年4月　厚生労働省）。

[参考文献]
・兼松 百合子他 編：子どもの保健・実習健やかな育ちをするために , 同文書院 , 2013
・勝木 洋子 編：「保育者をめざすあなたへ 子どもと健康」, みらい , 2011
・巷野悟郎 監修：「最新保育保健の基礎知識第 8 版改訂」, 日本小児医事出版社 , 2013
・厚生労働省 , 保育所保育指針 , 平成 30 年度版
・佐藤 益子 編：「子どもの保健 I」, ななみ書房 , 2014
・佐藤 益子 編：「子どもの保健 II」, ななみ書房 , 2014
・島田 幸恵：最近のむし歯の罹患傾向とその治療 , チャイルドヘルス , vol.12 No.4
　診断と治療社 , 2009
・鈴木 美枝子 編：「これだけはおさえたい！保育者のための子どもの保健 I」, 創成社 , 2014
・鈴木 美枝子 編：「これだけはおさえたい！保育者のための子どもの保健 II」, 創成社 , 2014
・砂川 富正：「特集しつけを科学する、手洗い、うがい」, チャイルドヘルス , vol.16, No,3
　診断と治療社 , 2013

第 2 章

保育における健康安全管理の実際

注1：
2015年4月からスタートした
「子ども・子育て支援新制度」
により、保育の場はこれまで
の幼稚園・保育園だけでなく、
認定こども園、地域型保育な
ど様々な保育の場が確保され
るようになる。

注2：
衛生管理・安全管理に関して
は、保育所保育指針、児童福
祉施設最低基準や学校安全
法に、その意義や注意点及び
行うべき措置などが示されて
いる。

　乳幼児が心身共に健やかに成長するためには、衛生面や安全面の環境を整えることが重要である。特に子どもたちが集団で過ごす保育の場[注1]は、子どもが楽しく遊べ、保護者が安心して預けられる場所として、衛生管理・安全管理の充実を目指した取り組みが必要である[注2]。

　健康や安全への取り組みは、施設長をはじめ職員全員で実施することが基本である。健康増進や衛生管理に関しては、家庭、嘱託医・地域の小児科医・歯科医・保健センター・保健所との連携が欠かせない。安全管理に関しては、施設設備の安全、交通安全、災害対策、防犯対策が必要であり、警察や消防、臨床心理士、地域住民などと一体となった管理体制をつくる必要がある。

1 衛生管理

1.保育現場における衛生管理

(1) 環境衛生の基準

① 温度

　乳幼児は体温調節能力が未熟なため、低体温やうつ熱になりやすい。保育者がこまめに調節する必要がある。「保育所における感染症ガイドライン」によると保育室などの室内温度は冬期20〜23℃、夏期26〜28℃が望ましいとされている。冬期で10℃以下になる場合は暖房を利用する。乳児は床と接することが多いので、冬期の床付近の温度にも注意する[注3]。また乳幼児は新陳代謝が盛んで室内でも活発に動く。夏期は熱中症や汗疹などを予防するためにも、室温は28℃を超えないようにする。冷暖房を使用する際は外気との温度差が5℃以内に調節する。

② 湿度

　湿度は40％以上70％で調節し、60％程度が最も望ましい条件とされている。加湿器を使用する際はメンテナンスをこまめに行い、水タンクの清潔に留意する。温度・湿度は、エアーコンディショナー、ストーブ、扇風機、除湿器、加湿器を利用して適切に保つようにするが、これらを使用する際は乳幼児の

注3：
床面近くの温度は室温より2
〜3℃低いことを認識する。

安全に十分注意する。

　また、乳幼児期の健康づくりのためには、衣服の調節などをうまく取り入れて、徐々に環境への適応を促すことが大切である。

③換気

　換気は感染予防のために定期的に行う。毎日始業前には園舎内に不快な匂いや刺激臭がないか点検する。保育室は1時間に2回以上換気をするとされている。ガスや石油の冷暖房使用時には、一酸化炭素中毒の危険があるため定期的な換気が重要である。

④採光・照明

　十分な自然光や物の色が自然に見える白熱灯などによる照明が適切である。　自然光はカーテンやブラインドで調整出来るようにする。照明は場所に適した照度に調節する。室内照度の下限値は300ルクス[注4]とされている。また保育室及び黒板の照度は500ルクス以上が望ましいとされている。晴雨にかかわらず室内は均一な明るさを保ち、あおむけで過ごすことの多い乳児は、蛍光灯の真下には寝かさないようにする。

⑤騒音

　保育室は園内外の騒音の影響を受けないことが望ましい。窓を閉じている時は50デシベル[注5]以下になるようにする。保育者は、子どもに呼びかける時の声量にも気を配るようにする。子どもの歓声は発育・発達の象徴とも思われるが、行事の際のスピーカーの音量などは、近隣への騒音となる場合もあることを知っておきたい。

（2）衛生管理

①保育室

　保育室は子どもたちが一日の大半を過ごす生活の場として、健康で安全な状態が維持された環境でなければならない。そのためには室内の清掃、整理整頓が重要である。

　保育室の床は、0.02％次亜塩素酸ナトリウム消毒液で清掃する。机、本棚、窓、テラスなども毎日清掃する。

【おもちゃ】

　乳児用のおもちゃは、よだれ（唾液）や吐物で汚染しやすいため、洗浄、消毒が出来るものがよい。その都度湯で洗い流し、干す。また午前・午後と遊具

注4：
ルクスとは照明に照らされた部屋の明るさ（照度）を示す単位のこと。ちなみに太陽光の日平均は32,000ルクス～100,000ルクス、文部科学省の「学校環境衛生の基準」では、コンピュータ教室などは500～1,000ルクス、教室の照度は下限値が300ルクス、教室及び黒板の照度は500ルクス以上が望ましいとされている。

注5：
デシベル（db）とは騒音と振動の単位のこと。40dbは静かな住宅街・図書館、50dbは劇場、映画館のざわめき、60dbは普通の会話、70dbは電話のベル、騒がしい場所のレベルといわれている。

の交換を行う。その他のおもちゃは適宜、水(湯)洗いや水(湯)拭きを行う。ぬいぐるみは定期的に洗濯し、週1回程度、日光消毒をする注6。

【寝具】

衛生的な寝具を使用する。個別のふとんにはカバーをかけて、カバーの洗濯とふとんの乾燥は定期的に行う。尿や糞便などで汚れた場合には熱消毒などを行う。

【食事・おやつ】

手洗いの励行を指導する。テーブル等は清潔な台布巾で水(湯)拭きをする。必要に応じて消毒液で拭く。スプーン、コップなどの食器を共有しないようにし、衛生的な配膳と下膳に努める。食後はテーブルや床に落ちた食べこぼしの清掃を徹底する。

②手洗い場

定期的に水道設備や排水の異常の有無を点検し、ゴキブリなどの害虫駆除を行う。常に清潔であること。蛇口は汚れやすいので毎日清掃し、1回/日以上0.02％次亜塩素酸ナトリウム消毒液で消毒する。ネットに入れた固形石けんや石けん箱に溜まる水は細菌が繁殖するので、石けんは低刺激の液体石けんがよい。歯ブラシ・うがい用コップ・タオルは個別使用が原則である。毎日持参し持ち帰るように指導する。

③トイレ

便器など、トイレの設備・物品は細菌に汚染されていることが多い。便器、水洗レバー、ドアとドアノブ、蛇口のコック、汚物槽などは、0.02％次亜塩素酸ナトリウム消毒液で2回/日以上清掃、消毒する。糞便やおう吐物などが付着した場合や感染発生の際には、0.1％次亜塩素酸ナトリウム消毒液で消毒する。トイレ使用後の手拭きは、個別タオルまたはペーパータオルを使用する。

おむつ交換は専用の台やスペースを決めて、子どものお尻の下に個別のおむつ交換シートを敷いて行う。おむつを交換する時には、一人ひとりの交換をするたびに手を洗い、使用後のおむつや排泄物は手順に従って処理する注7。

④調乳室・調理室

調乳室・調理室は食中毒の予防に配慮して清掃・洗浄・消毒による管理が必要である。入室時は清潔な白衣やエプロン、帽子、マスクを着用し、手洗いをする。調乳器具は決められた方法で消毒して、調理器具や食器も清潔に保管する。調乳には沸騰後70℃以上に冷ました湯を用いるため、使用しているポッ

注6:
172頁参照

注7:
159頁参照

169

トの温度管理をする。またミルクは衛生的に保管し、使用開始日を記入する。

⑤園庭・砂場・遊具・動物小屋

園庭は清潔に保ち、始業前の点検が重要である。危険物や動物の糞尿がみられた場合はすみやかに除去する。樹木、雑草、害虫、水溜まりなどの駆除や消毒を行う。オオスズメバチなどの巣は専門業者により直ちに取り除くようにする。

砂場は定期的に掘り返して、乾燥と日光消毒で衛生的に管理する。使用しない時はシートで覆い、猫や犬、鳥などの糞による汚染を防ぐ。

園庭に設置した遊具は、毎日、始業前に汚染や破損がないか点検する。

動物の飼育にあたっては、動物の寄生虫卵や病原体が感染やアレルギーの原因になることがあるため、飼育小屋の清掃はマスクを着用するなどの配慮をする。また口移しでえさを与えないことや、動物に触れた手をよく洗うように指導する。

⑥プール

プールは適切な衛生管理を行わないと感染症発生の場となることがある。簡易用ミニプールも含めて、水質管理の徹底をする。具体的な管理は「学校環境衛生の基準」に基づいて行う。

プールに入る日は、プールとプールサイドの清掃を行い、気温、水温、透明度、pH 値、遊離残留塩素[注8]を毎時間測定し記録する。プールの水質は飲料水の基準に適合することが望ましく、遊離残留塩素濃度を 0.4 ～ 1.0 mg／L に保つ。低下している場合は消毒剤を追加する。水温は原則として22℃以上を保ち、気温と水温を足して50℃以上を目安にする。プールに入る子どもの事前健康管理も適切に行う必要がある。プールに入る前には必ずトイレに行くよう指導し、腰洗い槽や適温のシャワーでお尻をよく洗う。

排泄が自立していない乳幼児には、個別のたらいを用意する（共用しない）などの配慮をする。

プールの後はシャワーで体を洗い流し、うがいをさせる。弱い水流で洗眼させてもよい。感染予防のためタオルは共用しない。

注8：**遊離残留塩素**
塩素消毒の結果、水中に残留した殺菌力を示す塩素のことをいい、プール水の消毒管理の指標である。一定濃度の保持は、感染症予防等プールの衛生管理において重要な意義をもっており、細菌やウイルス等プールで感染する可能性のある病原体に対して消毒効果を得るためには、0.4mg／L 以上であること。また、1.0mg／L 以下であることが望ましいとされている。
残留塩素濃度の測定は、プール内の対角線上のほぼ等間隔の位置で、水面下約20cm付近の3か所以上の水について測定し、全ての点で基準を満たしていることが必要である。

(3) 保育所における消毒

　保育所の衛生管理には清掃、洗浄の他に消毒が必要となることがある。保育所における消毒の方法としては、厚生労働省「保育園における感染症対策ガイドライン・保育所における消毒の種類と使い方」①消毒薬の使い方　②遊具の消毒　③手指の消毒　④次亜塩素酸ナトリウムの希釈方法　⑤消毒液の管理、使用上の注意を参考にする（表1）。

表1　保育所における消毒の種類と使い方

① 消毒薬の種類と用途

薬品名	次亜塩素酸ナトリウム	逆性石けん	消毒用アルコール
適応対策	衣類、歯ブラシ、遊具、哺乳瓶	手指、トイレのドアノブ	手指、遊具、便器、トイレのドアノブ
消毒の濃度	・塩素濃度6％の薬液が一般に市販されており、通常、それを200～300に希釈（薄めて）して使用 ・汚れをよく落とした後、薬液に10分浸し、水洗いする	通常100～300倍希釈液	原液（70～80％）
留意点	・漂白作用がある ・金属には使えない	・一般の石けんと同時に使うと効果がなくなる	・手あれに注意 ・ゴム製品・合成樹脂等は、変質するので長時間浸さない ・手洗い後、アルコールを含ませた脱脂綿やウエットティッシュで拭き自然乾燥させる
有効な病原体	多くの細菌、真菌、ウイルス（HIV・B型肝炎ウイルス含む）、MRSA	多くの細菌、真菌	多くの細菌、真菌、ウイルス（HIVを含む）、結核菌、MRSA
無効な病原体	結核菌、一部の真菌	結核菌、大部分のウイルス	ノロウイルス、B型肝炎ウイルス
その他	糞便・汚物で汚れたら、良く拭き取り、300倍希釈液で拭く	逆性石けん液は、毎日作りかえる	

②遊具の消毒

ぬいぐるみ布類	定期的に洗濯 日光消毒（週1回程度） 汚れたら随時洗濯	糞便、おう吐物で汚れたら、汚れを落とし、塩素濃度6％の次亜塩素酸ナトリウム系消毒薬を300倍希釈した液に10分浸し、水洗いする ※汚れがひどい場合には処分する
洗えるもの	定期的に流水で洗い日光消毒 ・乳児がなめたりするものは、毎日洗う ・乳児クラス週1回程度 ・幼児クラス3か月に1回程度	おう吐物で汚れたものは、塩素濃度6％の次亜塩素酸ナトリウム系消毒薬を300倍希釈した液に浸し日光消毒する
洗えないもの	定期的に湯拭きまたは日光消毒 ・乳児がなめたりするものは、毎日拭く ・乳児クラス週1回程度 ・幼児クラス3か月に1回程度	おう吐物で汚れたら、良く拭き取り塩素濃度6％の次亜塩素酸ナトリウム系消毒薬を300倍に希釈した液で拭き、日光消毒する ○塩素分やアルコール分は揮発する

＊300倍希釈液＝原液濃度6％の市販の次亜塩素酸ナトリウムを300倍希釈した消毒液＝0.02％の次亜塩素酸ナトリウム消毒液

③手指の消毒

通　常	流水、石けんで十分手洗いする
下痢・感染症発生時	流水、石けんで十分手を洗った後に消毒する。手指に次亜塩素酸ナトリウム系消毒薬を使用してはいけない。（糞便処理時は、ゴム手袋を使用）
備　考	毎日清潔な個別タオルまたはペーパータオルを使う 食事用のタオルとトイレ用のタオルを区別する （手指専用消毒液を使用すると便利）血液は手袋を着用して処理をする

④次亜塩素酸ナトリウムの希釈方法

○次亜塩素酸ナトリウムは、多くの細菌・ウイルスに有効（結核菌や一部の真菌では無効）		
次亜塩素酸ナトリウム〈市販の漂白剤 塩素濃度約6％の場合〉の希釈方法		
消毒対象	濃度（希釈倍率）	希釈方法
糞便やおう吐物が付着した床 衣類等の浸け置き	0.1％（1000ppm）	1Lのペットボトル1本の水に20mL （ペットボトルのキャップ4杯）

⑤消毒液の管理
〔使用上の注意点〕
　消毒液は、感染症予防に効果がありますが、使用方法を誤ると有害になることもあります。消毒液の種類に合わせて、用途や希釈等正しい使用方法を守ります。

・消毒剤は子どもの手の届かないところに保管する（直射日光を避ける）。
・消毒液は使用時に希釈し、毎日交換する。
・消毒を行うときは子どもを別室に移動させ、消毒を行う者はマスク、手袋を使用する。
・希釈するものについては、濃度、消毒時間を守り使用する。
・血液やおう吐物、下痢便等の有機物は汚れを十分に取り除いてから、消毒を行う。注9
・使用時には換気を十分に行う。

注9：
188頁参照

出典：厚生労働省 改訂版「保育所における感染症ガイドライン」2018

2 事故防止及び安全対策

1. 子どもの事故防止と安全の重要性

わが国の子どもの不慮の事故[注10]による死亡は、50年以上にわたり死因の上位を占めている。

2021年の日本人の死因順位を総数からみると、1位・悪性新生物、2位・心疾患、3位・老衰で、不慮の事故は7位である。しかし子どもの年齢別死因順位では、不慮の事故の多さを表している（表2）。学童期になると自殺が上位に入ってくることも見落としてはならない。

	1位	2位	3位	4位	5位
0歳	先天奇形等	呼吸障害等	乳幼児突然死症候群	不慮の事故	出血性障害等
1〜4歳	先天奇形等	悪性新生物（腫瘍）	不慮の事故	心疾患	呼吸障害等
5〜9歳	悪性新生物（腫瘍）	不慮の事故	先天奇形等	その他の新生物（腫瘍）心疾患	
10〜14歳	自 殺	悪性新生物（腫瘍）	不慮の事故	先天奇形等	心疾患
15〜19歳	自 殺	不慮の事故	悪性新生物（腫瘍）	心疾患	先天奇形等

表2 年齢別死因順位（2021）

出典：厚生労働省，「人口動態統計」，2021

医学の力だけでは及ばない不慮の事故や自殺などは、わが国の子どもの健全育成の大きな課題であり、社会問題である。また不慮の事故は、一命は取りとめても後遺症を残すケースも多い。乳幼児が集団で生活する保育所では、事故防止のため日々細心の注意を払わなければならない[注11]。

近年は、死に至らない事故や子どもたちの安全を脅かす事件も多数報告されている。田中によると、死亡1に対する死に至らない事故の状況は、重症3、中等症40、軽症400と概算され、死亡事故の背後には多大な傷害が発生している（図1）。

注10：不慮の事故
不慮の事故とは予期しない意図的でない事故をいう。わが国では不慮の事故を、交通事故、転倒・転落、不慮の溺死・溺水、不慮の窒息、煙・火・火災への暴露、有害物質による不慮の事故及びその有害物質への暴露、その他の不慮の事故の7項目に分類している。2011年には、東日本大震災の影響を受けて「自然の力への暴露」が加えられた。近年増加傾向にある虐待は「故意の事故」の一種と考えられており、不慮の事故の統計には入っていない。

注11：
事故防止については、「健やか親子21」で、2006年〜2014年の目標として不慮の事故死亡率半減を掲げている。保育所保育指針、幼稚園教育要領においても、安全教育と事故防止対策が盛り込まれている。

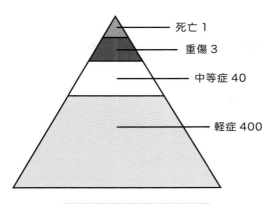

図1　受診者の障害の程度による氷山図

出典：田中　哲郎：「新子どもの事故防止マニュアル　改訂第4版，71 より改変」，診断と治療社，2007

　この段階での事故を未然に防ぐことが肝心である。保育者には子どもの基本的生活習慣の中に安全行動の育成を含めて、子どもの安全能力を高めるような保育が求められている。

2. 集団保育中の事故発生状況

　事故を未然に防ぐためには、事故の発生状況の実態を知っていることが重要である。独立行政法人日本スポーツ振興センターによる平成22年度（2010年度）の調査結果を示す。

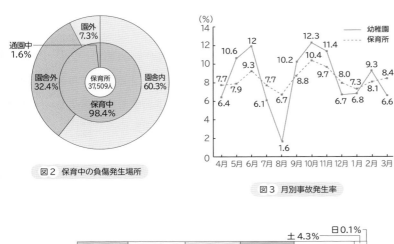

図2　保育中の負傷発生場所

図3　月別事故発生率

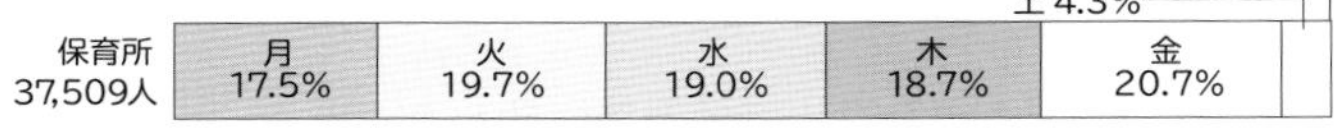

図4　曜日別事故発生率

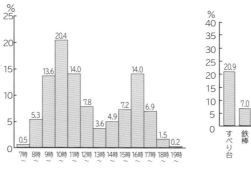

図5　時間別事故発生率　　　　　　　　　　図6　遊具と事故発生率

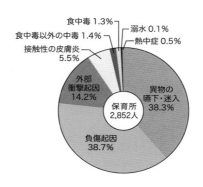

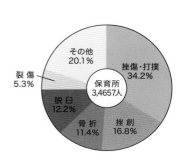

図7　保育所の疾病における種類別発生割合（平成22年度）　　　図8　保育所における外傷（負傷・外部衝撃）

出典：巷野 悟郎 監修：最新保育保健の基礎知識，日本小児医事出版社，2013

　これらの統計から、①事故は圧倒的に園舎内が多い（図2）。②月別では活動が活発になる時期や、行事が多い月に多い（図3）。③曜日別では週の後半にかけて増える傾向にある（図4）。④時間帯別には活動が活発になる9～11時頃と、降園時間に近づく16時頃に多い（図5）。⑤遊具の事故ではすべり台が多い（図6）。⑥事故の種類は「異物の嚥下・迷入」が最も多く、「負傷・外部衝撃起因」に関連したケガは「挫傷・打撲」「挫創」[注12]が多いなどの保育現場の事故の特徴がみえてくる（図7,8）。

3. 発達段階からみた事故の特徴

　不慮の事故は、子どもの発達や行動と深い関わりがある。

注12：
「挫傷」は転倒や打撲の際、皮膚の表面に傷がつかずに内部組織が損傷をする怪我（うちみ等）のこと。
「挫創」とは転倒や打撲を受けた部分に皮膚の損傷が認められる怪我のこと。

（1）０歳児

　寝ていることの多い０歳児は、吐物や異物などが気道を閉塞して生じる機械的窒息が多い。母乳やミルク、また離乳食などを吐いた時に気道をつまらせたり、柔らかい敷き布団の上にうつ伏せに寝ていて鼻と口がふさがれたりする。事故のほとんどがベッドの上でおきているため、常に子どもから目を離さない。あおむけに寝かせる。敷き布団は体の沈まない固めのものを選び、掛け布団は顔に深くかけ過ぎないようにするなどに留意する。子どもが「寝ているから」と安心しがちであるが、この考えが事故のもとになる。

　５か月を過ぎると見たものに何でも手を出すようになり、口に入れるため、誤飲ややけどの事故が多くなる。手の届く所にビニールなど窒息をおこす可能性のあるものを置かない。

　６か月を過ぎると寝返りが出来るようになり、７か月ごろよりおすわりが可能となる。その後はいはい、つかまり立ち、つたい歩きと運動機能が発達する。しかしそれらはまだ安定しないので、倒れる、転ぶ、落ちるなどの事故が増える。

（2）１～２歳児

　１歳過ぎから歩行が出来るようになり、行動範囲が広がる。２歳ごろには階段など段差のあるところを登る。椅子に登ったり立ったりする。また外に出たがるようになり、興味の向くままに行動するなど、自我が芽生え、獲得した能力を使って自由奔放に行動しながら発達する時期である。しかし、運動能力はまだ未熟で、周囲への注意力や大人の指示に従う力も乏しいため、つまずく、転落する、ひっくりかえるなどの事故がおきる。また走ってきて壁に衝突する、ブランコの前後を横切り衝突する、カミソリ・はさみなどで指を切るなどの事故や、交通事故も増えてくる。この時期は、子どもをすぐに支えられる位置にいる、安全に自由に動ける場所を用意する、子どもの目線で危険なものを取り除くなどの管理をきちんとすることが重要である。滑り台やブランコなどの遊具の使い方、道具の使い方、順番を待つことの大切さなども教えていく。

（3）３～４歳児

　運動能力に巧みさが増し、走ったり登ったり活発な動きが出来るようにな

る。　三輪車・自転車にも乗れるようになる。椅子を自分で選んで高いところに登ったり、登り棒に登る。ジャングルジムに登る、うんていをするなどの発達がみられてくる。好奇心が一段と旺盛になり、自己主張も強くなる。色々な教材 (はさみ、粘土、クレヨンなど) や体育道具 (マット、平均台、鉄棒など) も使えるようになるため、花火やマッチで遊んでいてやけどをするなどの事故がおきてくる。友だちへの関心が増し、けんかも増え、誤って友だちを傷つけてしまうこともある。保育者が代弁し、言葉での意志の伝え方のモデルを示すことが必要となる。「飛び出し」「無理な横断」「ひとり歩き」などによる交通事故も増える。大きなケガが増えるのもこの年齢である。

　教材の安全な使い方、基本的な使い方を教える、ルールを守るように話す、順番を守り友だちを押したりふざけたりしないなどに留意する。

(4) 5～6歳児

　友だちとの遊びが多くなり、何でも自由自在に出来るようになる時期である。知的発達に伴い、自己発想的な遊びの工夫が出来る。サッカー、野球、ドッジボールなどルールに沿った遊びや、ゴム跳び、縄跳びなどリズミカルな運動が出来る。そのため、思いがけない使い方や遊び方、危険で冒険的な遊び方が増える。知らない大人に誘われて遊びに行ったりすることもある。縄で首や体をしめる、からまる、落ちる、落とす、投げる、ぶつかる、挟まれる、切る、刺す、打つなどの事故がおこる。また、動物や植物の世話が出来るようになるため、噛まれる、ひっかかれる、つつかれることもある。

　この時期の子どもに対する過信は禁物である。使用場所の環境を整え、場面場面で具体的に危険を知らせるようにする。用具を用いる場合は配置に気を配り、使用後はすぐに片付ける。また遊びのルールを教え、譲り合いの大切さがわかるようにする。自分の体に興味を持たせ、安全への意識を高めることにも留意する。

4. 安全管理・安全対策

(1) 危険な行動を引き起こす要因

　事故発生に至る過程には、危険な行動を引き起こす要因がある。安全管理ではこれらを踏まえて子どもの行動を観察し、危険を予知することが大切である。

① **危険な環境要因**：道路、ベランダ、薬物、空き地の危険物、側溝、池、川、倒木、崖崩れ、屋内の段差、家具、トイレや浴室の構造・滑りやすさなど

② **身体面の要因**：身体・運動能力の未発達

③ **知的面の要因**：危険の理解・予知能力が未発達、今やっていることに集中していても、突然に興味が変わる（トンネル現象）

④ **精神面の要因**：個人の性格（衝動的・攻撃的・気分・動作が遅い・幼稚性・依存性）緊張、恐怖、疲労、不安などの心理状態、規範、道徳の理解度など

⑤ **危険な服装の要因**：身体が自由に動かない服装、フードやひもがついた服、足に合わない靴など

(2) 安全対策としての環境整備

日頃の安全対策として、それぞれの保育施設に適した環境設備を行う。安全チェック表を作成し、子どもの目線で点検すること。子どもが誤飲してしまう大きさのものであるかは、チャイルドマウス注13を活用するとよい。

【室内】

・保育室・廊下・玄関・トイレ・手洗い場などの床は、水がこぼれて滑りやすくなっていないか、破損やささくれはないか

・床に足を載せて滑りやすいのもの（雑誌、新聞紙など）を置いていないか

・手の届くところに口に入る小さなものが放置されていないか

・窓のガラスは破損していないか、外れやすくなっていないか

・窓の下やベランダ、洗濯機など下に身を乗り出せる台になる物は置いていないか

・出入り口付近に障害物になるような物を置いていないか

・柵は倒れないように固定しているか、破損していないか、整理整頓しているか

・引き出し、ガラス戸などが開いたままになっていないか

・机・椅子は破損やささくれはないか、釘や金具は出ていないか

・じゅうたん、カーペットなどがめくれていないか

・階段の手すりはゆるんでいないか、つまずきやすい物を置いていないか

・ポット、加湿器、アイロン、薬箱、裁縫箱、消毒薬、はさみやカッターなどは子どもの手の届かない場所に置いているか

注13：チャイルドマウス
「チャイルドマウス」とは、子どもの誤飲事故を防ぐための点検用具をいう。乳幼児の最大口径は約32mm、3歳児の最大口径は約39mmであるといわれ、チャイルドマウスが通る大きさの物は子どもが誤飲する恐れがあるとみなされる。179頁参照

- コンセントにカバーがついているか
- 冷房や暖房などの電気器具は正常に作動しているか

【室外】

- 園庭に釘・ガラス・木切れ・小石・小動物の糞尿などが落ちていないか
- 園庭にくぼみや突出した部分はないか
- 固定遊具に破損・ねじのゆるみ・さび・腐敗・塗装のはがれなど老朽化した部分はないか
- 砂場は定期的に掘り返し、使用しない時にはカバーをしているか
- 危険物のある空間に近づかないよう、施錠管理が出来ているか
- 飼育小屋は不衛生になっていないか。小屋の破損はないか。施錠管理が出来ているか
- 毛虫などの害虫等の駆除は出来ているか

誤飲防止ルーラー・チャイルドマウスを作ろう

誤飲防止ルーラーやチャイルドマウスを作って、身のまわりの物を入れてみましょう。
意外に大きい物でも子どもの口に入ってしまい、誤飲や窒息する危険性があります。

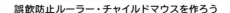

●誤飲防止ルーラー
3歳の子どもが口を開けた時の大きさは直径約39mm、のどの奥までは約51mmあります。

●チャイルドマウス（子どもの口）
直径32mmは、1～2歳の子どもの口の大きさといわれています。

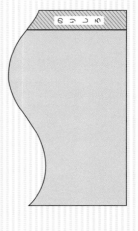

39mm 切り抜く　3歳児の最大口径

51mm 切り抜く　3歳児の口から、のどの奥までの長さ

5. 安全教育

　子どもの命に直結した不慮の事故は「氷山の一角」であり、背後には死に至らない事故がはるかに多く発生していることは前述した。子どもの安全は緊急性の高い事故だけでなく、日常おこりやすい事故を防止することが命を守ることになる。

　しかし子どもたちの遊びをみると、危険を伴いながらも冒険や挑戦を繰り返しながら、身体的、精神的、社会的に成長し、遊びが危険の予知・回避能力を育んでいることがわかる。安全管理では必要以上に子どもへの注意や規制、禁止事項が多くならないようにする。子どもを危険から遠ざけるのではなく、子ども自らが危険を察知し、身を守る力を育てることが大切である。

　安全教育の基本は、家庭で子どもと保護者がともに学ぶことである。子どもは保護者から学ぶことが多い。靴はしっかり履く、歯ブラシを口に入れたまま走らない、道路では保護者と手をつないで歩く、食べ物はのどにつまらないようによく噛んでゆっくり食べるなど、毎日の生活の中で折に触れ、保護者の説明と適切な行動により手本を示すことが大切である。保育現場の安全教育においても、日常生活を通して、安全な生活習慣や態度を身につけるように指導する。

コラム

《「知る」と「分かる」は違う》

　安全教育では、保育者が「危ない」ことと「してはならない」ことを教えている。しかし、勝木は子どもはそれを「知る」だけでは、応用的に危機に対処することは難しいと指摘している。「なぜ危ないか」「どうしたら危険になるか」「どうすれば危険でないか」「事故がおきた時はどうすればよいか」など、その都度、子どもと考え「分かる」ことが肝要である。「知る」ことと「分かる」ことの違いは大きい。

＊参考：勝木洋子編：保育者をめざすあなたへ「子どもと健康」，みらい，2014

3 危機管理

(1) 危機管理の目的

保育所における危機管理の目的は、子ども及び職員の生命を守り、危機[注14]を予知・予測し、それを回避すること。また危機発生時には、被害を最小限にとどめることである[注15]。

(2) 危機管理の基本

危機を未然に防ぐためには、危機管理の基本的なプロセス（構成要素）を通して具体的に対応していく必要がある。

【危機の予知と予測】

過去に発生した災害・事故の事例（ヒヤリ・ハット[注16]を含める）や、子どもの現状、社会の変化等をふまえ、今後現場で発生する可能性のある危機を予知・予測する。情報は多方面から的確に収集し、問題の早期発見に努めることが大切である。

【危機の回避と備え】

① 日頃から施設・設備に関する定期的な点検を行う。

② 危機管理マニュアルを作成する。マニュアルは職員全員が使えるように研修を行い、防災訓練などの実施後は見直しをする。

③ 救急法や防災に関する職員の研修を行う。

④ 様々な場面を想定した臨場的な訓練を定期的、計画的に実施する。

⑤ 保育所、保護者、地域住民が一体となって子どもを守る体制づくりを行う。

・災害や事故発生時に備えた保護者・地域住民の協力体制を確立し役割分担する。

・施設周辺の交通環境を確認し、危険区域の対策を講じる。

・保護者の送迎誘導の実施等。

⑥ 非常持ち出し物品を備蓄する。

・備蓄品は賞味期限、使用期限の点検を 1 回 ／ 年は行い、持ち出しやすい場所に保管する。

・持ち出しバッグには子どもの生活に必要なおもちゃなども入れておく。レジャーシートなども入れておく。

注14：
危機とは、災害や事件、事故などのように予期し得ない出来事によって生命及び身体的、心理社会的に安定した状態を脅かす事態のこと。

注15：
保育所保育指針では、危機管理に関して「災害や事故の発生に備え、危険箇所の点検や避難訓練を実施するとともに外部からの不審者の侵入防止のための措置や訓練など不測の事態に備えて必要な対応を図ること。また子どもの精神保健面における対応に留意すること」を定めている。

注16：ヒヤリ・ハット
ヒヤリ・ハットとは、結果として重大な事故には至らなかったが、ひとつ間違えれば大きな事故に巻き込まれてもおかしくないような出来事（インシデント）のこと。重大な事故の前にはヒヤリ・ハットが潜んでいる可能性があり、ヒヤリ・ハット情報を集め原因の分析、解明が事故防止につながるといわれている。

4 災害への準備

(1) 防災に対する考え方

　自然災害は、いつどこで発生するのか余地が大変難しい現状にある。そこで、園児を守るための環境の整備や、安全、迅速な避難ができるための体制の確立、避難訓練の積み重ねが重要である。

　まず組織として対応できるよう体制を整備し、保育者等一人ひとりが避難訓練や研修等を通してその役割を認識し、いざというときに的確な判断と迅速な行動ができるようにしておくことが大切である。各園の実情に合った防災マニュアルを作成し、避難場所、避難方法等の検討することが求められる。園のある地域が地震や津波によりどのような災害（震度、津波高・浸水深、液状化、地すべり等）が想定されているか、正確に把握することが必要である。

【発生時の対応】

　災害や事故が発生した場合

① 何にも優先して人命の尊重と安全の確保に努め、被害を最小限にとどめる。
　子どもの精神面での配慮も忘れてはならない。
　　・安全な場所への避難誘導をする。
　　・傷病者の適切な手当て、搬送をする。
② 施設長は危機管理マニュアルに示された手順・内容に基づいて、最優先する対応を意識しながら、迅速かつ適切、冷静に指示・命令する。
③ 保護者・警察・消防・病院・役所などの連絡調整を進める。
④ 対外窓口を一本化する。
　混乱した状況では、職員の臨機応変の対応が必要となるが、個人の判断で対応することは極力避ける。
⑤ 「報告・連絡・相談」の徹底を図る。
　やむを得ず個人の判断で対応した場合は、必ず事後速やかに施設長に報告する。

【再発防止】

　事後処理が終了した段階になれば、それまでの活動を記録・分析・評価し、再発防止に向けた体制づくりに繋げる。

分析は、その時なぜ事故が発生したのかを様々な角度から行い、設備の改善、マニュアルの見直しなど、再発防止に向けた取り組みを行う。危機発生を契機として、保護者や地域、関係機関等との子どもを守る体制づくりをより一層の強化に努める。

(2) 防災・防犯教育

子どもたちを守るためには、日常の保育を通して、子どもの発達に適した方法で危険予知や安全行動について指導する必要がある。

防災訓練では、事前に訓練の必要性や行動の仕方[注17]を指導し、避難経路や避難場所、家族との連絡方法を確認しておく。訓練は、地域の特性や実態にそった実践的な内容が良く、曜日や時間帯、災害の種類や火事の火元などを変えて行う。また予告をして訓練をする場合と突然はじめる訓練を計画的に組み合わせ、防災対応力の強化を図る。保護者と連携して子どもの引き渡し等の訓練も行う。

不審者が侵入した場合の防犯訓練は、怪しい人を見かけたら、すぐにその場から離れ、保育者や保護者、周囲の大人に知らせるなどの不審者への対応を指導する。訓練の終了後は職員全員で改善点を検討し、より安全性の高い行動をとれるようにする。

【避難訓練】

高知県教育委員会作成「防災マニュアル作成の手引き平成 24 年 4 月発行」は、非常に詳細に防災マニュアルが作成されており、参考になる。

地震・津波発生時に備え、園児が安全に避難できるように避難訓練を実施し、基本的な能力を身につけさせることが必要である。そのために、避難訓練年間計画を作成し、保育者等の共通理解のもと避難訓練を行うことが重要である。年間計画の作成にあたっては、以下の点に留意する。

・年間を通して指導計画の中に位置づける。

・いろいろな場面を想定し、安全に非難できる態度や能力を身につけられるよう、実践的な訓練を計画する。

・全保育者等で計画の内容や役割分担について協議し、確認する。

・保護者や地域と連携した訓練を計画する。

避難訓練や防災マニュアルの見直し・改善にあたっては、「計画(PLAN)⇒実践(DO)⇒評価(CHECK)⇒改善(ACTION)」のサイクル(PDCAサイクル)を繰り返し行うことが大切である。

(高知県教育委員会作成「防災マニュアル」より引用)

(3) 園児の心のケア

災害が発生し、園児に強いストレスが加わると、心に不調を生じることがある。そのため、災害発生直後から、早期の心のケアが必要となる。園児に適切な支援を行うためには、専門機関や医療機関等と連携することも重要である。特に慢性疾患を持っている子ども(食物アレルギー、気管支喘息、糖尿など)に対する個別の注意事項を把握しておくことが大切である。

① 避難訓練年間計画を作成してみよう。

② 備品物資と非常持ち出し品リストを作成してみよう。

③ 保護者への引き渡し計画表を作ってみよう。

[参考文献]
・兼松 百合子他 編：子どもの保健・実習健やかな育ちをするために, 同文書院, 2013
・巷野 悟郎監修：「最新保育保健の基礎知識第8版改訂」, 日本小児医事出版社, 2013
・厚生労働省, 「保育施設における事故報告集」, 2013
・厚生労働省, 「2012年改訂版保育所における感染症ガイドライン」, 2012
・佐藤 益子編：「子どもの保健Ⅰ」, ななみ書房, 2014
・佐藤 益子編：「子どもの保健Ⅱ」, ななみ書房, 2014
・鈴木 美枝子編：「これだけはおさえたい! 保育者のための子どもの保健Ⅰ」, 創成社, 2014
・鈴木 美枝子編：「これだけはおさえたい! 保育者のための子どもの保健Ⅱ」, 創成社, 2014
・田中 哲郎：「保育園における事故防止と安全管理」, 日本小児医事出版社, 2011
・独立行政法人日本スポーツ振興センター編：「学校管理下の災害－24－基本統計」, 2012
・文部科学省, 「改訂版学校環境衛生管理マニュアル」, 2010
・厚生労働省, 「平成28年(2016)人口動脈統計(確定数)の概要」
・文部科学省, 「改訂版 学校環境衛生管理マニュアル 学校環境衛生基準の理論と実際」, 2010
・高知県教育委員会作成, 「保育所・幼稚園等防災マニュアル作成の手引き(地震・津波編)
　　～子どもたちの生命を守るために～」, 2012

保護者への引き渡し（例）

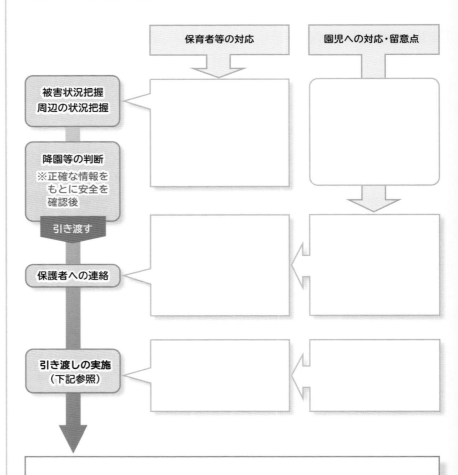

（１）園児は、園庭または避難場所に集合させる。保護者は指定の場所で待機してもらう。

（２）ハンドマイク等の指示で引き渡し開始。
　　　・引き渡しカードをもとに引き取り者を確認し、園児を引き渡す。
　　　・兄弟姉妹がいる場合は、低年齢の園児から引き渡す。
　　　・負傷した園児については、状況を保護者に説明し引き渡す。
　　　・行方不明の園児の保護者には、所長・園長が対応する。

（３）保護者への連絡がとれない場合、園児を引き続き保護する。
　　　その場合、園児の心のケアを心がける。

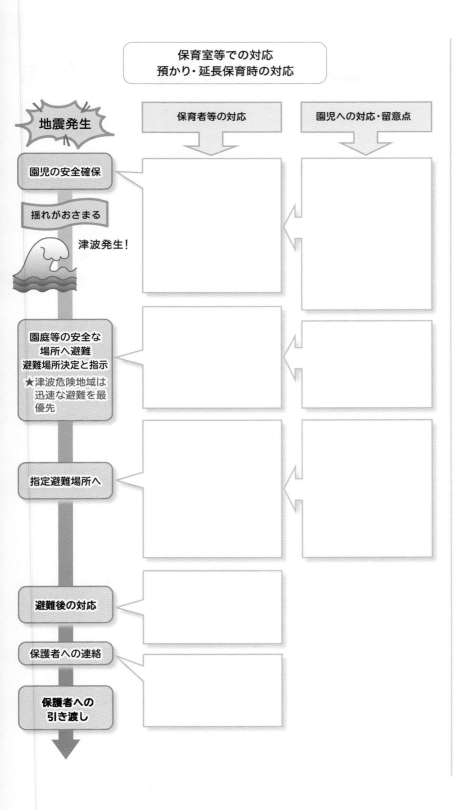

保育室等での対応
預かり・延長保育時の対応

地震発生

園児の安全確保

揺れがおさまる

津波発生！

園庭等の安全な
場所へ避難
避難場所決定と指示
★津波危険地域は
迅速な避難を最
優先

指定避難場所へ

避難後の対応

保護者への連絡

保護者への
引き渡し

保育者等の対応

園児への対応・留意点

第 3 章

子どもの体調不良等に対する適切な対応

１ 体調不良や傷害が発生した場合の対応

1. 発熱

　発熱は生体防御反応であり、熱が高いからといって重症だとは限らない。子どもの状態や疾病によっては、37℃台でも重症であることもある。乳幼児は体温調節機能が未熟なため、体温が環境温に影響されやすい。そのため、高体温や低体温になりやすく、衣服や室温などで調節する必要がある。また乳幼児の体温は高めであり、37.5℃以上の場合を発熱とする場合が多い。子どもは、発熱時に脱水になりやすいことを常に念頭に入れ、水分補給を第一に考えることが重要である。クーリングによる解熱処置は、子どもに負担が少なく有効である。腋窩、鼠径部、頸部などをクーリングすると効果的である。解熱剤はなるべく使用を控えるようにすべきである。生後6か月以上であれば解熱剤の使用は可能だが、水分補給が難しい時や気分が悪く眠れない時などに限定して使用する。

　5〜6歳までの子どもは、熱による脳の興奮抑制反応が未熟なため、熱性けいれん[注1]を起こしやすい、ということも留意しておく。

注1:
122頁参照

【発熱の対応・ケア】

・水分補給をする。

・熱が上がって暑がる時は、薄着にし、涼しくする。水枕等をあてる。手足が冷たい時、寒気がある時は保温する。

・汗をかいたらよく拭き、着替えをさせる。

・高熱があり嫌がらなければ、首の付け根・腋の下・足の付け根を冷やす。

【登園を控えるのが望ましい場合】

・体温が朝から37.5℃を超えた場合。

・元気がなく、機嫌が悪い。

・食欲がなく、朝食や水分が摂れていない。

・24時間以内に解熱剤を使用している。

・24時間以内に38℃以上の熱が出ていた。

2. おう吐

　おう吐の原因は胃腸炎とは限らない。胃食道の形態と関連した胃食道逆流症、アレルギー反応、脳圧亢進（外傷、水頭症、脳腫瘍、髄膜炎など）、心不全、腎不全、咳き込みおう吐、食べすぎなどがある。しかし、おう吐があった場合は、感染症の可能性も念頭に置き対応することが大切である。

【おう吐の対応・ケア】

・他の児とは別室にする。

・うがいをさせ、おう吐が繰り返されないかどうか様子をみる。

・30分程度後に、吐き気がなければ、経口補水液などの水分を少量ずつ摂らせる。

【おう吐物の処理】

・他児を別室に移動させる。

・おう吐物を静かに拭き取る。その際、次亜塩素酸ナトリウム50〜60倍希釈液注2を含ませた使い捨て雑巾で拭き取る。同じ雑巾で二度拭きはしない。

注2：
172頁参照

・吐物場所の消毒をし、部屋の換気をする。

・処理に使用したものは全てビニール袋に入れ、二重にして密封し廃棄する。

・処理後は手洗い、うがい、必要に応じて着替えをする。

・汚染された衣服は、園内で洗わずビニール袋に二重に密閉し家庭に返す。

【登園を控えるのが望ましい場合】

・24時間以内に2回以上のおう吐がある。

・水分が摂れない。

・機嫌が悪く、元気がない。

・顔色が悪く、ぐったりしている。

3. 下痢

　下痢の原因は感染性胃腸炎とは限らない。アレルギー反応、乳糖不耐症などもある。乳幼児の場合は特に脱水に注意が必要である。また低血糖にならないよう、食べ慣れた炭水化物や母乳の経口摂取を行うとよい。また乳幼児の場合、おむつかぶれ（接触性皮膚炎、細菌感染、真菌感染など）にも注意が必要である。おむつをしている乳幼児の場合、下痢はまず感染症の可能性を疑い対応することが（おむつを交換する際は特に）大切である。また、下痢止めを安易に使わないことも重要である。

【下痢の対応・ケア】

・水分補給をできるだけ早く始める。できれば経口補水液を用いるとよい。

・経口補水液などで水分補給ができたら、できるだけ早くミルクや食事を開始する。

・食事は固形食を含む年齢相当の普通食とするが、炭水化物と脂肪分の少ない魚、鶏肉、卵、軟らかく煮た野菜などの消化のよいものにする。乳児の場合は、母乳栄養は継続し、人工乳は通常濃度で与える。

・お尻を清潔にする。

【便の処理】

・下痢の処理は保育室を避けるのが望ましい。清潔区域と汚染区域を設ける。

・処理者は必ず使い捨て手袋をする。

・専用の使い捨てシートを使い、一人ひとり交換する。

・一人処理ごとに手洗いをする。

【登園を控えるのが望ましい場合】

・24時間以内に2回以上の水様便がある。

・食事や水分を摂るたびに下痢になる。

・朝、排尿がない。

・機嫌が悪く、元気がない。

・顔色が悪く、ぐったりしている。

4. 咳

　　咳には、痰が絡んだような湿性の咳と、乾いたような乾性の咳がある。原因によって、咳の性状が異なる。どちらにしても、水分補給が重要である。気管支炎、肺炎、気管支喘息などで激しい咳がみられ、呼吸がうまくできない状態(呼吸困難)になることもある。

【咳の対応・ケア】

・前かがみの姿勢をとらせ背中をさすったり、軽いタッピングを行う。

・上半身を高くする(起座)の姿勢で休ませる。

・食事は消化のよいものにする。

・呼吸困難がみられる場合は、速やかに病院受診をする。

【登園を控えるのが望ましい場合】

・夜間しばしば咳のためにおきていた場合。

・喘鳴や呼吸困難がある。

・呼吸が速い。

・元気がなく、機嫌が悪い。

・37.5℃以上の熱を伴っている場合。

・食欲がなく朝食・水分が摂れない。

・少し動いただけで咳が出る。

5. 発疹

　発疹にはさまざまな原因が考えられるが、集団生活をしている場合は、まず感染症の可能性を考える。しかし、アトピー性皮膚炎や蕁麻疹などのアレルギー疾患や虫刺されなどの場合もある。自己判断せず、早期治療、感染拡大防止などの観点からも病院受診が勧められる。

【発疹の対応・ケア】

・皮膚に刺激のない下着を着せる。

・口腔内に発疹があり痛みで水分が摂りにくい場合は、おかゆなど水分の多いものや、痛みの少ない水分系をできるだけとらせる。

・発疹の種類によっては、軟こうなどの薬を塗り、清潔に保つ。

【登園を控えるのが望ましい場合】

・発熱とともに発疹がある時。

・今までになかった発疹が出てきて、感染症が疑われる時。

・医師から登園を控えるように指示された時。

・食事や水分が摂れない時。

・とびひの場合は、患部が覆えず、浸出液が多く出ていて他児への感染のおそれがある時や、かゆみが強く手で患部を掻いてしまう時。

6. 脱水

　小児、特に乳幼児は、成人に比して細胞外液(血清と細胞間液)の割合が多く、体重あたりの水の必要量及び喪失量が大きい。乳児は水分の濃縮力も低い。体重1kgあたりの1日の水分必要量は、乳児150 mL、幼児100 mL、学童80 mL、成人50 mLであり、乳児は成人の3倍の水分を必要としている。したがって発熱、下痢、おう吐、熱中症などをおこすと脱水症になりやすい。

【脱水の対応・ケア】

・水分をこまめに摂取することである。

7. けいれん^{注3}

　けいれんの原因はさまざまである。例えば、てんかん、泣き入り引きつけ、熱性けいれん、胃腸炎関連けいれん、低血糖、頭蓋内病変(水頭症、外傷、出血、梗塞、腫瘍、脳炎、髄膜炎など)がある。

注3：けいれん
121頁参照

【けいれんの対応・ケア】

・あわてないで、時計を見ながら観察：持続時間、目・顔・四肢・体幹の様子、
　左右差、呼びかけに対する反応など。

・吐物を誤嚥しないよう、顔は横に向け、可能なら安全な場所に移動する。
　（呼吸や嚥下が困難になり、おう吐した場合の吐物の誤嚥にもつながるため、
　口の中に箸や指などを入れてはいけない）

・救急搬送が必要なけいれん：5分以上経過しても全く収まる様子がない、
　見た目のけいれんが収まっても意識障害が持続する、手足に麻痺が残る
　などの場合。

2 応急処置

1. 傷病者への応急手当

　傷病者が発生した場合、まず子どもの状態及び状況を把握し、子どもの安全
確保と応急手当てを行う。

（1）傷病の状態把握

　意識の有無、呼吸や循環の状態、全身状態、損傷部位など傷病発生状況の
確認、救助者や協力者数の確認をし、搬送すべきかどうか、搬送方法の判断
を行う。

（2）搬送

　応急手当を終えた傷病者を搬送したり、危険な場所にいる傷病者を安全な
場所に移動させる場合の方法である。搬送中は動揺や振動を少なくし、傷病
者に苦痛を与えず安全に搬送することが大切である。

【徒手搬送法（一人で行える）】

● 背負い搬送

● ショルダートラック法

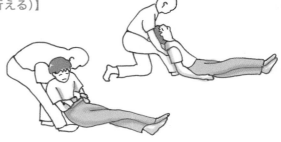

● ゆりかご法

毛布などで全身を包み両肩
を引っ張って移動する方法

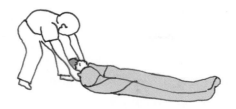

【二人で行う搬送】

● 二人が前後または左右から抱えて搬送する方法

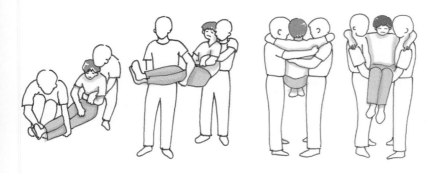

● 二人で手を組んで搬送する方法

　傷病者を挟んで向かい合わせに立ち、傷病者を搬送する方向側の手で相互
の前腕部を握り、傷病者の大腿部の所にあて、背部側から傷病者の両脇に頭
を入れて、背部側の手で自分と反対側の傷病者の脇の下を抱え、座らせた
状態にして前方に搬送する。

● 担架搬送

　担架搬送は、疾病者の状態を悪化させないように搬送するための重要な手
段である。歩行困難な傷病者は担架で搬送する。

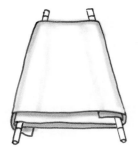

毛布2枚と棒2本を利用した担架

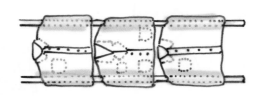

トレーナー2～3枚の両脇に2本の棒を
通すと簡易的に作成出来る

（3）救急処置

【創傷処置】

① 傷を流水でよく洗う。消毒はしない。

② 傷口を被覆材[注4]で覆う方法（湿潤療法）[注5]が最もよいが、被覆材がない場合は、ガーゼや絆創膏で覆う。

③ 出血がある場合は、清潔なガーゼで出血部位を覆い圧迫止血する。出血が多い場合は、傷口を心臓よりも高くして動かさない。

＊出血が止まらない、傷口が深い場合は受診する。

【手足の打撲】

① 打撲した部位を安静にして冷却する。

＊痛みが続く場合、腫れがひどい場合、手足の変形がある場合には受診する。

【骨折・捻挫】

① 腫れている部分を冷やす。

② 骨折が疑われる場合は、患部に福木を当てて三角巾などで動かないように固定する（図1）。

③ 可能であれば、患部を心臓より高くする。

＊骨折が疑われる場合、腫れがひどくなる場合は受診する。

注4：
被覆材には、キズパワーパッド（市販されている）、医療用デガダーム、ビジダームなどがある。食品用ラップを使用する方法もあるが、失敗事例もあることを念頭に置く。

注5：
湿潤療法とは、消毒せず湿潤状態で傷口を密閉することで、細胞の成長や再生を促す浸出液を閉じ込めて傷を治す治療法である。湿潤療法は、傷が早く治る、傷跡が残りにくい、痛みが少ない、感染が抑えられる等のメリットがある。湿潤療法で応急処置をしてある場合は、被覆材は数日貼り続ける。

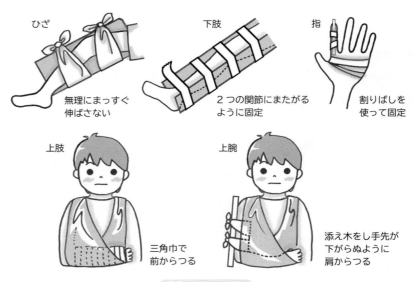

ひざ　無理にまっすぐ伸ばさない

下肢　2つの関節にまたがるように固定

指　割りばしを使って固定

上肢　三角巾で前からつる

上腕　添え木をし手先が下がらぬように肩からつる

図1　添え木のあて方

【頭部の打撲】注6

① 頭部打撲の状況を詳しく聞き、打撲部のけがの状態を観察し、頭痛、吐き気、おう吐、けいれんなど、注意して経過をみる。

② 打撲部を冷やす。

③ 保護者に連絡し、頭部打撲の状況を伝える。

＊意識状態が悪い場合、けいれん、顔面蒼白、おう吐などがみられる場合は、直ちに受診する。傷が大きく出血している場合も直ちに受診する。

【脱臼】

① 手をダラーンとして動かさない場合など、脱臼が疑われる場合は、動かないよう固定する。手の場合は三角巾で胸部に固定して安静にする。

② 直ちに整形外科を受診する。

【鼻出血】

① 少し前かがみに座らせる。（血液がのどに流れないように）

② 出血している方の鼻にやや大きめの綿球を作って鼻の穴に詰め、鼻を10分程抑えて止血する注7。その後、そっと詰め物を取り除く。

③ 鼻から額にかけて冷やす。出血部位が心臓より高い位置にあるほうがよいので、寝かせない。

＊20分以上出血が止まらない場合には受診する。

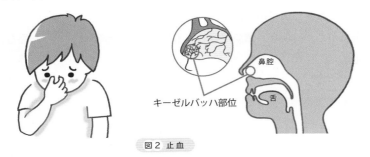

鼻腔

キーゼルバッハ部位

舌

図2 止血

【目に異物が入った場合】

① 目はこすらない。

② 蒸留水または生理食塩水（これらがない場合は水道水）で洗い流す。鴎外位で寝かせた状態で顔を傾けて目頭側から水を流し、目尻に流れてくる水はガーゼなどで吸収させる。

注6：
頭部打撲当日は、注意深く子どもの様子を見て安静に過ごす。入浴は控える。硬膜下血腫が生じている場合がまれにあり、3週間から長いと6か月後に頭痛、吐き気などの症状が出る場合がある。

注7：
抑える部位は、キーゼルバッハ部（鼻翼よりやや後方の毛細血管が集合している部位）を鼻の中央に向けて強く圧迫する（図2）。

③眼瞼に異物がくっついてという場合は水に濡らした綿棒などで優しく取り除く。

＊痛みや充血が治らない場合は受診する。目に何かが刺さった場合は、抜かずに直ちに受診する。救急車を要請してもよい。

【歯が折れた場合】
①折れた歯は、そのまま速やかに歯牙保存液（なければ牛乳、生理食塩水）にひたし保存する。

＊歯が抜けて2時間までであれば再植固定可能であるので、速やかに歯科を受診する。歯が折れていなくても、ぐらついている場合、腫れや歯肉の変色がある場合は受診する。

【やけど】
①すぐに患部を流水で冷やす。衣服の下である場合は、衣服の上から冷やす。
②水疱ができている場合は破らないように注意し、消毒ガーゼなどを当てておく。

＊患部が大きい場合や深いやけどの場合は直ちに受診する。

【噛みつかれる、ひっかかれる】
①かまれた部位、あるいは引っかかれた部位は、流水でよく洗う。
②流水で洗った後に冷やす。

＊出血がひどい場合、感染が疑われる場合、相手が動物であった場合は受診する。

2. 誤飲、誤嚥

　誤飲とは、食物以外の物を誤って飲み込んでしまうことをいう。乳幼児の誤飲事故で多いものは、タバコ、医薬品、洗剤などである。タバコや医薬品など、誤飲した物によっては、重篤な状態に陥る場合があるため、速やかに病院受診を行う（図3）。

　また、誤嚥とは、異物が気道に入ることで、気管に入ると激しく咳き込む。しかし、気管下部に達すると咳は治まってしまう。特にピーナッツなどのナッツ類は、気管に入ると気管支粘膜から水分を吸って膨張し気管内に停滞する

ばかりでなく、気管支鏡でも摘出が困難になる。

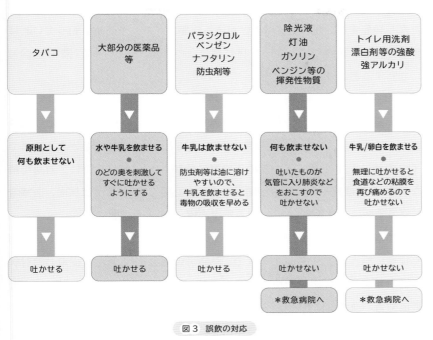

図3 誤飲の対応

誤飲した時の電話相談窓口／中毒110番・電話サービス
情報提供料無料の、一般市民専用サービス

▶大阪中毒110番（365日、24時間対応）　　072-727-2499
▶つくば中毒110番（365日、9時～21時対応）　029-852-9999
▶タバコ専用電話（365日、24時間対応）　　072-726-9922
　※テープによる一般市民向け情報提供

3. 溺水

　反応があるかどうか確認し、一次救命処置を行う。水を吐かせる行為は行わない。心肺蘇生中に水をおう吐する場合は、顔を横に向け、水を誤嚥しないように注意する。また、低体温にならないように保温をする。

4. 熱中症

　高温環境下で、体内の水分や塩分のバランスが崩れ、体内の調整機能が破たんし発症する。死に至る可能性がある病態であり、予防法を知っていれば予防ができ、救急処置を知っていれば救命できる。WBGT値（図4）を参考に判断するとよい。

　従来、熱中症は熱失神、熱痙攣、熱疲労、熱射病に分類されていたが、用語の定義があいまいであり混乱がみられたことにより次のように見直された。日本救急医学会熱中症分類2015によると、熱中症を軽症から重症まで1つの軸でⅠ,Ⅱ,Ⅲ度の3段階の重症度に分類する。Ⅰ度は現場にて対処可能な病態、Ⅱ度は速やかに医療機関への受診が必要な病態、Ⅲ度は採血、医療者による判断により入院（場合により集中治療）が必要な病態である。

　分類のⅠ度は軽度の状態を指し、従来の分類で言うところの熱失神、日射病、熱痙攣に相当する。Ⅱ度は中等症で、熱疲労に相当する。Ⅲ度は従来の熱射病にあたる最重症の病状を想定している（図5）。Ⅲ度は中枢神経症状、肝・腎機能障害、血液凝固異常などの臓器障害を呈するものであり、医療機関での診療、検査の結果から最終判断される。

（1）熱中症の予防

　汗が少し出る程度の場合は、どんな水分でもよいのでこまめに水分を取らせることで熱中症を予防できるが、運動をする場合や大量の汗をかくことが想定される場合は、塩分を含んだスポーツドリンク（0.2%の塩分：1Lの水に1から2gの食塩と砂糖大さじ2〜4杯（20〜40g）の糖分を加えたもの）をこまめにとらせることが必要である。推奨されている飲水量は高齢者を含む学童から成人が500〜1,000mL/日、乳児が300〜600mL/日、乳児が体重1kg当たり30〜50mL/日を目安としている。

　また、梅昆布茶や味噌汁などもミネラル、塩分が豊富に含まれており熱中症の予防に有効である。

暑さ指数 (WBGT) [℃]		熱中症予防のための指針	
		日常生活	運動
31	危険	高齢者においては安静状態でも発生する危険性が大きい。外出はなるべく避け、涼しい室内に移動する。	特別の場合以外は運動は中止する。
28	厳重警戒	外出時は炎天下を避け、室内では室温の上昇に注意する。	激しい運動・持久走は避ける。積極的に休息をとり、水分補給を行う。体力のない者、暑さに慣れていない者は運動中止。
25	警戒	運動や激しい作業をする祭は、定期的に十分に休息を取り入れる。	積極的に休息をとり、水分を補給する。激しい運動では30分おきぐらいに休息をとる。
21	注意	一般に危険性は少ないが、激しい運動や重労働時には発生する危険性がある。	死亡事故が発生する可能性がある。熱中症の徴候に注意するとともに、運動の合間に積極的に水を飲むようにする。
	(ほぼ安全)		通常は熱中症の危険性は小さいが、適宜水分補給を行う。市民マラソン等ではこの条件でも要注意。

(日本気象学会「日常生活における熱中症予防指針 Ver3」2013)
(日本体育協会「熱中症予防のための運動指針」2013)

図4 暑さ指数 (WBGT)

暑さ指数 (WBGT) とは、気温、湿度、輻射熱の3つを取り入れた温度の指標のこと。
暑さ指数 (WBGT) は、Wet-Buld Globe Temperature (湿球黒球温度) の略称で、3種類に測定値 (黒球温度、湿球温度及び乾球温度) をもとに算出される。
● 暑さ指数 (WBGT) の算出式
　＜屋外での算出法：WBGT (℃) ＝0.7×湿球温度 +0.2×黒球温度 +0.1×乾球温度＞
　＜屋内での算出法：WBGT (℃) ＝0.7×湿球温度 +0.3×黒球温度＞　　　　　　　　　 ※単位は摂氏度 (℃)
(環境省：熱中症予防情報サイトより)

(2) 熱中症の応急処置

熱中症の応急処置としては、頭文字「FIRE」をキーワードにしたものが有名である。実際の流れは「ERIF」となり、E：Emergency 緊急事態の認識・119番通報　R：Relieve＆Rest (暑熱環境の) 回避と安静　I：Icing 冷却　F：Fluid 水分補給である。

熱中症を疑ったら意識障害の有無を確認し、意識障害を認めた場合には速やかに119番通報を行う。119番通報した場合もしない場合も、涼しい場所に避難させ、可能な限り衣服を脱がせて体から熱の放散を助け、風通しを良くする。露出させた皮膚に水をかけて、うちわや扇風機などで扇ぎ体を冷やす。氷嚢などがあれば、前頸部の両脇、腋下部 (脇の下)、鼠径部 (大腿の付け根の前面、股関節部) に当てて皮膚の直下をゆっくり流れている血液を冷やす。体温が40℃を超えると全身けいれんを起こすなどの危険な症状が現れる。このような場合も、救急隊が到着するまで冷却を続ける。意識障害を認めず指示に従える場合には、口から冷たい水分を補給させる。特に発汗量が大量の場合には、塩分を含んだ飲料水を飲ませるのがよい。意識障害を認める場合は、無理な経口水分摂取は誤嚥のリスクが非常に高くなるため避ける。

熱中症では水分とともにNaなど電解質の喪失があるので、Na欠乏症脱水が

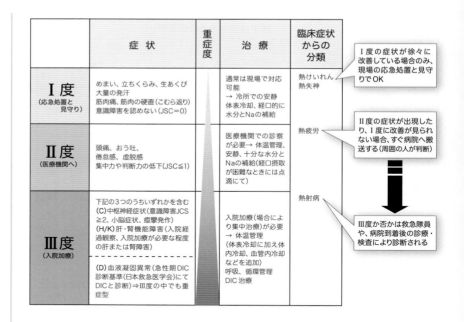

	症　状	重症度	治　療	臨床症状からの分類	
I度 （応急処置と見守り）	めまい、立ちくらみ、生あくび、大量の発汗、筋肉痛、筋肉の硬直（こむら返り）、意識障害を認めない（JSC＝0）		通常は現場で対応可能 → 冷所での安静、体表冷却、経口的に水分とNaの補給	熱けいれん 熱失神	I度の症状が徐々に改善している場合のみ、現場の応急処置と見守りでOK
II度 （医療機関へ）	頭痛、おう吐、倦怠感、虚脱感、集中力や判断力の低下（JSC≦1）		医療機関での診察が必要→ 体温管理、安静、十分な水分とNaの補給（経口摂取が困難なときには点滴にて）	熱疲労	II度の症状が出現したり、I度に改善が見られない場合、すぐ病院へ搬送する（周囲の人が判断）
III度 （入院加療）	下記の3つのうちいずれかを含む （C）中枢神経症状（意識障害JCS≧2、小脳症状、痙攣発作） （H/K）肝・腎機能障害（入院経過観察、入院加療が必要な程度の肝または腎障害） （D）血液凝固異常（急性期DIC診断基準（日本救急医学会）にてDICと診断）⇒III度の中でも重症型		入院加療（場合により集中治療）が必要 → 体温管理（体表冷却に加え体内冷却、血管内冷却などを追加）呼吸、循環管理 DIC治療	熱射病	III度か否かは救急隊員や、病院到着後の診療・検査により診断される

付記（日本救急医学会熱中症分類 2015）

➢ 暑熱環境に居る、あるいは居た後の体調不良はすべて熱中症の可能性がある。

➢ 各重症度における症状は、よく見られる症状であって、その重症度では必ずそれが起こる、あるいは起こらなければ別の重症度に分類されるというものではない。

➢ 熱中症の病態（重症度）は対処のタイミングや内容、患者側の条件により刻々変化する。特に意識障害の程度、体温（特に体表温）、発汗の程度などは、短時間で変化の程度が大きいので注意が必要である。

➢ そのため、予防が最も重要であることは論を待たないが、早期認識、早期治療で重症化を防げれば、死に至ることを回避できる。

➢ I度は現場にて対処可能な病態、II度は速やかに医療機関への受診が必要な病態、III度は採血、医療者による判断により入院（場合により集中治療）が必要な病態である。

➢ 欧米で使用される臨床症状からの分類を右端に併記する。
　III度は記載法としてIIIC、IIIH、IIIHK、IIICHKD など障害臓器の頭文字を右下に追記

➢ 治療にあたっては、労作成か非労作成（古典的）かの鑑別をまず行うことで、その後の治療方針の決定、合併症管理、予後予想の助けとなる。

➢ DIC は他の臓器障害に合併することがほとんどで、発症時には最重症と考えて集中治療室などで治療にあたる。

➢ これは、安岡らの分類を基に、臨床データに照らしつつ一般市民、病院前救護、医療機関による診断とケアについてわかりやすく改訂したものであり、今後さらなる変更の可能性がある。

（日本救急医学会「熱中症に関する委員会」の推奨する分類）

図5　熱中症の症状と重症度分類

主な病態であり水分の補給に加えて適切な電解質の補給が重要である。その
ため、熱中症の徴候を認めた際には特に塩分と水分が適切に配合された経口
補水液が適切である。

(3) 子どもにおける熱中症の特徴

　子どもは体温調節が成人とは異なる。子どもは成人に比べ体重当たりの対
表面積が大きく、外気温の影響を受けやすい。また、体重当たりの熱生産量
が多く活動量も多い。発汗機能が未発達で、頭部や体幹の皮膚血流量の増大
で代償して放熱している。自律神経系が未発達なため、身体深部から体表面
への熱運搬能が不十分でもある。

　また、子どもの水分バランスの調節も成人と異なり脱水になりやすい。子
どもの体内水分量の比率は成人に比べて高く、1日に出入りする水分量が成人
の約3倍大きい。発熱・おう吐・下痢をきたしやすく、水分摂取量減少や排泄
量増加が容易におこる。また、腎濃縮能が未熟で水分を喪失しやすい。

　熱中症になると容易に脱水症になり、心臓や脳への血流を保つため、皮膚
の血管が収縮し、熱が放熱できなくなり、さらに高体温を引き起こしやすい。
特に低年齢の子どもは、自ら判断して衣服の調節や水分補給をすることが難
しいため、大人が熱中症予防を徹底することが大切である。

(4) 子どもの熱中症予防 (図6)

① 夏季は短時間といえども室内に子どもを放置しない。

② 高温多湿時は急激な運動や長時間の運動は極力控える。

③ 梅雨明けなど急に暑くなる日にも熱中症予防を行う。

④ 顔面の発赤、多量の発汗を認める場合は、涼しい環境下で十分な休息を与
　える。

⑤ のどの渇きに応じて適切な水分補給ができるように心がける。

⑥ 吸湿性・通気の良い服を着る。過度な厚着を避ける。帽子の着用など適切
　な服装を選択する。

(環境省環境保健部環境安全課：熱中症環境保健マニュアル2014より　一部改変)

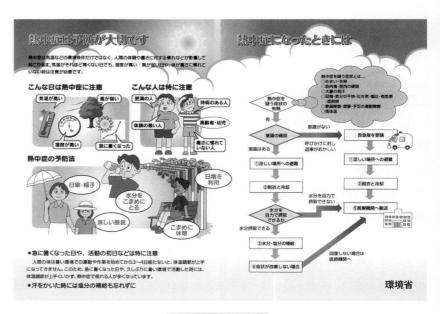

図6 子どもの熱中症予防

（熱中症の情報）

厚生労働省：http://www.mhlw.go.jp/

環境省：http://www.wbgt.env.go.jp/

気象庁：http://www.jma.go.jp/

総務省消防庁：http://www.fdma.go.jp/

［参考文献］

・一般社団法人日本救急医学会　監修、三宅康史　企画・編集：「熱中症」改訂 2 版、2017

・環境省環境保健部環境安全課：熱中症環境保健マニュアル 2014

・環境省熱中症ガイドライン 2017

5. 食物アレルギー緊急対応 ^{注8}

注8：
80〜82頁参照

　食物アレルギーをもつ子どもへの対応に関して各自治体はマニュアルを作成し、対応している。ここでは、東京都のマニュアルを例として示す。

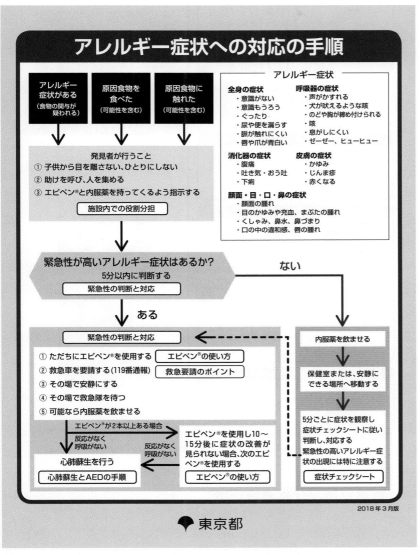

食物アレルギー緊急時対応マニュアル<東京都>より転載，一部改編

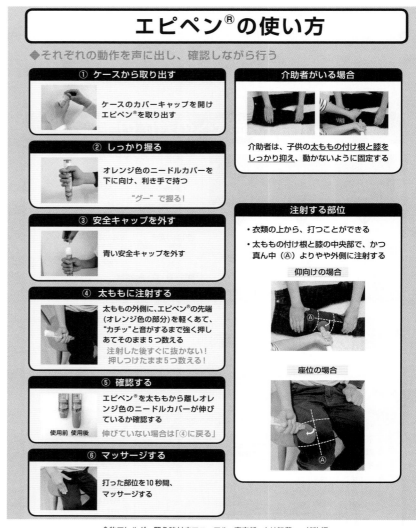

エピペン®の使い方

◆それぞれの動作を声に出し、確認しながら行う

① ケースから取り出す
ケースのカバーキャップを開けエピペン®を取り出す

② しっかり握る
オレンジ色のニードルカバーを下に向け、利き手で持つ
"グー"で握る！

③ 安全キャップを外す
青い安全キャップを外す

④ 太ももに注射する
太ももの外側に、エピペン®の先端（オレンジ色の部分）を軽くあて、"カチッ"と音がするまで強く押しあてそのまま5つ数える
注射した後すぐに抜かない！
押しつけたまま5つ数える！

⑤ 確認する
エピペン®を太ももから離しオレンジ色のニードルカバーが伸びているか確認する
使用前 使用後
伸びていない場合は「④に戻る」

⑥ マッサージする
打った部位を10秒間、マッサージする

介助者がいる場合
介助者は、子供の太ももの付け根と膝をしっかり抑え、動かないように固定する

注射する部位
・衣類の上から、打つことができる
・太ももの付け根と膝の中央部で、かつ真ん中（Ⓐ）よりやや外側に注射する

仰向けの場合

座位の場合

食物アレルギー緊急時対応マニュアル＜東京都＞より転載，一部改編

③ 救急処置及び救急蘇生法

一次救命処置(Basic life support：BLS)とは、傷病者が発生した場合、すぐに行える救急処置のことをいい(図1)、心肺蘇生(CPR)、AEDを用いた除細動、気道異物除去の3つの処置をいう。その処置についてはCABD(以前はABCDであった)の順に従って行う。

C【Circulation】心臓マッサージ　⟶　A【Airway】気道確保→

B【Breathing】人工呼吸　⟶　D【Defibrillation】除細動

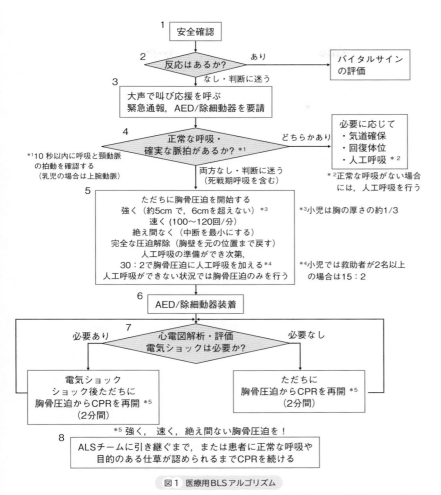

図1 医療用BLSアルゴリズム

出典：一般社団法人日本蘇生協議会：JRC蘇生ガイドライン2020，第3章 小児の蘇生（PLS），医学書院，51，2021.

　心臓停止の状態を3分間放置すると死亡率が50%に、呼吸停止を10分間放置すると死亡率が50%に上がる。脳血流が約3〜4分間停止すると、脳に酸素が供給されず障害を残す。

　救命率を上げるためには、「救命の連鎖」が重要である。以下の4つの順で連携していくと良い。

①心肺停止の予防　　→　　②迅速な通報　　→　　③迅速なCPR　　→

④二次救命処置（病院等で行う処置）

1. 心肺蘇生法 (CPR)

(1) 意識を確認する

　声をかけ、肩を軽く叩き、意識の有無を確認する。反応がない、または鈍い場合は、まず協力者を求め、119番通報とAEDの手配を依頼する。

(2) 呼吸を見る (心停止の判断)

　疾病者の胸部と腹部の動きを観察する。

　観察時間は10秒以内にする。

(3) 胸骨圧迫

① 傷病者を固い床面に上向きに寝かせる。

② 救助者は傷病者の片側、胸のあたりに両膝をつき、傷病者の胸の真ん中 (胸骨の下半分) に片方の手の付け根を置き、その上にもう一方の手を重ねる。

③ 両肘を伸ばし、脊柱に向かって垂直に体重をかけて、胸骨を成人の場合は5cm (小児の場合は、胸の厚さの約1/3くぼむ程度) 押し下げる。

④ 手を胸骨から離さず、速やかに力を緩めて元の高さに戻す。

⑤ 胸骨圧迫は毎分100〜120回のテンポで少なくとも30回続けて行う。

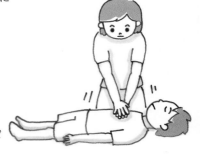

(4) 気道確保 (頭部後屈顎先挙上法)

　一方の手を傷病者の額に、他方の手の人差し指と中指を下顎の先にあて、下顎を引き上げるようにして、頭部を後方に傾ける。頸椎損傷が疑われる場合は、特に注意をする。

(5) 人工呼吸

① 救助者は、気道を確保したまま、額に置いた手の親指と人差し指で、傷病者の鼻をつまむ。

② 救助者は、自分の口を大きく開けて、傷病者の口を覆う。

③ 1秒かけて傷病者の胸の上がるのが分かる程度の吹込みを行う。これを2回続けて行う。(1回吹き込んだら、いったん口を離し喚起させる。)

④ 人工呼吸を行った途端に呼吸の回復を示す変化がない限りは、直ちに次の胸骨圧迫に移る。

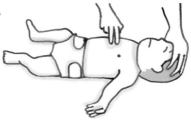

(6) 胸骨圧迫と人工呼吸

心肺蘇生を効果的に行うために胸骨圧迫と人工呼吸を組み合わせる。胸骨圧迫30回と人工呼吸2回を繰り返す。AED^{注9}を使用する場合も、心肺蘇生を中断なく続けることが大切である。人工呼吸が行えない時には、胸骨圧迫だけでもよい。

注9：AED
自動体外式除細動器

(7) 子どもに対する心肺蘇生法

子どもは大人に比べ、窒息や溺水など呼吸器系の障害によっておきる心停止の割合が多く、人工呼吸が重要になる。窒息や溺水を疑う場合には、普段通りに呼吸がないことを確認したうえで、胸骨圧迫を行っている最中でも、気道確保と2回の人工呼吸を早めに行い、その後30対2の割合で胸骨圧迫と人工呼吸を繰り返す。

胸骨圧迫は、幼児は、片手または両手で胸の厚さの約1/3くぼむ程度、乳児は、2本の指で胸の厚さの約1/3くぼむ程度押し下げる。

圧迫のテンポは、成人と同じである。

2. 気道異物除去

声が出せない、咳が出来ない、顔色が真っ青になるなどの症状がある場合は、気道異物が疑われる。チョークサイン^{注10}が見られる。

①咳ができる場合は、咳をさせる。

②意識がある場合は、気道異物除去法を行う。乳児の場合は、背部叩打法と胸部突き上げ法を用いる。ハイムリック法（腹部突き上げ法）は小児または成人に用いる方法で乳児には行わない。

注10：チョークサイン
窒息をおこした時、両手を交差させて喉元をつかむような動きをする。この動作のことをいう。

(1) 背部叩打法

乳児をうつ伏せにして、腹側に腕を通し、その腕を大腿の上に置き、手の付け根で、両側の肩甲骨の間を5回たたく。異物が出ない場合は、胸部突き上げ法を試みる。

(2) 胸部突き上げ法

乳児をあおむけにして、背部に腕を通し、その腕を大腿の上に置き、手を乳児の後頭部にあてて頭を支える。胸部圧迫の要領で素早く5回圧迫する。異物が出るまで、背部叩打法と胸部突き上げ法を繰り返す。

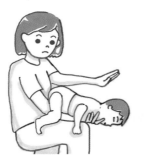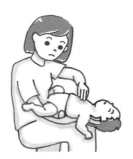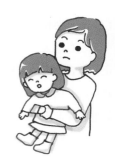

(3) ハイムリック法

小児の後ろに回り、身長に応じて立つか膝をついて、両手を小児の脇から通す。片方の手で握りこぶしを作り、小児のへそとみぞおちの中間部にあてる。こぶしを作った手をもう片方の手で握る。体を密着させ、こぶしをあてたまま瞬時に脇を斜め手前に締め上げる。内臓損傷のおそれがあるので、必ず救急隊に連絡をして、医療機関に搬送する。

コラム

《応急処置：RICE 処置》

　スポーツの現場で「ケガ」人がでたとき、病院や診療所にかかるまでの間、損傷部位の障害を最小限にとどめるためにおこなう方法を「応急処置（RICE 処置）」という。

　外傷を受けたときなどの緊急処置は、患部の出血や腫脹、疼痛を防ぐことを目的に患肢や患部を安静（Rest）にし、氷で冷却（Icing）し、弾性包帯やテーピングで圧迫（Compression）し、患肢を挙上すること（Elevation）が基本である。RICE は、これらの頭文字をとったものであり、スポーツを始め、外傷の緊急処置の基本である。

【RICE 処理に必要な機材（公益法人 日本整形外科学会HPより）】

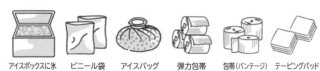

アイスボックスに氷　　ビニール袋　　アイスバッグ　　弾力包帯　　包帯（バンテージ）　テーピングパッド

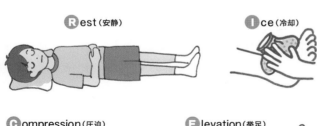

Ⓡest（安静）　　　　　　　　　Ⓘce（冷却）

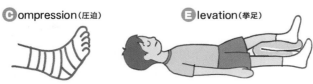

Ⓒompression（圧迫）　　　　　Ⓔlevation（挙足）

第**4**章

感染症対策

1 感染症の集団発生の予防

　子どもの疾病は、早期発見、早期対応が大切である。そのためには、日頃から子どもの健康状態を把握し、園医や主治医との連携、保護者との連携を円滑にしておく必要がある。

注1：
49頁参照

1. 健康状態の把握[注1]

(1)健康診断

　健康診断で子どもの健康状態を総合的に把握し、必要があれば指導をする。

(2)子どもの様子を観察

　保護者は、常に子どもの健康観察をしておくことが重要である。そして、「いつもと違う」という保育者の感覚が重要である。特に、乳児の場合は、「何となく元気がない」という感覚は、重症の疾病の早期発見に大変に役に立つ。そのような状態の子どもがいた場合は、速やかに保護者に連絡をし、病院を受診させる。

注2：
3頁参照

(3)母子健康手帳の活用[注2]

　母子健康手帳の活用法を親と共に確認し、すこやかな子どもの成長・発達のために役立てる。また、その際は守秘義務順守をしっかり約束する。

2. 感染症対策

(1)感染源対策

　保菌者の隔離、登園の停止、患児・保菌者の汚染物や排出物の消毒を適切に行う。また、手洗いやマスク着用など、適切な指導を行う。

①保菌者の隔離

　感染症にかかっていることがわかった時点で、速やかに他児から離して隔離する。おう吐や下痢などで部屋が汚れ、他児への空気感染が疑われる場合は、部屋から子ども全員を外に出して、汚物の消毒や換気を行う。

②感染者への対応

　保護者に速やかに連絡して、迎えに来てもらう。感染症の中でも、学校保健法で定められている感染症に対しては、その規定に準じて登園を控えるように指導する。また、咳がひどい場合はマスク着用をしてもらうなど、他児への感染リスクを軽減する対応を提案する。

③保育者の対応

　保菌者への対応をした場合、保育者の手や服から他児へ感染する場合がある。おう吐や下痢の処理をした場合は、特に手洗いやエプロンをかえるなど、他児へ感染が広がらないように注意をする。また、保育者が感染してしまわないように、マスク着用、手袋着用など、十分に防御対策を行ったうえで対応する。

(2)感染経路対策

　感染経路には、飛沫感染、空気感染、接触感染、経口感染、糞口感染、血液感染があり、病原菌によって異なる。病原菌の性質を知った上で、感染症対策をすることが必要である。校舎内外の清掃、手洗いとうがい、必要に応じて使い捨ての手袋・マスク・エプロン、適切な消毒液を使う。

①飛沫感染

　感染者の咳やくしゃみ等により飛び出た病原菌を吸い込むことで感染する。飛び散る範囲は約2m以内といわれている。マスクの着用、咳やくしゃみの時は手で口を押さえる等の対策が有効である。

②空気感染

　感染者の咳やくしゃみ等により飛び散った飛沫が空気中に浮遊し、同じ部屋にいる人が吸い込むことによって感染する。定期的な空気の入れ替えが有効である。

③接触感染

　保菌者に触れることで感染する。病原菌がついている者に触れて感染する場合を直接感染、病原菌がついた手を介して口や鼻などに触って体に入って

感染する場合を間接感染という。直接感染は、感染者の隔離や感染源となるところが他児に触れないように工夫する等で感染の拡大を予防する。間接感染の場合は、手洗いをしっかり行うことが重要である。

④ 経口感染

食物や口に入った物に付着した病原菌により感染する。食物の衛生管理が大切。また、おもちゃや机、いすなど、子どもがなめる可能性があるものの消毒が有効である。

⑤ 糞口感染

便の中に排泄された病原菌が手などを介して経口感染する。排便後の手洗い、おむつなどの適切な処理と処理後の手洗いをしっかり行う。

⑥ 血液感染

血液を介して感染する。鼻血やけがなどの対応の際、他の児が触らないように注意すると共に、処理する人は必ず手袋を着用する。血が手などについてしまった場合は、付着後速やかに流水でよく洗い流す。

(3) 感受性対策

予防接種、体力づくりや早寝早起きなどを通して、子ども自身の抵抗力を高め感染防御する。

2 感染症発生時の投薬について

(1) 薬の取り扱い

保育士、幼稚園の教諭、保育教諭は原則として薬は与えない。保育園へと登園する子どもたちは、ほとんど集団生活に支障がない健康状態にあり、通常業務として保育園で薬を扱うことはない。しかしやむを得ず子どもへの健康回復への支援として、保育中に保護者に変わって与薬を代行することがある。保育所保育指針解説書には、「保育所において薬を与える場合は、医師の指示に基づいた薬に限定し、保護者に医師名、薬の種類、内服方法等を具体的に記載した「与薬連絡票」を持参してもらう」と明記している。

また、保育園において薬を扱う場合には、園内に健康安全委員会などを設け、保健の専門職、保育士及び保護者を交えて検討し、慎重に扱う必要がある。

保育所保育指針に従うと

1．保育所で与えられる薬は、医師の指示に基づいた薬に限定する。

2．保護者に「与薬連絡票」（保護者が記載する）を園に提出してもらう。

3．「与薬連絡票」には指示した医師の氏名、薬の種類、内服方法等を具体的に記載してもらう（表1・表2）。

4．保育園で薬を預かった場合

　①　薬は他の子どもが誤って内服することがないように、施錠のできる場所に保管し、安全管理を徹底する。

　②　薬を与える時は複数の保育士等で、与える量（与薬量）、時間、与薬方法等の確認を行い、重複与薬、人違い、与薬量の誤認、与薬忘れがないようにする。

　③　指示通りに与薬を実施したのちは、与薬連絡票及び連絡帳に記録し、保護者に伝える。

　④　特に坐薬を使用する場合には、かかりつけ医の具体的な指示書に基づき慎重に取り扱う必要がある。

　保育所等で薬を取り扱う場合には、これらの注意や厳重な管理を行うが、薬は可能であれば、朝・夕の処方にしてもらい、保護者が家庭で投与することが望ましいことを保護者に指導することも大切である。

○○保育園 殿　　　　　　　**与薬連絡票**　　　　平成　　年　　月　　日

クラス名		病状（症状）		薬の内容	薬の種類
園児名				・抗生物質	・粉　包
保護者名				・風邪薬	・液（シロップ）
医療機関				・整腸剤	
主治医				・その他	・その他
処方された日	月　日に処方された　日分のうちの本日分				
朝服用した時間	時　　　　　分				
園での与薬時間	食　前　　　　食　後　　　その他　　　時　　　　　分頃				
薬の保管法	室　温　　　冷蔵庫　　薬剤情報提供書　　　あり　　なし				
この薬の飲み始めの日にちと時間	月　　日　朝　昼　夕　から開始				

保育園記載欄			
与薬時間	時　　　　　分	（24時間表記）	
受領者サイン		投与者サイン	
特記事項			

表1 内服薬用 与薬連絡票（一例）

○○保育園 殿　　　　　　**与薬連絡票**　　　　平成　　年　　月　　日
　　　　　　　　　　　　　　　　　　　　　　　〜　　　月　　日使用予定

クラス名		病状（症状）		薬の内容	薬の種類
園児名				・抗生物質	・軟膏
保護者名				・保湿剤	・ローション
医療機関				・その他	・クリーム
主治医					・その他
処方された日		月　　　　日			
朝使用した時間		時　　　　分			
園での与薬時間	お昼寝前	お昼寝後	その他		
薬の保管法	室　温	冷蔵庫	薬剤情報提供書	あり　　　なし	
その他の注意事項					

保育園記載欄						
受領者						
月日時間	／　：ＧＧ	／　：	／　：	／　：	／　：	／　：
投与者						
特記事項						

表2　外用薬用　与薬連絡票（一例）

（2）薬の飲ませ方の工夫

　保育所等で薬を飲む場合の方法は、保護者が家庭で行っている方法で与薬することが基本である。与薬連絡票に子どもが好む方法を記入してもらうとよい。子どもが嫌がる時は飲ませ方を工夫する。

（1）散剤（粉薬）

　そのまま飲ませるとむせることがある。乳児に飲ませる場合には小皿などでごく少量の水で練り、スプーンで与えたり、上顎や歯茎の裏につけ、その後すぐに水を飲ませる。薬を授乳用のミルクに混ぜると、味が変ってしまいミルクを飲まなくなる危険性があること、ミルクと混ぜると薬効に影響する薬があることなどから授乳用のミルクに薬を混ぜて飲ませない方が良い。大量の水（コップに注いだ水）で溶いてしまうと、飲み残すことがあるので、少量で溶く。

（2）シロップ剤

　乳児の場合は、スポイトやスプーンで口のわきから少しずつ流し込むように

する。乳首を使用してもよい。幼児の場合はスプーンや小さなコップに移してから飲ませる(図1)。

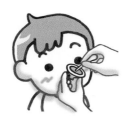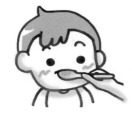

図1　乳首やスプーンによる与薬

(3) 錠剤・丸剤、カプセル剤は、原則として乳幼児には与えない。

(4) 外用薬

　保育者の手を洗い、与薬連絡票の使用方法に従って塗る。1回の使用量や塗る範囲を与薬連絡票に記入してもらうとよい。

(5) 坐薬

　坐薬は直腸から直接吸収されるため、即効性があり、的確な効き目が得られる。種類には解熱剤、けいれん止めなどがあるが、保育所では特別な場合を除いて原則として使用しない。保育所等で用いる場合は、保護者に連絡の上、主治医の指示書に従って取り扱う。

① 乳児の場合は仰臥位(仰向け)で両足を軽く上げ、幼児の場合は左側仰臥(横向き)で両足を胸の方に曲げてもらう。

② 肛門を開き、肛門から約2cmのところまでゆっくり挿入する。わかる幼児には口で呼吸してもらうとよい。

③ ティッシュで2~3分肛門を押さえて、出てこないことを確認する。

第**5**章

保育における保健的対応

1 ３歳未満児への対応

1. 発達段階に応じた対応

　３歳までの子どもは、成長及び発達が著しく、月年齢でかなりの違いがある。そのため、保育者は月年齢に応じた対応が求められる。その対応がその後の子どもの発育に大きく影響するため、適切な対応を心掛けることが大切である。

食事：発達に応じた食事（離乳食から小児食へ）により、味覚、舌の発達を促す[注1]。

生活：生後数か月は、３～４時間ごとの授乳になるが、その後授乳間隔があくので、生活リズムを整えていくようにする。睡眠、排便習慣、歯の健康に気を付ける[注2]。

遊び：五感「見る、聞く、嗅ぐ、味わう、触る」を使って、脳を活性化する。

事故：発達に応じて事故の種類が異なる。発達に応じた事故防止が必要である[注3]。

清潔：乳児は、「手の発達とともに、手に取った物を口に入れる」という特性があることを前提に、清潔を保てるように工夫する[注4]。

　３歳までの子どもは、排せつが自立していない。そのため、おむつ交換を適宜行わなければ、おむつ皮膚炎の原因となる。また、おむつの中にパウダー類を使用するとカンジタ（かび）による皮膚炎の原因となるので注意が必要である[注5]。

2. 個人差が大きい

　発達は個人差が大きいことを理解する。３歳までの子どもの発達の個人差は、非常に大きい。一喜一憂せずに、子どもの成長を見守ることが大切である。また離乳食の進み方、排便トレーニングなど、人によって進み方が違う。一人ひとり、その子どもにあったペースで進めていくことが大切である[注6]。

注1：
34頁参照

注2：
157頁参照

注3：
173頁参照

注4：
161頁参照

注5：
159頁参照

注6：
33頁参照

3. アタッチメント

アタッチメントを形成する時期であり、保育者との関係作りは重要である[注7]。

注7：
14頁参照

4. 感染症

3歳ごろまでの子どもは、言葉で体調を伝えることがうまくできない。特に言葉を獲得する前の乳児は、日ごろの観察が大切である[注8]、[注9]。

注8：
70～76頁参照

注9：
209頁参照

生後6か月くらいまでは、母から胎盤を通して得た免疫があり、感染症にかかりにくい状態になっている。にもかかわらず、特に3か月ごろまでに感染症にかかると脳髄膜炎、肺炎になりやすく注意が必要である。

年齢に応じてかかりやすい感染症がある。3か月ごろまでの乳児の場合、百日咳ワクチン未接種の子どもがほとんどであるため、成人から感染する可能性がある。乳児が百日咳にかかると、死亡リスクが高いので要注意である。また、特に1歳までの乳児がロタウイルス感染症、RSウイルス感染症にかかると重症化する。乳児の中でも低出生体重児がRSウイルス感染症にかかると死亡リスクが高い[注10]。乳児下痢症の場合、他児への感染が拡大しやすい。おむつ交換の際、隔離した場所で使い捨て手袋を使用するなど、注意が必要である[注8]、[注9]。

予防接種は種類が多く、接種スケジュールを立てるのが大変である。しかし、後遺症や死亡リスクが高い疾患を予防するためのものであり、子どもにとって有益なものである。スケジュール通りに接種できなかった場合は、医療機関で相談しながら接種を行っていく[注11]。

注10：
RSウイルス感染症を予防するためのワクチンはないが、遺伝子組換え技術を用いて作成されたモノクローナル抗体製剤であるパリビズマブ（Palivizumab：シナジス）の投与がある。早産児及び先天的疾患のある新生児や乳児（疾患によっては幼児を含む）が対象である。RSウイルス感染症の流行初期に投与し始めて流行期も引き続き1か月毎に筋肉注射することにより、重篤な下気道炎症状の発症の抑制が期待できる。主治医が必要と判断した場合に投与される。保険適用となっている。

注11：
146頁参照

注12：
190頁参照

5. 体温調節、水分調節

特に1歳までの乳児の体温調節は未熟である。環境温度に左右されやすく、着ている服によって体温が左右されるので、注意が必要である。また、水分調節が未熟なために脱水症になりやすく、常に水分補給を心掛ける必要がある[注12]。

6. 乳児特有の問題

3～4か月までの乳児は、首が座っていないため抱きかかえるときに首が後ろに垂れ、また前に首がガクッと落ちることもある。脳震盪を起こしやすく危険である。必ず首に手を置き、首を固定してから抱き起こす。

1歳6か月までの子どもは頭頂部に大泉門（頭蓋骨の隙間）がある。脳炎などになると膨隆し、脱水症になると陥凹するので、健康のバロメーターになる一方、頭蓋骨で守られておらず直接脳に触れるため注意が必要である。

　その他乳児期特有の保育者が悩む問題は、「夜泣き」「乳児湿疹」「ミルクを飲まない」「離乳食が進まない」「泣き止まない」等である。「夜泣き」は、夜驚症とは異なり個人差があり個性ともいえる。乳児期から幼児期へと睡眠の形が作られているときに起きる発達段階の一つとして起こるもので、自然に消失する。「乳児湿疹」は2〜3か月ごろに多く見られるが、最近は生後すぐからの保湿剤使用によって、かなり軽減されている[注13]。「ミルクを飲まない」「離乳食が進まない」「泣き止まない」の多くが環境要因による。また保育者の気持ちが子どもに反映されていることもよくある。乳児は、保育環境が変わると敏感に反応する。また、保育者がいらいらする、焦るなど平常心でないと、乳児の食は進まないし、泣き止まない。

注13：
79頁参照

7. SIDS（乳幼児突然死症候群）

　1歳未満の乳児に発生しやすい原因不明の突然死をSIDSという。その危険因子の一つとしてうつ伏せ寝がある。日本の寝具は柔らく仕上げてあるものが多く、うつ伏せ寝では窒息などの事故を起こす可能性もある。乳児はあおむけ寝にして、顔を寝具から出しておき、子どもの眠っている状態が常に保育者の視野に入るようにする。特に睡眠中の観察は重要で、睡眠状態を記録することを習慣にし、また園ではマニュアルを作成することも必要である。

2　個別な配慮を必要とする子どもへの対応 ‐ 子どもの心の健康とその課題（慢性疾患、アレルギー性疾患等）

1. 慢性疾患児への対応

　慢性疾患を有する子どもの保育にあたっては、かかりつけ医及び保護者との連絡を密にし、予想しうる病状の変化や必要とされる保育の制限等について、全職員が共通理解をもつ必要がある。病状が急変するかもしれないことを念頭に置き、その子どもに合わせた保育を計画する必要がある。定期服薬中の場合には、その薬剤の効能や副作用についても理解しておく必要があり、非常時に備えての予備薬等の預かりについても検討を行う必要がある。

2. アレルギー疾患への対応

　子どものアレルギー疾患は、気管支喘息、アトピー性皮膚炎、食物アレルギー、アナフィラキシー、アレルギー性鼻炎、アレルギー性結膜炎等様々あり、保護者からその対応を求められることが非常に多い。なかでも食物アレルギーとアナフィラキシーに関しては、誤食等の事故などさらにより生命が危険に晒されるおそれがあるため、常に適切な対応を行うことが重要である。

　日頃の管理として、生活環境の整備（ダニ・ホコリの管理等）や与薬及び外用薬塗布管理、食物アレルギーであれば給食管理、緊急時対応等が求められる注13。

3. 精神疾患、発達障害

　児童精神医学領域で対象とする疾患として、後述する発達障害以外に、分離不安障害などの情緒障害や、選択性緘黙や反応性愛着障害などの社会機能の害、チック障害や遺尿症・遺糞症などの身体機能の発達性障害が挙げられる。

(1) 発達障害

　平均的な子どもの発達の様相を定型発達と呼ぶのに対して、発達の順序やスピードが平均的な子どもと明らかに異なっている場合、もしくは多動や落ち着きのなさ、こだわりといった通常の発達ではみられない行動が認められる場合に非定型発達と呼び、このために日常生活や社会生活を送る上で、何らかの困難が生じ、周囲の人の援助や配慮を必要とする場合を発達障害と呼ぶ。発達障害の診断は、精神医学の診断基準（ICD-10、DSM注14）を用いて行われるが、診断基準以外に生育歴や神経学的な診察、検査も診断には併せて必要となる。

【分類】

　DSM-5では、神経発達障害群のカテゴリーに、知的障害、自閉症スペクトラム障害（ASD）、注意欠如・多動性障害（ADHD）、コミュニケーション障害、特異的学習障害、発達性協調運動障害を挙げている。その中でも、日常保育や教育の現場で理解を必要とすることが多いASD、ADHD、学習障害に関して説明する。

注14：DSM
米国精神医学会が定めた精神障害の診断と分類。2013年5月に最新のDSM-5を発表した。

1．自閉症スペクトラム障害 (Autism Spectrum Disorders：ASD)

【定義】

　DSM-5では、下記に示すような「コミュニケーションと社会性」と「こだわり」が2つの領域の症状が共に存在する、もしくは存在したことが明らかで、児童早期から認められ、日常生活の機能を制限し、これらの障害が知的障害や全般的な発達の遅れでは説明できないものと定義されている。それまでのDSMの分類で定義されていた広汎性発達障害 (Pervasive Developmental Disorders;PDD)という用語が廃止され、ASDは症状をスペクトラム（多様なものが織りなす連続体）と見なすことになったほか、「アスペルガー障害」と言う表現も使用されなくなった。

【病因】

　脳の発達のメカニズムと密接に関連があると考えられているが、病因は未だに不明である。

【症状】

　診断基準として、対人的コミュニケーション及び相互交流の障害（コミュニケーションをとる、人間関係を作って維持するのが困難）、限局された反復する行動や興味（行動や活動のパターンにこだわりをもつ）の2点が挙げられる。知的能力は、言葉が全く出ない重度な遅れから、遅れのない場合まで様々である。具体的な症状としては、視線が合わない、言葉を発しない、言葉の使い方がおかしい、抑揚のない話し方をする、質問に対してオウム返しをする、手順や道順にこだわる、日課や習慣の変更に弱く激しく抵抗する、触られたりだっこされるのを極端に嫌がる、特定の音や光に過剰に反応するなどがある。

【検査】

　医学検査としては、脳画像検査（MRI、CTなど）、脳波検査、聴力検査、染色体検査などを実施するが、発達障害は行動（症状）に基づいて診断されるため、医学的検査や、知能検査などの心理検査の結果が正常でも、発達障害の有無を診断する根拠にはならない。

【治療】

　薬物療法に関しては、かんしゃくやパニック時の衝動性などの行動障害や情緒障害、睡眠障害などに投薬することはあるが、いずれも対症療法であり、症状が治まった場合には減量、中止を原則とする。基本的には、行動療法に

準じたソーシャルスキルトレーニング(Social Skill Training：SST)注15が主体となる。

2. 注意欠如・多動性障害(Attention-Deficit/Hyperactivity Disorder:ADHD)

【病因】

様々な生物学的要因を基盤に、養育に関連した心理的要因や環境要因などが複雑に絡み合って症状が惹起するとされる。有病率は、学童期で3〜7%であり、性差は病型により異なるが、2：1から9：1で男児優勢とされる。

【症状】

不注意、多動性、衝動性といった行動上の特性によって特徴づけられる。DSM-5では、ADHDは神経発達障害群のカテゴリーに分類され、①注意を持続することが出来ず、課題や活動を順序立てることが困難といった不注意。②じっとしていられない、順番を待つことが出来ないといった多動性・衝動性を中心症状としている。中心症状の程度により、混合して存在するか、不注意優勢に存在するか、多動・衝動優勢に存在するかの3つに分類される。ADHDの中心症状、特に多動性については、青年期から成人期にかけて目立たなくなる傾向が報告されている。

【検査】

医学的検査としては、薬物療法を視野に入れ、身長及び体重などの身体計測や、血圧、脈拍などの測定、心電図、頭部画像検査(MRI、CTなど)、脳波検査、甲状腺ホルモンなどの内分泌検査などを実施する。身体疾患との鑑別としては、甲状腺機能亢進症、てんかん、脳腫瘍などの身体疾患が挙げられる。病歴聴取を行い必要な情報を整理することは、診断にも非常に重要であり、質問紙として、ADHD評価スケール(ADHD-RS)、子どもの日常生活チェックリスト(QCD)などを用いる。心理検査としては、知能検査、描画テストなどを実施する。

【治療】

心理社会的治療と、不注意や多動・衝動性の改善を目的とする薬物療法が主体となるが、心理社会的治療を先行して開始すべきである。

① 心理社会的治療

精神療法、親ガイダンス、学校等との連携による環境調整を基本として行い、状況に応じてソーシャルスキルトレーニング(SST)やペアレントトレー

注15：ソーシャルスキルトレーニング(SST)
発達障害の子どもの多くは年齢相応のソーシャルスキル持っていないことも多いため、トレーニングを積み重ねることで人との関わり方を学習する。

注 16：ペアレントトレーニング
ADHDの子どもをもつ保護者
が行動療法の理論に基づい
て、適切な子育ての方法を学
び、身につけるためのトレー
ニングである。

ニング注16 を考慮する。

② 薬物療法

　ADHDに対する薬物療法としては、6歳以上を対象に、徐放性メチルフェニデート（商品名コンサータ®）、アトモキセチン（商品名ストラテラ®）、グアンファシン（商品名インチュニブ®）が承認されており、いずれかの薬剤を単独で用い、効果不十分な時には、別のいずれかの薬剤を単独で用いる。ただし、チック障害、てんかんが併存する場合、コンサータ®の使用には注意する。

　治療上で注意すべき点は、ADHDでみられる多動や衝動性といった中心症状の改善ばかり注目するのではなく、度重なる叱責を受けることによる自己評価の低下などを最小限に抑え、子どもが本来持っている能力を十分に発揮できるようにすることが重要である。日常生活の中で、周囲が子どもの特徴への理解を共有したうえで、適切な支援を行っていくことが望ましい。

3. 学習障害

【定義】

　DSM-5では、「限局性学習症」と定義されているが、これは文部科学省が定義した教育用語とは異なるほか、ICD-10では学習障害という用語は用いていない。DSM-5の「限局性学習症」のうち、疾患概念として確立されているものに「発達性読み書き障害」があり、これは、知的障害や、聴覚障害、視覚障害がなく、家庭環境や教育機会にも阻害要因がないにも関わらず、読み書きの発達が特異的に障害される状態であり、読み書き能力に関する標準化検査成績が年齢、就学、知的水準から期待されるよりも十分に低い場合に診断される。

【症状】

　発達性読み書き障害では、単語を正しく読めない、すばやく読めないという特徴を示し、単語認識における正確性かつ（または）流暢性の困難さを認める。英語のスペリングや、日本語の仮名や漢字などの文字記号の音声化の拙劣さを特徴としている。

【検査】

　発達歴、養育歴、教育歴、家族歴など詳細に聴取した上で、全般的知能の評価のほか、読み書きスクリーニング検査などを実施するが、日本語話者用の標準化検査は十分に確立されてはいないのが現状である。各種神経心理検

査により、認知機能の得意な面と苦手な面を把握し、個別の治療教育的プログラムの計画に役立てることが重要である。また、知的障害による学習不振、感覚器や神経学的異常による学習困難、教育機会など環境要因によるものなどと鑑別する必要がある。

【治療】

　学習障害に特異的な薬物療法は原則、存在しないが、ADHDとの併存例では、ADHD症状に対する薬物療法を必要に応じて行う。学習障害は、読字、算数、書字表出など、ある特定の分野習得に著しい困難を示す状態で、しばしば互いに合併するため、学校など教育現場との連携は、治療上も重要である。また学習の困難さのために、高校以降の学校中退や、進学率低下に繋がりやすく、将来的なメンタルヘルスに影響する場合もあるため、生涯に渡る心理社会的支援が、学校や職場で考慮されるべきである。支援者は、読み聞かせの形や、日常的な会話を通して、子ども自身が学習の面白さを味わい、学習へのモチベーションを維持できるように、家庭や学校、医療現場などで工夫していくことが、支援の重要なポイントと考えられる。

(2) 情緒障害

分離不安障害

【定義】

　幼児が愛着をもつ人物や家庭から分離される、もしくは分離が予測される場面に感じる不安、恐怖を分離不安と呼ぶ。1歳未満の幼児にとっては正常な発達現象であり、幼稚園や保育園に入園したばかりの幼児が示すこともよくあるが、一般的には3歳前後には、親は自分のところに戻ってくることを理解して分離不安は消滅するとされ、分離不安が発達水準からみて過剰に生活に支障をきたしている場合に、分離不安障害と診断される。

【病因】

　母子関係が緊密で、家族の結びつきが強く保護的な場合が多い。誘因としては、愛着のある家族やペットの死や病気、引っ越しなどがある。

【症状】

　愛着を持つ人物や家から分離される場合に、過剰な苦痛を反復経験したり、愛着を持つ人物が事故や病気にみまわれるのではないかとの恐怖にとらわれるほか、二度と親に会えなくなる恐怖を訴えたり、夜間に悪夢をみたり、不

安を直接表現せずに、頭痛、腹痛、吐き気などの身体症状として示すことも
多い。

【治療】

　遊戯療法や、親カウンセリング、家族療法などの心理社会的治療に加え、年
齢が大きければ薬物療法を併用する場合もある。不安をなくすことよりも、不
安とうまく折り合いをつけることができるよう治療に携わることが重要であり、
子ども自身が自ら不安を受け止める力を少しずつ育めることを目標とする。

(3) 社会機能の障害

1. 選択性緘黙

【定義】

　学校などの特定の社会状況では話すことが出来ないが、家庭などのほかの
状況では話すことが出来る状態像をさす。

【病因】

　不安障害との共通性を強調するものと、発達障害の存在を重視するものが
ある。実際には不安障害が併存している子どもが多く、特に社会不安障害や
分離不安障害などがある。

【症状】

　診断には、家族から情報収集を行うほか、非言語的交流を通じて認知や理解
力の水準を確認したり、言語能力を確認する必要がある。診察や検査に協力
が得られにくく、知的障害が過小評価されることもあるので注意を要する。

【治療】

　非言語的な介入を中心に、子どもが意欲的に参加出来る治療技法を柔軟に
選択する必要がある。話せるようになることよりも、まず言葉に頼らないコ
ミュニケーション手段を用いて、子どもの自我発達を促すことを当面の目標
とする。

2. 反応性愛着障害

【定義】

　以前のDSM（DSM-IV-TR）では、幼少期または小児期早期の反応性愛着障
害として、過度に抑圧されて警戒的だが、虐待等の不適切な養育により、甘え
と反発が混在した両価的で矛盾した対人相互反応が優勢な抑圧型と、拡散し

た愛着を示す脱抑制型が含まれていたが、現在のDSM-5では、反応性愛着障害の診断基準から脱抑制型の記述が除かれ、新たに脱抑制型対人交流障害の診断基準が示された。いずれも、著しく不適切な養育環境が背景にあるとされている。

【症状】

　反応性愛着障害は、養育者から安心感や日常的な支援を得るために、養育者が提供する慰めなどに応答する力が乏しい特徴をもち、養育者との間で、喜び楽しむなどの陽性の感情を表すことが少ないか欠落しているほか、恐怖や寂しさといった陰性の感情を適切に示すことも難しい。脱抑制型対人交流障害は、よく知らない大人に対する過度な馴れ馴れしさを特徴とした対人交流の様式を特徴としており、就学前の年齢では、大人の注目を引くための行動を示しやすく、身体的な過度の親密さは学童期まで続くほか、思春期には無分別に広がる仲間関係がみられる。

【治療】

　前述のような状態の子どもの場合、可及的すみやかに安心できる養育環境を与える必要があり、安全確保や環境の安定が確立していない場合には、児童相談所との連携が不可欠である。個別の心理社会的介入が可能であれば、遊戯療法や、描画、音楽といった非言語的な表現方法で感情を表出できるように促すことも望ましい。反応性愛着障害の場合、安心出来る環境に移ってからも、新しい養育者になかなか心を開かないことが多く、抑圧されていた様々な感情が表出しはじめると対応が困難な場合がある。養育者を支援しながら、関係機関が緊密に連携し、継続的な治療的介入の検討が必要である。

(4) 身体機能の発達性障害

1. チック障害

【定義】

　チックは、突発的で急速な、反復性、非律動性の運動あるいは発声であると定義されている。多彩な運動性チック及び１つ以上の音声チックを有するものは「トゥレット障害」と定義している。

【病因】

　心理的要因が関与しているが、近年は研究が進み、遺伝的要因と環境要因も複雑に絡み合っているとされている。

【症状】

　チックには、運動性チックと音声チックがあり、どちらも典型的な単純性チックと、それより持続時間がやや長く周囲の状況に反応しているようにみえる複雑性チックがある。種類や部位、回数、強さなどがしばしば変動し、自然の経過で生じることもあれば、心理的な影響によることもある。不安や緊張が増大していく時、強い緊張が解けた時、楽しくて興奮した時などに増加しやすい。一方、一定の緊張度で安定している時、集中して作業している時などに減少する傾向がある。

【治療】

　チックのみに捉われず、総合的に評価して治療目標を設定する。チックの程度、チックによる悪影響、チックと密接に関連する併発症など、全体像を評価することが重要である。いかなる重症度であっても、家族ガイダンス、心理教育、及び環境調整が治療の基本となる。薬物療法としては、エビデンスのある抗精神病薬が数種類ある。

２. 遺尿症

【定義】

　排尿をコントロール出来る時期を過ぎても尿漏れを繰り返す状態と定義され、夜間睡眠中の尿漏れを夜尿、昼前の尿漏れを尿失禁と定義する。

【病因】

　抗利尿ホルモンの分泌不足や膀胱機能(膀胱容量や排尿抑制機能)の発達、睡眠の状況、精神的ストレスなど、様々な要因が複雑に関与した症候群であり、生まれつき持続している夜尿症を一次性、6か月消失した後にみられる夜尿症を二次性と分類しているが、9割が一次性で、男児に多い。

【症状】

　5〜6歳を過ぎても尿漏れを繰り返す状態で、多くは、尿意を感じた時にはすでに排尿抑制が困難な状態となっている切迫性尿失禁である。

【検査】

　起床時尿や夜間尿の浸透圧あるいは比重を測定し、尿濃縮力を把握することが、治療方針の検討にも必要である。

【治療】

　自然経過で軽快する例もあるが、小学校入学以降は、夜尿日数、夜尿量、一

晩の夜尿頻度、夜間尿量、尿意覚醒の有無などを記録してもらい、客観的に評価しながら治療を検討する。治療は生活指導や食事指導、薬物療法、排尿訓練などを組み合わせる。本人を叱ったり、失敗に罰を与えても逆に精神的負担が増し、余計に遷延させてしまうことを家族にも理解してもらうことが重要である。薬物療法としては、抗利尿ホルモン薬、抗コリン薬、三環系抗うつ薬、漢方薬などが使用される。

3. 遺糞症

【定義】

　おおむね4～5歳を過ぎても、パンツの中や床の上など、してはいけない場所に繰り返し大便を漏らしてしまう状態である。便秘型と軟便型に区別するが、その大部分は便秘型である。

【病因】

　発症につながる要因としては、過度あるいは不適切なトイレットトレーニングや排泄に関わる不適切な環境などであるが、発達的な要因が影響している場合も少なくない。

【症状】

　排便の機能は自律神経系の発達に依存しており、幼少期は自律神経系は精神的ストレスの影響を受けやすい。便秘型の遺糞症は、意識的あるいは無意識的な排便拒否、生来の便秘傾向などにより、排便がスムーズにいかず便秘になり、また便秘になることにより余計に便が硬くなり、排便に伴う苦痛が増大しさらに排便を避けるようになる。

【治療】

　便秘型の場合、塞栓となっている便を浣腸などで取り除かなくてはいけない。心理社会的治療としては、病態を丁寧に説明し、養育者にも方針を理解してもらう。維持療法として、緩下剤を用いる。

4. その他の医療的ケアを必要とする子どもへの対応

　医療技術の進歩等を背景として、新生児集中治療（NICU:Neonatal Intensive Care Unit）等に長期入院した後に、様々な医療的ケアを日常的に必要とする子どもが増えている。保育所の体制等を十分検討した上で医療的ケアを必要とする子どもを受け入れる場合には、主治医や嘱託医、看護師等

と十分に協議するとともに、救急対応が可能である協力医療機関とも密接な連携を図る必要がある。医療的ケアは、その子どもの特性に応じて、内容や頻度が大きく異なることから、受け入れる保育所において、必要となる体制を整備するとともに、保護者の十分な理解を得るようにすることが必要である。また、市町村から看護師等の専門職による支援を受けるなどの体制を整えることも重要である（平成30年 — 改定 保育所保育指針より抜粋　平成30年4月　厚生労働省）。

③ 障害のある子どもへの対応

　発達障害や、発達にアンバランスをもつ子どもでは、集団生活にうまく適応出来ず、個別の配慮を必要とすることが多いほか、被虐待体験を有し、愛着形成の問題を抱えた子どもも、不安や苛立ちなどから落ち着かず、集団行動に参加出来ずに個別対応が必要となる場合がある。いずれの場合も、その子どもが抱える困難に寄り添った支援を繰り返していくことが、子どもの成長に繋がるといえる。

　適切な支援の基本的な考え方としては、集団の中で目立ってしまう逸脱行動も、その子どもが困っているサインとして捉え、周囲の大人は、根気強く、行動観察を重ねて、その特徴を把握し、その子どもに出来る範囲から、スモールステップで目標を達成出来るような支援計画を立て、目標が達成出来たら必ず具体的に褒めて、成功体験を積み重ねることが重要である。好ましくない行動をした場合にも、「走っては駄目」など否定するのみでは、発達にアンバランスを抱える子どもの場合、実際に何をすればよかったのかわからず、再び同じ行動をとってしまい、さらなる叱責を受けるという悪循環になりやすいため、「静かに歩こうね」など具体的にとるべき行動を伝えることが必要である。

　適切な支援を継続していくと、多くの子どもで、その子どもなりのペースで成長がみられるが、実際の家庭や教育の現場では、日々対応に追われ援助者が疲弊することも少なくない。その子どもの成長を願うあまり、周囲の大人が、異なる方針で様々な対応を同時に試みることになる場合もあるが、発達障害の子どもにとっては、援助者が、その子どもの特徴に対する理解を共有し、統一された対応を一貫して行うことで、生活の場が安心な環境と感じ

ることが出来る。このため、医療機関や療育機関、福祉関係機関などと適時、連携をとりながら、その時々の現状を再確認しつつ、発達段階に応じて対応を変化させていくことも必要といえる。

1. 集団生活での対応

【指示に応じた行動が出来ない場合】

　背景には、周囲に気を取られて指示を聞き取れない場合や、耳から入る情報を処理することが苦手な場合がある。

　対応としては、①具体的に短く簡潔に指示を出す、②目で見る方が理解しやすい子どもの場合は、指示を紙に書いた物を示しながら説明するなどが望ましい。

【場面の切り替えについていけない場合】

　背景には、活動に没頭しすぎて気持ちを切り替えられなかったり、次にどんな活動をするのか見通しを持てずに不安だったりする場合がある。

　対応としては、①タイマーなどを使い、活動がいつ終わるかを明確に示す、②活動終了前にあらかじめ予告を何回か行う、③次の活動に見通しが持てるように、一日のスケジュールを絵や写真であらかじめ示しておき、終了した予定から取り外してわかりやすくするなどがある。

【活動への集中が続かない場合】

　背景には、すぐに他のことが気になり集中が持続出来ない場合や、その活動内容が苦手であったり、こだわりが強いために、その活動自体に興味を持てない場合がある。

　対応としては、①苦手な部分は大人が一緒に作業する、②机の上に必要な物以外出さない、③周囲に気が散ってしまう要因を取り除くよう、一番前の席に座らせる、④好きなことだと集中出来る場合があるため、好きなことと関連づけた課題を選択する、⑤抽象的な指示だと理解出来ない場合があるため、指示を具体的にして一つずつ取り組ませるなどがよい。

【体動が多く落ち着きがない場合】

　背景には、集中力の問題から同じ姿勢を続けることが困難であったり、活動そのものに興味が持てない、刺激に反応しやすい場合などがある。

　対応としては、①姿勢が崩れそうな時には、プリントを配るなど別の役割を与えて自己評価を高めつつ、元の課題に戻す、②最初は短い時間を設定して、

５分でも落ち着いて座っていられたら褒めるなど、肯定的注目を繰り返すことで好ましい行動を強化する、③刺激に反応しないように、あらかじめ課題に取り組む時間は窓のカーテンを閉めたり、本棚に布を被せるなど、視覚的な刺激を最低限にする工夫も必要である。

【勝手に教室から出て行ってしまう場合】

　背景には、聴覚過敏があり集団での雑音が苦手である場合や、教室内に興味のある物が置いていない、室外に気になる物が見える場合などがある。

　対応としては、①その子どもの位置を最初は集団から離れた席にするなどして、徐々に集団行動に慣れるようにしていく、②タイマーを活用して「３分経ったら室外に出てよい」など個別のルールを決めて、徐々に教室に居る時間を長くしていく、③教室を出て行くと大人の注目をもらえることが楽しみになる場合もあるので、活動に参加している間は、言葉でその子どもを褒め、教室から出て行った際には、慌てて追いかけるなどせずに別の教員が淡々と別室に付き添うなど、一貫した冷静な体制を、周囲の大人で決めておくことも重要である。

【行事への参加が困難な場合】

　背景には、予定が変化すると不安を感じる場合や、新しいことに取り組むことが不安な場合、人が多い場所での音や雰囲気が苦手な場合、一斉の指示が理解出来ず参加できない場合などがある。

　対応としては、①一日の予定が目で見てわかるように、絵などでスケジュールを順番に貼り出しておき、変更になった場合もその内容を追加して貼る、②初めての行事なら、前回のビデオを見せるなど、あらかじめ説明しておく、③人が多い場所が苦手な場合は、最初は全体を見ているだけにして徐々に参加する、④行事本番では自分の出番だけ参加して、部屋で過ごすなどを決めておく、⑤指示が理解しにくい子どもの場合は、並ぶ位置をいつもと同じ場所にしてやることをわかりやすく伝え、その子なりの参加が出来たら、その都度、褒めることが望ましい。

【日々の生活習慣が身に付かない場合】

　背景には、周囲の声や行動などに注意が逸れて準備が出来ない場合や、手順や置き場所が覚えられない場合、不器用でうまく片付けられない場合などがある。

　対応としては、①壁際やロッカーの間など、その子どもが準備をする場所

を周囲から見えない位置にして、注意が逸れないようにする、②手順や物の置き場所に番号やシールなど、わかりやすい視覚的情報を提示する、③一つの手順を一枚のカードに書いて渡し、一つの手順が終わったら次のカードを渡して達成感を得る、④不器用な場合には、苦手な作業は大人が手伝い、出来る部分は子ども自身にやらせ、できたらその都度褒め、徐々に手伝う部分を減らしていく方法もある。

2. 同年代集団での対応

【他児に暴力を振るう、暴言を吐く場合】

　背景には、衝動性のコントロールが出来ない場合や、状況を正しく理解出来ない場合、自身の気持ちをうまく表現出来ない場合、周囲の大人や子どもに注目して欲しい場合などがある。

　対応としては、①暴力に発展しそうな場合には、大人が早めに介入して、クールダウン出来る別室に移動し、暴力をしなかったことを褒める、②すぐにきつく叱責をはじめるのではなく、最初に「イライラしたよね」など想定されるその子どもの気持ちに共感した上で、何をすべきだったかだけ簡潔に指示する、③穏やかに出来ている時に、肯定的に注目してその部分を褒める、④イラストなどを用いて、子ども自身の気持ちや他児の気持ちを振り返る時間を持つなどのやり方がある。

【勝つことにこだわる場合】

　背景には、勝つこと以外の結果を想定出来ない場合や、負けることは駄目だと捉えてしまう、他者との比較ではなく、勝者が持てる物などにこだわっている場合もある。

　対応としては、①かんしゃくをおこしたら、まずその場から離し、気持ちを鎮めてから「勝ちたかった気持ち」は共感し、次の機会で勝てるかもしれないことを説明する、②事前に、勝つこともあれば負けることもあることを説明し、負けた時にはどうするか（その場で別室に行って気持ちを鎮めるなど）を話し合っておく、③落ち着いている時に勝ち負け以外の視点（最後まで出来たら〇〇賞だ、など）を話し合っておく、④場所や物にこだわる場合には、あらかじめ、その子ども用の場所や物を用意しておくなどがある。

【友だちと遊ばない場合】

　背景には、その遊びにこだわって他に興味が向かない場合や、人と接するこ

とに不安が強く一人遊びを好む場合、ルールややり方を他児のように理解出来ずに苦手意識を持っている場合がある。

　対応としては、①その子どもと同じような遊びを好む子どもが遊ぶのを一緒に見て慣らして行く、②まず大人と一対一で遊べることを目標にして、最初はその子どもが好きな遊び、次に大人が提案する遊びと慣らして行く、③遊びのルールを視覚化してはじめに大人が説明しておく、④実際に他児と遊ぶ時に、最初は大人がついて遊ぶ、⑤他児の遊びに興味はあるが入れない場合には、大人が最初に「入れて」と声を掛けるのを見せるなど、遊びへの参加の仕方を示すこともある。

【遊びのルールを守らずトラブルになる場合】

　背景には、ルールを守るのが苦手であったり、感情をコントロール出来ない、不安が強く安心出来る部分のみ参加したい場合などがある。

　対応としては、①その子どもが理解出来るように事前に視覚的に説明する、②遊びでも勝利にこだわってルールを変えようとする子どもでは、事前に負ける可能性があることを説明し、それが了承出来たら最後まで参加することを約束してから加わる、③最初は大人が傍についてルールを教えながら参加して、「〇〇が楽しかったね」など子どもが安心出来るような声掛けをしながら参加するなどがある。

【友だちにしつこく関わってしまう】

　背景には、相手の気持ちや場の雰囲気を読み取るのが苦手な場合や、はしゃぎすぎて気持ちを制御出来ない場合がある。

　対応としては、①友だちが嫌がることや、その場合にどのような行動をとればいいのかを、事前にイラスト等視覚的な材料を用いて子どもに説明していく、②子どもが興奮しそうであれば、早めに大人が介入して、別の遊びに誘い、気持ちを切り替えるようにすることなどが望ましい。

３．日常生活での対応

【危険な行動を繰り返す場合】

　高い所にのぼる、車道に飛び出すなどの危険行為がある時に、背景には、興味ある物に集中しすぎて行動化する場合や、危険を認知出来ていない場合があるほか、大人の注目を浴びたくて行動化している場合もある。

　対応としては、①やってはいけないことに意識しやすいように、危険な場所

（高い棚の上など）に×マークのシールを貼るなど、あらかじめ視覚的に示しておく、②原因となるような物（危険な場所に近づくための踏み台や椅子など）を排除しておく、③落ち着いている時に絵本など視覚的な教材で、危険行為を教える。④大人の注目を得たくて行動化している時には、反対のよい行動をしている時に大人が意識的に沢山注目して具体的に褒めるなどがある。実際に危険な行為をした場面では、冷静な態度で制止するのみに留め、長く子どもに説明したりすることも、否定的な注目ながら、子どもにとっては注目を得た結果となるので控えるようにする。

【突然パニックをおこす場合】

　背景には、その子どもにとって刺激となるような不快なことがあり、恐怖感や不安を感じていることが多い。

　対応としては、パニックの前にあった出来事や周囲の状況を観察、確認し、きっかけが判明すれば、今後はそれを取り除くようにする。きっかけとしては、予想していた状況と違っていた、いつもと場所が変わっていた、過去に嫌な経験をした時と似た状況になった、触られると不快なのに他児が触った、服が濡れたり体感的に不快なことがあったなどがある。実際にパニックになった場面では、基本的には事前に決めておいた刺激の少ない場所に移動し、静観して興奮がおさまるのを待つことが望ましい。大人が大きな声で行動を制したり、言葉で長く説得しようとすることは逆に刺激になるので望ましくなく、静観した後に、落ち着いたら「泣き止んでえらかったね」など、好ましい行動に肯定的な注目を与えて強化することが適切である。他児への暴力がある場合には、大人が間に入って、他児と遠ざけるほか、パニックに伴い自身の頭を叩く、手の甲を噛むなどの自傷が出現した場合には、クッションやタオルで傷つける場所を保護するなどして様子をみる。

【偏食が激しい場合】

　背景には、感覚過敏があったり、複数の食物が混じるのを嫌がるなど独特のこだわりをもつ場合がある。

　対応としては、最初はごく少量から食べるようにするが、無理強いはせず、家での対応等を参考にする。

【落ち着いて食事が出来ない場合】

　背景には、周囲に注意が逸れて体が動いてしまう、他児と食事をすることに抵抗がある、もとから食が細い、食事の時間に終わりがあることをわかっ

ていない場合等がある。

対応としては、①注意が逸れやすい場合には、壁に向かう席にするなど刺激が入りにくい配置にする、②きちんと食事が出来たらシールを貼って貯めていく、できたら好きな活動が出来るなどで強化する、③タイマーなどを利用して終わりの時間を意識させ、守れたらシール貼りなどで強化するなどがある。

【特定の音を怖がる場合】

背景には、聴覚過敏を持つ場合がある。

対応としては、①苦手な音から離れた位置にする、②静かになれる別室を用意する、③その時間だけイヤホンをする、④音が想定出来るなら事前に説明しておくなどがある。

【トイレに行きたがらない場合】

背景には、家のトイレでないと安心出来ない場合や、聴覚過敏から水の流れる音が苦手な場合がある。

対応としては、①段階的に、まずトイレに入って、次に、便座に座ってみるなどスモールステップで練習して慣れていく、②恐怖の対象となりそうな苦手なマークや物など、排除出来る物は排除しておく、③カードなど視覚的に楽しい教材を用いて、事前にトイレのことを説明しておくなどがある。

【いじけやすく集団行動に参加を渋る場合】

背景には、叱られた経験が多い場合や、場の状況を読み取りにくいなどの特徴がある。

対応としては、①出来ることや得意なことに肯定的に注目して褒める、②その場の雰囲気や状況を大人が説明し、いじけてしまった時の気持ちにも共感を示すなどがある。

【砂や糊が手につくのを嫌がる】

背景には、肌の感覚が鋭敏なことがある。

対応としては、糊は、直接触らないようにへらを使う等の方法や、少量ずつ使って慣れていく方法がある。

【細かい作業が苦手な場合】

背景には運動面や手の細かい動きに遅れがある、苦手意識が強い、行うことや手順がわからないなどがある。

対応としては、①何度もやり直しをさせるのではなく、一回、途中まで出来

た形でも、その段階で褒める、②わかりやすい形で運動や工作の機会を持ち、スモールステップで目標を立てて出来たら具体的に褒める、③工作等は作り方を絵を使って段階を追って視覚的に大人が説明するなどがある。

【同じ質問を何度も繰り返す場合】

背景には、不安な気持ちが高まっている場合や、一つのことばかり気になり確かめずにいられない場合、パターン化したやり取りを好む場合、他者と関わりたいが対人スキルが未熟な場合がある。

対応としては、①先の見通しが立ちやすいように、カレンダーやスケジュール表に予定を書き込み、視覚的に確認出来るようにする、②不安になっている要因を検討し、可能ならその要因を取り除く、③対人スキルが未熟な場合には、適切に話しかけるやり方のモデルを示すなどである。

【一方的に話し続ける場合】

背景には、話したいという欲求を抑えられない場合や、自己の世界に没頭し、周囲を気にしていない場合、不安を話し続けることで解消しようとしている場合がある。

対応としては、①日常で、その子どもが興味を強く持っている話題を把握しておき、その話題を話してから、次は相手の話を聞く順番を説明する、②話してよい時間、静かにする時間等を時計の絵やカードで示し、大人が話す間は静かにすることが守れたら「次は君が話せるからね」と伝えておく、③状況の変化や刺激等、不安な原因を観察して、可能ならその原因を取り除くなどがある。

【会話がかみあわない場合】

背景には、その場面に即した言葉の使い方がわからない場合や、言われている内容がわからない場合がある。

対応としては、①独特の言い回しなどが出る場面を観察しておき、その子どもなりに表現したい内容を理解し、正しい言い方などを伝える、②会話の中で理解出来る一部のみに反応して答えていることもあるので、発達段階に応じて、質問は簡潔かつ具体的に尋ね、視覚的な情報のほうが理解しやすい場合には、絵や図を用いながら質問するなどがある。

実際の保育や教育現場でも、様々な問題行動ばかりに注目するのではなく、好ましい行動にも注目して具体的に賞賛することや、駄々をこねる、ぐずると

いった些細な問題行動には、有効に無視を行い、問題行動が治まり、反対の適切な行動が出たら、即座に褒めるといった対応など、行動療法に基づいた対応法は効果的とされている。

　個別な配慮を必要とする子どもであっても、「その子どものどこが問題なのか」を検討するのではなく、「その子どもが何に困っているのか」に着目して、子どもの全体像を把握し、その子どもが抱える困難に配慮して、目標をスモールステップで適時決めていき、周囲の大人が一貫した対応を継続することが重要である。そのような取り組みの中で、子どもが成功体験を重ね、自己評価を高めつつ、集団生活に適応出来るように援助していくことが必要である。

コラム

《移行期医療の問題》

　慢性疾患がある小児については、近年の医療の進歩により、死亡率がこの30年間で約1/3に減少し、多くの命が救われるようになった。その一方で、原疾患の治療や合併症への対応が、小児期から成人期に移行する際に必ずしもうまく移行ができていないという問題が出てきた。この問題には、大きく分けて医療体制と患者自律（自立）支援の2つの側面があり、国は必要な移行期医療支援体制の構築に向けて動き出している。

コラム

　小児慢性特定疾病児童等自立支援事業は、幼少期から慢性的な疾病にかかっているため、学校生活での教育や社会性の涵養に遅れがみられ、自立を阻害されている児童等について、地域による支援の充実により自立促進を図ることである。一部の自治体では取り組みがうまく行われているが、どの自治体においてもボランティア等の人材が不足している。

第6章

健康安全管理の実施体制

1 職員間の連携と組織的取組

　子どもの健康・安全の確保は子どもの保育所での生活の基本である。保育所保育指針では、健康及び安全の実施体制について、保育所が施設長の責任の下に組織的に取り組み運営することを明記している。

1. 施設長の責務

　子どもの健康と安全に関する最終的な責任は施設長である。施設長は以下の点に留意して整備に努めることが求められている。

① 全職員が健康及び安全に関する共通理解を深め、適切な分担と協力の下に年間を通じて計画的に取り組むこと。

② 取り組みの方針や具体的な活動の企画・案内、保育所内外の連絡調整は専門的職員が担当することが望ましく、栄養士・看護師等が配置されている場合には、専門性をいかして業務にあたること。

③ 保護者と常に密接な連携を図るとともに、保育所全体の方針や取り組みについて周知するよう努めること。

④ 市町村の支援の下に、地域の関係機関等との日常的な連携を図り、必要な協力を得られるよう努めること。

2. 職員間の連携、他職種との協働

　「健康及び安全」に関する実践活動では、保健医療や栄養・食生活に関する専門的知識を求められることが多い。専門的な技能を有する嘱託医、看護師、栄養士及び調理員などの職員が配置されている場合は、専門性を活かして活動の企画・立案、連絡調整にあたることが大切である。

　例えば、障害のある子どもの保育では、子ども一人ひとりの実態を的確に把握し、長期的にどのような方向性を目指していくのかを見据えて、安定した生活を送りながら自己を十分に発揮出来るように支援する。そのためには、子どもの健康状態を的確に把握する医療の専門的知識が必要になる。安

定した生活を送るためには、衛生管理・安全管理の徹底が必要になる。生活の中で、子どもの力が十分に発揮されるためには、保育士の専門性が活躍する。栄養士や調理師は、栄養や摂食行動を通して連携が出来るなどの協働が行われる。

　健康及び安全の実施体制は、保護者、保育士、嘱託医、看護師、栄養士など全ての職員がそれぞれの立場から協働して取り組む姿勢が基本である。保健センターや保健所、医療機関、療育機関、児童相談所、小学校などとの連絡調整や協力体制の確立も欠かせない。

3. 家庭、地域との連携

　家庭と保育所の連携は、子どもに関する情報を共有し、一体となって取り組む方向性を明確にする。さらに保育所は保護者の子育て観や育児不安、疑問などを知る機会になる。保護者は保育所の保健に対する考え方を理解する機会になり、健康や安全管理に関する正しい情報を得ることが出来る。

　知識、技術、経験を豊かに持っている保育所が、家庭や地域の人々との連携、交流を通して、その特性を活かした活動を進めることは、保護者への支援活動として保護者の保育力を高めていくことになる。

[参考文献]
・厚生労働省,「保育所保育指針」,2008
・厚生労働省,「保育所保育指針解説書」,2008
・新保育士養成講座編集委員会 編:「新・保育士養成講座第7巻子どもの保健」,全国社会福祉協議会,2011
・佐藤 益子 編:「子どもの保健Ⅰ」,ななみ書房,2014
・佐藤 益子 編:「子どもの保健Ⅱ」,ななみ書房,2014

② 保育における保健活動の計画及び評価

　子どもを預かる保育者は、子どもの健康を把握して、適切な対応をしていかなければならない。平成21(2009)年度に保育所保育指針が改訂され、施設長の責任のもとに「保健計画の作成」をすることが明確にされた。

　これを行う目的は、全職員の共通理解を深め、適切に役割分担が行えるような協力体制を作ることにある。

1. 保健計画作成の手順

（1）保健計画の評価及び情報を収集し、計画の方向性や作成の手順の方針を定める。

　例えば、園児の健康状態、予防接種の接種状況、怪我や事故の状況、健康教育の状況、地域の保健・衛生の課題や動向などを把握する。また、前年度の保健計画の問題点や改善点などを関係者と協力して検討する。

　① 保健計画の目標、内容の設定をする。

　　子どもの健康、安全の確保、衛生管理、感染症など疾病への対応などを盛り込む。園長をはじめ各部署から指導・助言を受け、活動のねらい、日時、場所、職員の役割分担、活動の流れ、準備などを設定する。

　② 関係機関との連絡・調整を行う。

　　各学年、年間行事などを確認し、定期健康診断のように外部の関係者（園医）が関わる行事に関して日程調整をする。園児、保護者、地域の関係者等と行う活動についての調整をする。

　③ 保健計画を決定する。

　　目標や活動内容に関して、園長をはじめ責任者との間で調整・確認をする。何を、誰が、どのように準備するのかなど、全職員の共通理解を深めることも重要である。

2. 保健計画の種類

　年間保健計画、月間保健計画、クラスごとや月齢別に作成する保健計画などがある。

3. 保健計画の様式

　保健目標、活動内容、留意点、保護者への保健指導、年間保健行事や健康教育などの領域で考える。

4. 保健活動の評価を適切に行う

（1）計画の実施状況と課題となっている原因の把握

　実態把握をし、問題点を分析し、課題を明確にする。

　① 保健目標及び重点目標は、保育目標に合っていたか？

②保健計画が、健康管理、健康教育、保健衛生などを含む総合的な基本
　計画となっていたか？
③健康教育が適切に行われていたか？
④保健管理が、法令などに基づき、計画的、効果的に行われていたか？
⑤保健活動が、職員の協力体制の下、保護者とも連携を取って行われて
　いたか？

（2）評価・改善の実践

　主な活動の評価をし、改善策を職員へ周知し、改善依頼をする。他園の事
例を参考に自園の取り組みを見直す。

（3）次年度への確実な引き継ぎ

　次年度に向けて改善策を記録し引き継ぐ準備をする。

5. 組織における活動の推進

　園職員全員が保健活動の意識を高め、協力して活動が展開出来る組織づく
りをする。そのために、業務の明確化、分担の適切さ（担当によって負担に差
がないか）、組織として動いているか（役割分担や連絡がきちんと伝わってい
るか）といった視点で組織の状態を捉え、組織図を作成するとよい。

6. 学校保健活動のスケジュールの立て方

　実施する活動の担当者、施設・用具、経費、情報を書き出し、当日から逆算して、何日までに、何を、誰が、どのように準備するのかを時系列（時間軸）で一覧にし、組織が活性化するように役割分担をするとよい。

B保育園の保健計画

	目標	行事と計画	留意点	保護者へ伝えること	地域向けその他
4月	気持ちが安定して、健康な園生活を送ることが出来るような環境づくり	家庭訪問／ギョウチュウ検査／救命訓練4月6日(13〜15時)／全員の健康診断	発達や健康上の注意点をよく知る 感染症に注意 SIDSについて学習と確認	園の健康管理について 予防接種の勧奨	子育て支援事業の計画づくり
5月	健康な生活リズムをつくる	職員健診／耳鼻科健診(6月10日午後)／歯科健診(5月27日1時半)	事故予防と環境の点検と確認	生活のリズム(室内の清潔)(アレルギー予防)／懇談会(15日ひよこ、23日はと、16日あひる)	感染性胃腸炎への対応／生活リズム
6月	手洗いの習慣を身につける	健診後のフォロー／健康教育(パネルシアター)／歯ブラシ、手洗い、うがい指導／眼科検診(6月14日9時半)	身体、室内、園庭の衛生に気をつける／中耳炎、感染性胃腸炎、アデノウイルス感染、汚れ、おむつかぶれに注意	歯の健康／発熱、中耳炎への対応／年齢による事故予防	虫歯予防
7・8月	水に親しみながら暑さに対応出来るからだづくり	プール管理の研修会／救命訓練7月12日(13〜15時)	プールの衛生管理／夏の疲労、水分摂取に注意／クーラーの調節、吸汗対策(散歩の際の服装など)／虫さされ、とびひ、結膜炎に注意	夏の健康について／夏かぜについて	夏かぜ、夏のスキンケア
9月	休養しながら体のリズムを整える	成人病健診(社会保険)	皮膚のケア(とびひ)に注意／空気、水を使ったかぶれ	救命救急について／皮膚のかぶれんについて	けがの予防／子育て講座／生活リズムづくり
10月	寒さに向かってからだづくり	歯ブラシ指導／全員の健康診断／健康教育(パネルシアター)	外遊びの計画、外気や水を利用したからだづくりと衣服の調節(足洗い、薄着等)／事故防止と環境整備	からだづくりについて	子育て支援のための学習
11月	インフルエンザ予防	手洗い、うがいの練習／感染性胃腸炎への対応確認	気温の変化による鼻水や軽いせき／気温の変化により衣服の調節／皮膚のケア	インフルエンザ予防接種の勧奨と感染性胃腸炎について／皮膚の健康(清潔、乾燥予防)	インフルエンザ予防／全体保健懇談会
12月	感染症予防の習慣づくり	職員の手洗いなど感染予防／感染予防手順の確認	室温の調節と換気する／大人の手洗い、鼻紙の扱い等／手順確認	火傷など家庭での事故対応／インフルエンザについて	感染性胃腸炎への対応／発達の検討
1月	集団感染を防ぐ	1年のまとめと方針／視力測定(満年齢3歳から)	皮膚のケア／かぜの初期症状と衣服の調節	はと組懇談会(1月30日)	
2月	寒さに慣れる	卒園児健診／懇談会	防寒着の調節に注意する。運動の妨げになっていないか、厚すぎないかなど。	眼の健康／懇談会あひる組(6日)／ひよこ組(27日)	
3月	進級・卒園に向けて	お別れ会(13日)／新入園児面接と健康診断／次年度の計画	気温の変化により衣服の調節／皮膚のケア／事故予防と環境整備	新年度に向けて	予防接種の勧奨

関東のB保育園の保健計画

1. 保育園の体制と規模

2歳までの子どもを対象とした私立保育園。全体の定員33名、うち0歳児定員9名。開園27年目であり、延長保育は20年前より既に開始していた。

2. B保育園の保健計画　　左表

3. 看護師の位置づけ　　保育士の定員外として配置。

4. 保健計画の立案状況

開設当初の27年前から看護師が配置されており、保健計画は開設当初から既に作成していた。

5. 保健計画の特徴

月毎の保健計画を立案。計画には保護者、地域向けの欄が設けてある。また保健行事については、子どもの行事に加え、職員の健康診断なども記入し、計画的な保健活動の実施を行っている。

6. 健康管理上のポイント

♣生活習慣の形成　　対象が乳児なので最初のからだ作りをする時期。生活リズムを中心にした組み立てをしている。

♣感染症対策　　感染症対策のためにオムツの交換台をトイレの中に置くように変更した。また、完全に個別のタオルを使用している。0歳児は全員予防接種をしているので、インフルエンザの流行はなくなった。

♣親への情報提供　　母親はキャリアのある人が多いので、科学的な知識を示さないと親は納得しない。睡眠や子どものテレビの見せ方などについても適切な情報を提供している。

7. 保健計画運営上の配慮

♣職員への情報提供

・保健計画は年度当初に職員に周知し、その徹底を図っている。

・リーダー会にクラス代表や栄養士と共に看護師も参加し、月1回の打合せを実施。職員会議だけではクラス全体への周知徹底が難しいため、リーダー会の機会を有効活用している。

8. 保護者への周知

♣保健便り　　保健便りを全クラス合同で発行し、保護者への周知機会としている。

♣掲示　　掲示による周知も活用。クラス便りは0歳児では、園からの情報提供や保健に関することが多い。

♣嘱託医の活用　　保護者懇談会で、年1回以上嘱託医による保健講話を実施している。

♣個別相談　　保護者が参観する2歳児の誕生会を利用し、看護師の個別相談を実施している。

♣担任と合同の活動　　毎日クラスに出向いて、担任と連絡調整を行い、保護者からの質問内容を的確に捉えるよう努めている。また、新入園児には保育士とともに家庭訪問に出向き、情報把握に努めている。

9. 保健計画評価

評価は、保健・栄養・クラスごとに中間と年度末のまとめを実施している。評価の際にはクラス担任に事前に相談を実施し、特に健康指導についてはクラスの意見を十分聞いて評価している。

また、定期的に実施する反省会では、感染、発達の遅い子への関わりなど、テーマを決めて実施している。

③ 母子保健・地域保健と保育

　わが国の地域の母子保健の向上を図り、子どもたちの健康と福祉を守るために市町村が実施している具体的な施策は、大きく１．保健指導、２．健康診査、３．医療・療養援護にわけられる。

　１の保健指導には、妊娠届の受理、母子健康手帳の交付、保健指導・栄養指導・出生届の受理、乳児家庭全戸訪問事業（こんにちは赤ちゃん訪問事業）、育児相談などがある。

　２の健康診査には妊産婦健康診査と、乳幼児健康診査、各種スクリーニング検査がある。

　３の医療・療養援護には、未熟児養育医療、Ｂ型肝炎母子感染防止事業、妊娠高血圧症候群等の養護援護、小児慢性特定疾患治療研究事業、自立支援医療などが挙げられる。

１．保健指導

【乳児家庭全戸訪問事業（こんにちは赤ちゃん訪問事業）】

　生後４か月までの乳児のいる全ての家庭を訪問し、様々な不安や悩みを聞き、子育て支援に関する情報提供等を行うとともに、親子の心身の状況や養育環境等の把握や助言を行い、支援が必要な家庭に対しては適切なサービス提供につなげることを目的とする。乳児のいる家庭の孤立化を防ぎ、乳児の健全な育成環境の確保を図るものである。

【育児相談】

　子どもの発育や育て方、食事のこと、母親のストレスなど、育児にまつわる様々な悩みや疑問に、保健師や栄養士などが答えてくれる。自治体によって相談の場所は異なるが、役所や市民会館、区民会館、保健センターなどで行うことが多い。電話相談も行っている。

２．健康診査

【妊産婦健康診査】

　妊産婦とは妊娠中または出産後１年以内の女子をさす。妊婦の健康診査は母子保健法第13条により規定され、医師または助産師によって行われる。妊婦

及び胎児の健康状態を把握し、母体の健康維持増進や胎児の成長を促し、異常の早期発見、健康状態に応じた医療の提供を行うことを目的とする。合計14回の健診が無料で受けられる。異常が認められた場合は、医師や助産師の指示に従って受診する。内容は問診、視診、触診、計測診、内診、臨床検査などが行われる。妊婦や家族の状況に合わせて、より快適な日常生活の過ごし方や工夫、出産・育児の準備をしていくための情報を提供し、妊婦や家族からの相談に応じる。

【乳幼児健康診査】

　乳幼児健康診査は、疾病や障害の早期発見と早期治療、またリスクの早期発見による発生予防のための保健指導に結び付ける機会として重要な意義を有する。また近年増え続ける子ども虐待の予防において、ほぼ全員の親子と直接会える乳幼児健康診査が果たす役割は大きい。保護者の育児不安・育児ストレスを解消し、継続的な支援につながる場となる必要がある。

　乳児については、3～4か月（前期）と9～11か月（後期）、幼児については、1歳6か月児健康診査と3歳児健康診査の実施が市町村に義務付けられている。近年は5歳児健診を施行する市町村が増えてきたが、法制化はされていない。

　乳幼児健診の実施方法には、「集団健診」と「個別健診」があり、集団健診は保健所・保健センター・健康福祉センターなどで、同月年齢の乳幼児を集め、集団で健診を行う。市町村から、決められた日時が通知され、医師だけでなく保健師・栄養士・臨床心理士・歯科医師などが一緒に行うため、健診が総合的に行えるというメリットがある。個別健診は各人で市町村が健診を委託した医療機関に受診日時を予約したうえで受診する。

　また乳幼児健診に来る母親の4人に1人は育児のストレスなどで精神不健康群に入るといわれており、近年増加傾向にある児童虐待を予防していく上でも母親への継続的な支援が必要である。乳幼児健康診査来所時に、母親に質問紙（精神健康調査票）に答えてもらい、母親の精神健康、ストレスチェックを行う自治体も増えている。必要に応じて保健相談を行う。

（1）1か月児健診

　病院から家庭に戻った後、順調に育っているかどうかはじめてチェックを受ける健診で、出産した病院で受診することも多い。この時期体重は1日30

～70g増える。子どもによって差はあるが、きちんと哺乳出来ているか、体重が増えているかを確認する。また、音や光によく反応し、赤ちゃんの手足が活発に動いているかなどをチェックする。母乳育児の場合、まだ黄疸が残っていることもある。便の色が白いと胆道閉鎖症、心雑音があれば先天性心疾患を疑う。頭から顔、手足、外陰部までくまなく診て異常がないかを確認する。また、新生児では、血液を凝固させる凝固因子を作るために必要なビタミンKが不足しがちであるので、頭の中や腸の中の出血を予防するためにビタミンKのシロップ（ケーツーシロップ）を飲んでもらう。この時期は、母親は不安が一番強くなるため、気軽に相談や質問が出来る雰囲気が大切である。費用は医療費控除の対象となる。

（2）3～4か月児健診

体重は出生時の約2倍、身長は約60cmとなる。頸のすわり、追視、反応性笑い、人の顔や声などによく反応するなどの精神運動発達が順調か、先天性股関節脱臼、斜頸、先天性心疾患などを早期発見し、治療が必要な疾患がないかチェックする。

（3）9～11か月児健診

この時期には、周囲への関心をさかんに示すようになり、はいはいをしたり、つかまり立ちが出来るようになる子もいるが、個人差が大きくまだ立てなくても問題はない。しかし、おすわりがまだ出来ないと発達の遅れがある。指で小さいものをつかんだり、関心のあるものを指差したりするようになる。たばこなどの誤飲が多いのはこのころで、危険なものは高いところに上げるなど、家の中の環境に十分な注意が必要となってくる。歯磨きの習慣を少しずつ始める。

（4）1歳6か月児健診

この時期には転ばないで歩き、単語を話し、家の中で生活していた赤ちゃんが公園や外で遊ぶようになる。身長・体重・頭囲などの身体計測や内科的診察、転ばないで歩く、意味のある単語を話す、積み木が積める、などのチェックを行う。調節性内斜視、間歇性外斜視、軽度難聴などがないか調べる。また離乳食完了の確認、幼児食・栄養の説明、しつけの相談、事故防止、虫歯

(5) 3歳児健診

　子どもが集団生活を行うのに必要な社会性や生活習慣、言語、運動などの基本的発達が達成されているかをチェックする。身長・体重などの身体計測、内科的診察の他に、精神運動発達、生活習慣、言語発達、社会性の発達、視力・聴力テストなどを行う。

(6) 5歳児健診

　ほとんどの5歳児は保育園や幼稚園などの集団生活を送っており、それまで気づかれなかった軽度の発達上の問題や社会性の問題が明らかになってくるため、近年5歳児健診を施行する市町村が増えている。実施方法は集団健診、または健診チームが保育園や幼稚園を直接訪問する訪問型健診を行う。訪問型健診では集団での子どもの様子を観察したり、先生から直接話しを聞くことが出来る。

　5歳児健診ではおよそ6%前後の児が軽度発達障害児と診断され、多くの軽度発達障害児や軽度精神遅滞児を就学前に発見出来る可能性がある。発見された発達障害をご家族へどのように伝えるか、就学までどのように過ごし指導していくか、どのように教育機関へ橋渡しをしていくかが課題となっている。

【新生児マススクリーニング検査】^{注1}

　早期発見、早期治療することで病気の進行を食い止めることの出来る疾患について、生後5～7日の赤ちゃん全員に行う検査である。近年導入されたタンデムマススクリーニング検査により対象となる疾患が従来の6疾患から19疾患に増えた。対象となるのは内分泌疾患である先天性甲状腺機能低下症、先天性副腎過形成症、代謝性疾患であるアミノ酸代謝異常症5疾患、有機酸代謝異常症7疾患、脂肪酸代謝異常症4疾患、ガラクトース血症である。ホルモンの内服薬、特殊ミルクの使用、生活指導を早期からはじめることで病気の進行を防ぐことが出来る。

注1:
118頁参照

【新生児聴覚スクリーニング】

　生まれてすぐの赤ちゃんの耳の聞こえをチェックする「新生児聴覚スクリーニング」という検査が行われている。もし赤ちゃんの耳の聞こえに問題があることに気づかずにいると、その後の言葉の発達に大きく影響してしまう。こうした状況を防ぐために、耳の聞こえの問題を早期に発見し、適切な支援をし、その後の支障を少なくすることを目的としている。方法は、生後1〜2日目ごろの入院中の赤ちゃんを対象に、自然睡眠中に頭に専用の器機を貼り付けて、ささやき声くらいの小さな音を聞かせて、音が聞こえたときに出る脳波の一種を検査する。検査は自動聴性脳幹反応（自動 ABR）または耳音響放射（OAE）で行います。これらの検査は測定・解析の自動化により短時間で行うことが出来る。近年、新生児聴覚検査を実施する医療機関は増えている。検査費用は自治体が助成する。

3. 医療・療養援護

【未熟児養育医療制度】

　赤ちゃんの出生体重が2,000g以下・黄疸・呼吸器疾患・循環器疾患・消化器疾患など、対象条件のいずれかに該当する未熟児で、入院して養育を受ける必要があると医師が認め、指定の医療機関で入院・治療を受けた場合、その医療費が援助される。

注2：
152頁参照

【小児慢性特定疾患治療研究事業】注2

　児童福祉法に基づき、小児慢性疾患のうち、小児がんなど特定の疾患については、長期にわたる療養を必要とし、医療費の負担も高額となることから、その治療の確立と普及を図り、あわせて患者家庭の医療費の負担軽減を図るため、医療費の自己負担分を補助する。医療費の自己負担分は所得の状況に応じて変動する。

注3：
148頁参照

【B 型肝炎母子感染防止事業】注3

　B型肝炎ウイルスを有する妊婦から出生した児を対象にB型肝炎ワクチンや免疫グロブリンを接種し、母子垂直感染の発症防止をする。

【自立支援医療（育成医療）】

　18歳未満で、肢体不自由、視覚障害、内部障害（腎障害、循環器障害）など身体に障害のある児童に対し、手術などの医療によって改善が期待される場合、医療保険の自己負担分が給付される。

【妊娠高血圧症候群等の療養援護】

　妊娠高血圧症候群、糖尿病、高血圧、貧血などの妊娠に伴う病気は、未熟児や子どもの障害の発症原因となり早期医療が必要である。したがってこうした妊産婦に対して保健師が家庭訪問して保健指導を行うほか、入院治療が必要な場合は、所得条件をみたすものには医療費の一部を助成する。

4　家庭・専門機関・地域との連携

　各市町村では、乳幼児健康診査でなんらかの疾患が発見された児には医療機関を紹介し、精密検査や治療を受けてもらう。また、発達に問題を抱えている児には子育て相談または心理発達相談などの事後相談を行う。市の福祉保健センターなどで各家庭内の問題や親子関係を評価し、親子教室などの発達支援教室といった形での介入を行う。また必要に応じて専門機関である地域療育センターや医療機関を紹介し、医師による診療やリハビリテーションにつなげていく。地域療育センターでは大きく肢体不自由児、知的障害児、軽度発達障害児（高機能）などのグループにわかれて外来診療や通園療育を続ける。また専門機関と幼稚園や保育園、学校とが連携をとり、情報を共有することで、長期的に児と家族の支援を行っている（図1）。

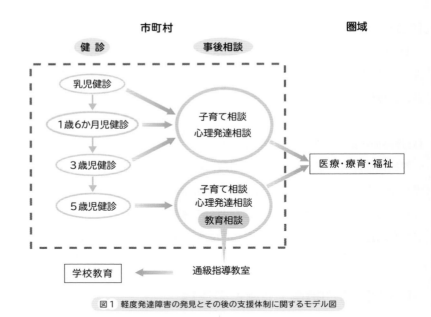

図1 軽度発達障害の発見とその後の支援体制に関するモデル図

注4:
11〜15頁参照

注5:
児童虐待の防止等に関する法律　第5条

注6:
児童虐待の防止等に関する法律　第6条

【児童虐待防止のための連携】注4

　近年、わが国では児童虐待による死亡事件が多発している。子どもの心身の観察、保護者に対する支援の中で、不適切な養育の兆候が認められた場合、速やかに適切な対応をすることが求められている。児童福祉施設の職員は児童虐待の早期発見に努め注5、児童虐待を受けたと思われる乳幼児を発見した場合、速やかに市町村または児童相談所に通告する義務がある注6。

　この通告は保育士などの守秘義務の遵守を妨げない。

課題 ❶ 年間保健計画の実例を参考にして、次の表に自分で保健計画を立て、書いてみましょう。

〈年間の保健計画〉

	目　標	行事と計画	留意点	保護者へ伝えること	地域向けその他
4月					
5月					
6月					
7・8月					
9月					
10月					
11月					
12月					
1月					
2月					
3月					

次の病気は水遊びで感染が広がります。どのような病気
なのか調べてみましょう。

| 病原性大腸菌 |
| 水いぼ |
| とびひ |
| プール熱 |

 プールの衛生の保ち方は、どのようにすれば良いか
調べてみましょう。

 砂が口に入った時の対応を話し合いましょう。

 砂場（管理不十分な公園などにある砂場）にいる寄生虫とは
何かを調べてみましょう。

 砂場の衛生の保ち方を調べてみましょう。

 第1章で学んだ統計を参考にしながら、世界の中での
日本の子どもの状況について、話し合ってみましょう。

課題 **8** 子どもの死因の特徴を話し合いましょう。園では、安全のためにどのように取り組んでいくとよいのか考えましょう。

 課題 **9** 通常の保育の中で、十分に衛生管理に気をつけなければなりません。次の事柄について、講義編の内容を参考にして、よい実践方法を考えてみましょう。

手洗いの励行の行い方

その他気をつけるべきこと

 課題 **10** 7か月健診の時に相談に来所した女児

- 出生時（正期産）は体重3kg、身長50cm、頭囲33cm
- 4か月健診では体重6kg、身長60cm
- 来院時（7か月時）では体重7.3kg、身長63cm

体の発育の評価をどう評価しますか？

どのようなアドバイスが必要ですか？

発達の確認のための問診などでの確認事項は？

 課題 **11** 乳幼児の身体計測を実際にやってみましょう。

 課題 **12** 保育実習で子どもたちの手洗い、歯みがき、うがい、衣服の着脱など、基本的生活習慣の自立を観察してみよう。その後保育者としてどのような支援が必要であったか話し合ってみましょう。

課題13 清潔習慣に関する保健指導の教材を作成してみましょう。

 課題14 人工栄養の調乳をしましょう。
調理器具・哺乳瓶の衛生管理、ミルクの温度管理

 課題15 離乳食を試食しましょう。
市販の離乳食月齢ごと、食べ物の形状、なめらかさ、味付け（塩味・甘味）の濃さ

 課題16 厚生労働省保育課発表の「保育所における感染症対策ガイドライン 2018改訂版」を調べてみましょう。

保育園における感染症への対応には、どのような感染症が取り上げられていますか？

グループで、分担して感染症を調べ、「保育所において留意すべき事項」について話し合ってみましょう。

 課題17 感染症の予防について以下の事柄を考えましょう。

感染経路を考え、家庭、保育園、幼稚園など、実際の場所を設定して、感染症予防の方法を考えてみましょう。

保育の中で、病児をどのように対応すべきかを考えましょう。
また、保護者への対応についても考えてみましょう。

保育者自身の感染症対策について考えてみましょう。

課題 18 正しい手の洗い方で、手を洗ってみましょう。

 課題 19 保育の現場における消毒液の正しい使い方について考えて
みましょう。

 課題 20 乾燥肌をもつ食物アレルギーの子どもを預かっている。いくら食物
の制限をしてもなかなか治らないという。保育所ではどのようなこ
とに気をつければよいでしょう。

ヒント：乾燥肌の子どもの食物アレルギーがなかなかよくならない理由はなにか。

 課題 21 幼稚園で、アドレナリン自己注射が処方されている食物アレルギー
の子どもが、おやつの後に、急に機嫌が悪くなった。顔が赤くなって、
せき込み、脈がはやい。原因と対応法を考えてみましょう。

ヒント：幼稚園で食物アレルギーの反応がおこる原因としてどのようなものがあるか。

 課題 22 幼稚園で、気管支ぜん息で治療されている子どもが、走り回った
後に、咳き込んで、ヒューヒュー、ゼーゼーという呼吸になった。
少しつらそうにみえる。
その子用に薬剤は何も処方されていない。対応法を考えてみよう。

ヒント：軽いぜん息発作の場合、保育所や家庭で出来ることはなにか。

 課題 23 おう吐の原因として考えられるものを挙げてみましょう。

保育室、園庭、トイレの安全点検項目を挙げ、チェック表を作成しましょう。

〈安全点検項目チェック表〉

場所		点検内容	点検日 平成　年　月　日		担当
			チェック	改善内容	完了日
通路	昇降口	全員のネームは貼ってあるか			
		破損していないか			
		靴箱の上に物が放置してないか			
		名無しの靴が放置されてないか			
		自動ドアはスムーズに開閉するか			
	1階テラス・廊下	破損していないか			
		滑りやすくなっていないか			
		ささくれていないか			
		非常時に邪魔になる物はないか			
		ガラス、釘等は落ちていないか			
		消化器は安全に設置しているか			
	靴箱	全員のネームは貼ってあるか			
		破損していないか			
		靴箱の上に物が放置してないか			
		名無しの靴が放置されてないか			
	2階テラス・廊下	破損していないか			
		滑りやすくなっていないか			
		ささくれていないか			
		非常時に邪魔になる物はないか			
		ガラス、釘等は落ちていないか			
	階段	手すりはゆるんでいないか			
		滑りやすくないか			
		安全柵はあるか、破損していないか			
	トイレ・沐浴室	破損していないか。扉・便器			
		滑りやすくなっていないか			
		水洗は、スムーズか			
		石鹸は備えてあるか			
	調理室	出入り口は、閉めているか			
		食品保管庫は閉めているか			
		衛生チェックは毎日されているか			
		コンロ回りに燃えやすい物が置いていないか			
		通路には物は置いていないか			
		ゴミ収集場所は、片付いているか			
		ポリバケツは破損していないか			
		ゴミ収集場所はきれいか			
		ゴミサーは正常に運転されているか			
手足洗い場	床面	破損していないか			
		滑りやすくなっていないか			
	器具	コック等が壊れていないか			
		排水がつまっていないか			
		石鹸は備えてあるか			

＊保育実習前に必要な点検項目を書き出しておく。（チェック表の作成）
＊保育所実習で作成したチェック表を用いて点検をしてみましょう。
＊実習終了後にチェック表の見直しをすると、実際の保育の場に適したチェック表が完成します。

場所	点検内容	点検日 平成　年　月　日		担当
		チェック	改善内容	完了日

保育児がおう吐または下痢した場合、どのような状態なら、①経過をみていてよいか（のちに保護者に報告する）、②保護者に連絡して迎えに来てもらうか、③保護者に連絡の上、なるべく早く医療機関を受診させるか、考えてみよう。

ヒント：とくにおう吐の原因はいろいろ。どのようなおう吐に気をつけなくてはならないか。

 子どもを預かる立場で、自分が吐き気や下痢をしているとき、どのような場合に、①仕事を休まなくてはならないか（早退しなくてはならないか）、②手洗いを十分にして仕事を続けてよいか考えてみよう。

ヒント：大人の吐き気の原因もいろいろ。手洗い以外に気をつけることは？

 けいれんがおこった時の適切な対応を考えてみましょう。

 担当するクラスで、集団行動に参加出来ない子どもがいた場合にできる対応を可能な限り挙げてみましょう。

 保育所内の保育室、おもちゃ、トイレの適切な清掃と消毒を実際にやってみましょう。
その後、重点を置くべき箇所や清掃の工夫など挙げてみましょう。

 チャイルドマウスを作成し、身のまわりのものを入れて、子どもの口に入ってしまうものを確認しましょう。

課題 31　傷病者がいることを想定して、救急処置の練習をしてみましょう。
実際に行うことを想定した時、課題になる事項は何でしょうか？

課題 32　人形を使って、以下の要領で救急蘇生法を練習しましょう。
実際に行ってみて、難しかった点、反省点などを話し合い
ましょう。

課題 33　気道異物事故を調べてみましょう。
助かった例、助からなかった例など、お互いに発表し合い、
適切な処置をするために、どうしたらよいのか、討論しましょう。

課題 34　傷病の予防対策は、どのように行えばよいでしょうか？

環境整備について

子どもへの教育について

職員の対応力の修得について

課題 35　傷病による心のケアはどのようにすればよいでしょうか？

課題 36　災害時対策（防災、災害時、災害後）について、話し合いましょう。

搬送を実際に行ってみましょう。提示した搬送以外の搬送方法について調べてみましょう。

 子どもの誤飲で多いもの、そして危険なもの、その対応法を調べましょう。

 熱中症になる可能性がある環境や状況について調べましょう。

次の項目で正しいものに○、正しくないものに×をつけましょう。

Q1. 母乳栄養児において、母乳性黄疸がみられる場合がある。

Q2. 特発性乳児ビタミンK欠乏症(頭蓋内出血)は、ビタミンKの不足によっておこることが知られており、原因として母乳中のビタミンK含量が低いことなどが挙げられる。

Q3. 妊娠・授乳中の喫煙、受動喫煙、飲酒は、胎児や乳児の発育、母乳分泌にも影響を与える。

Q4. 母親がウイルスによる感染症にかかっている場合、母乳を介して乳児にも感染する可能性がある。

Q5. 小学生から高校生までの学校での活動に関しては原則、学校生活管理指導表に従う。

Q6. 学校生活管理指導表は毎年更新の義務がある。

Q7. ペースメーカー挿入術後の児は、携帯電話の使用禁止であり、磁石を用いた実習は行ってはいけない。

Q8. 熱性けいれんに関して正しいものはどれか? 1つ選びましょう。

    a. 学童期におこりやすい。

    b. 2/3が繰り返しおこすため、予防が必要である。

    c. 多くの場合、15分以上持続する。

    d. 単純型の場合、必ずしも検査は必要でない。

    e. 1回でもおこしたら、小学校にあがるまでジアゼパム坐薬(ダイアップ®)の予防投与が必要である。

Q9. 憤怒けいれんに関して、誤っているものはどれか? 2つ選びましょう。

    a. 好発年齢は乳幼児期である。

    b. 睡眠中には発作をおこさない。

    c. 一旦発症すると精神遅滞が進行する。

    d. 予後不良であるため、積極的に抗てんかん薬で治療を行う。

    e. 鉄欠乏性貧血を伴う例には、鉄剤が有効である。

Q10. てんかんに関して、誤っているものはどれか？2つ選びましょう。

a. てんかんは慢性的な脳の疾患である。
b. 特発性てんかんとは、遺伝性にてんかん発作をおこしやすい素因がある場合をいう。
c. 脳波検査で異常がみつからなければ、てんかんではない。
d. 難治てんかんには、外科手術が有効なことがある。
e. てんかん発作が1回でもおこったら、即座に治療を開始すべきである。

Q11. 脳性麻痺に関して、正しいものはどれか？2つ選びましょう。

a. 脳の進行性病変である。
b. 精神遅滞は必発である。
c. 核黄疸では、痙直型の脳性麻痺をおこす。
d. 対麻痺は低出生体重児に合併する脳室周囲白質軟化症に伴うことが多い。
e. ボツリヌス毒素が痙直型の治療に有効である。

Q12. 脊髄性筋萎縮症で問題となるのはどれか？2つ選びましょう。

a. 心筋症　　b. 呼吸不全　　c. 側弯症　　d. 横紋筋融解症　　e. けいれん

Q13. デュシェンヌ型筋ジストロフィーに合併するものはどれか？2つ選びましょう。

a. 脳奇形　　b. 白内障　　c. 呼吸不全　　d. 心筋症　　e. 糖尿病

Q14. 溶連菌感染後急性糸球体腎炎は、A群β溶連菌感に感染後、（　　）週の潜伏期間を経て、発症する。浮腫で気づかれることもある。
（　　）を埋めましょう。

Q15. 正しい組合せを3つ選びましょう。

a. ダウン症候群 ── 染色体異常
b. 先天性風疹症候群 ── 環境要因
c. ターナー症候群 ── 単一遺伝子病
d. 二分脊椎 ── 多因子遺伝
e. 口唇口蓋裂 ── 環境要因

Q16. 発熱時できるだけ早く、解熱剤を使用する ── ○か×か。
×の場合は、その理由を述べましょう。

Q17. 下痢が見られたら、絶食をすると良い。── ○か×か。

Answerは、P265

索引

Q 1. ○

Q 2. ○

Q 3. ○

Q 4. ○

Q 5. ○

Q 6. ×

Q 7. ×

Q 8. d

Q 9. c,d

Q10. c,e

Q11. d.e

Q12. b,c

Q13. c,d

Q14. 1〜2

Q15. a,b,d

Q16. ×（理由はＰ187参照）

Q17. ×（理由はＰ188参照）

保育者・養護教諭を目指す人のための
子どもの保健 ～健康と安全～第2版補訂版

定価(本体価格 2,500 円＋税)

2016 年　1 月 21 日	初版発行
2018 年 11 月 27 日	第 2 版第 1 刷発行
2019 年　8 月 23 日	第 2 版第 2 刷発行
2020 年　2 月 10 日	第 2 版第 3 刷発行
2020 年　7 月 17 日	第 2 版第 4 刷発行
2021 年　2 月　5 日	第 2 版第 5 刷発行
2022 年　2 月 22 日	第 2 版第 6 刷発行
2023 年　3 月　1 日	第 2 版第 7 刷（補訂版）発行

監　修	大澤 眞木子
編　著	小國 美也子
発行者	長谷川　潤
発行所	株式会社　へるす出版
	〒164-0001　東京都中野区中野 2-2-3
	☎(03) 3384-8035 〈販売〉
	(03) 3384-8155 〈編集〉
	振替 00180-7-175971
	http://www.herusu-shuppan.co.jp
デザイン	アドハウス株式会社
印刷所	三報社印刷株式会社

© 2023 Printed in Japan　　　　　　　　　　　　　〈検印省略〉
落丁本，乱丁本はお取り替えいたします。
ISBN 978-4-86719-060-9